华西医学大系

U0254995

解读"华西现象"

讲述华西故事

展示华西成果

# 自动化腹膜透析实用手册

ZIDONGHUA FUMO TOUXI SHIYONG SHOUCE

主　编　马登艳　周雪丽

四川科学技术出版社

·成都·

**图书在版编目（CIP）数据**

自动化腹膜透析实用手册 / 马登艳，周雪丽主编.
—— 成都：四川科学技术出版社，2023.8
ISBN 978-7-5727-1104-6

Ⅰ.①自… Ⅱ.①马… ②周… Ⅲ.①腹膜透析－手
册 Ⅳ.①R459.5-62

中国国家版本馆CIP数据核字(2023)第146557号

## 自动化腹膜透析实用手册

主　　编　马登艳　周雪丽

| | |
|---|---|
| 出 品 人 | 程佳月 |
| 责任编辑 | 税萌成　夏菲菲 |
| 助理编辑 | 钱思佳 |
| 封面设计 | 经典记忆 |
| 版式设计 | 大　路 |
| 责任出版 | 欧晓春 |
| 出版发行 | 四川科学技术出版社 |
| 地　　址 | 四川省成都市锦江区三色路238号新华之星A座 |
| | 传真：028-86361756　邮政编码：610023 |
| 成品尺寸 | 156mm×236mm |
| 印　　张 | 28　　字　数　560 千 |
| 印　　刷 | 四川华龙印务有限公司 |
| 版　　次 | 2023年8月第1版 |
| 印　　次 | 2023年9月第1次印刷 |
| 定　　价 | 89.00元 |

ISBN 978-7-5727-1104-6

## 本书编委会（排名不分先后）

## 《华西医学大系》总序

　　由四川大学华西临床医学院/华西医院（简称"华西"）与新华文轩出版传媒股份有限公司（简称"新华文轩"）共同策划、精心打造的《华西医学大系》陆续与读者见面了，这是双方强强联合，共同助力健康中国战略、推动文化大繁荣的重要举措。

　　百年华西，历经120多年的历史与沉淀，华西人在每一个历史时期均辛勤耕耘，全力奉献。改革开放以来，华西励精图治、奋进创新，坚守"关怀、服务"的理念，遵循"厚德精业、求实创新"的院训，为践行中国特色卫生与健康发展道路，全心全意为人民健康服务做出了积极努力和应有贡献，华西也由此成了全国一流、世界知名的医（学）院。如何继续传承百年华西文化，如何最大化发挥华西优质医疗资源辐射作用？这是处在新时代站位的华西需要积极思考和探索的问题。

　　新华文轩，作为我国首家"A+H"出版传媒企业、中国出版发行业排头兵，一直都以传承弘扬中华文明、引领产业发展为使命，以坚持导向、服务人民为己任。进入新时代后，新华文轩提出了坚持精准出版、精细出版、精品出版的"三精"出版发展思路，全心全意为推动我国文化发展与繁荣做出了积极努力和应有贡献。如何充分发挥新华文轩的出版和渠道优势，不断满足人民日益增长的美好生活需要？这是新华文轩一直以来积极思考和探索的问题。

基于上述思考，四川大学华西临床医学院/华西医院与新华文轩出版传媒股份有限公司于2018年4月18日共同签署了战略合作协议，启动了《华西医学大系》出版项目并将其作为双方战略合作的重要方面和旗舰项目，共同向承担《华西医学大系》出版工作的四川科学技术出版社授予了"华西医学出版中心"铭牌。

人民健康是民族昌盛和国家富强的重要标志，没有全民健康，就没有全面小康，医疗卫生服务直接关系人民身体健康。医学出版是医药卫生事业发展的重要组成部分，不断总结医学经验，向学界、社会推广医学成果，普及医学知识，对我国医疗水平的整体提高、对国民健康素养的整体提升均具有重要的推动作用。华西与新华文轩作为国内有影响力的大型医学健康机构与大型文化传媒企业，深入贯彻落实健康中国战略、文化强国战略，积极开展跨界合作，联合打造《华西医学大系》，展示了双方共同助力健康中国战略的开阔视野、务实精神和坚定信心。

华西之所以能够成就中国医学界的"华西现象"，既在于党政同心、齐抓共管，又在于华西始终注重临床、教学、科研、管理这四个方面协调发展、齐头并进。教学是基础，科研是动力，医疗是中心，管理是保障，四者有机结合，使华西人才辈出，临床医疗水平不断提高，科研水平不断提升，管理方法不断创新，核心竞争力不断增强。

　　《华西医学大系》将全面系统深入展示华西医院在学术研究、临床诊疗、人才建设、管理创新、科学普及、社会贡献等方面的发展成就；是华西医院长期积累的医学知识产权与保护的重大项目，是华西医院品牌建设、文化建设的重大项目，也是讲好"华西故事"、展示"华西人"风采、弘扬"华西精神"的重大项目。

　　《华西医学大系》主要包括以下子系列。

　　①《学术精品系列》：总结华西医（学）院取得的学术成果，学术影响力强。②《临床实用技术系列》：主要介绍临床各方面的适宜技术、新技术等，针对性、指导性强。③《医学科普系列》：聚焦百姓最关心的、最迫切需要的医学科普知识，以百姓喜闻乐见的方式呈现。④《医院管理创新系列》：展示华西医（学）院管理改革创新的系列成果，体现华西"厚德精业、求实创新"的院训，探索华西医院管理创新成果的产权保护，推广华西优秀的管理理念。⑤《精准医疗扶贫系列》：包括华西特色智力扶贫的相关内容，旨在提高贫困地区基层医院的临床诊疗水平。⑥《名医名家系列》：展示华西人的医学成就、贡献和风采，弘扬华西精神。⑦《百年华西系列》：聚焦百年华西历史，书写百年华西故事。

　　我们将以精益求精的精神和持之以恒的毅力精心打造《华西医学大系》，将华西的医学成果转化为出版成果，向西部、全国乃至海外传播，提升我国医疗资源均衡化水平，造福更多的患者，推动我国全民健康事业向更高的层次迈进。

《华西医学大系》编委会

2018 年 7 月

# 序

　　自动化腹膜透析（Automated peritoneal dialysis，APD）是借助腹膜透析机自动控制透析液进出腹腔的透析方式。因其具有患者操作负担小、社会回归性好、数字化管理方便等特点，APD近年来受到了较为广泛的关注和应用。和血液透析相比，腹膜透析能够居家完成，不用频繁往返医疗机构，在传染病防控期间展现出了独特的优势。远程患者管理（Remote patient management，RPM）功能的出现进一步放大了APD实时、安全和个体化的优点。在新型冠状病毒肺炎流行期间，国际腹膜透析学会（International society of peritoneal dialysis，ISPD）推荐将APD的RPM功能作为管理腹透患者的主要方法。

　　目前，APD在欧美国家的应用已非常广泛，美国、加拿大、英国、澳大利亚等地腹透患者APD的使用率已超过50%。我国APD使用起步相对较晚，区域发展不均衡。根据2019年全国血液净化病例信息登记系统报告，中国APD的使用率仅为1.9%，且管理现状不容乐观。虽然很多地区和医疗机构都已尝试开展APD，但不同腹透中心各有体系，缺乏标准化、规范化的管理方案，管理水平有待优化提高。

四川大学华西医院肾脏内科于1983年开展首例腹膜透析置管手术，于2005年成立腹膜透析中心，于2017年开展APD治疗，目前拥有APD机器11台，管理维持性腹膜透析随访患者600多人，是我国西部地区最大的腹膜透析中心之一。我们在长期的临床实践中见证了华西腹膜透析中心的成长，也积累了许多心得与方法。我们深感有必要将十余年经验提炼总结，编著一本可供医护人员使用的工具书，以此规范APD管理模式，造福更多患者。

长风破浪会有时，直挂云帆济沧海。我们相信，APD技术将帮助更多腹膜透析患者恢复社会功能、提高生活质量，并在潜在的突发公共卫生事件中提供安全、无接触的肾脏替代治疗方案。我们希望通过这本工具书为我国腹膜透析高质量发展尽绵薄之力。让我们共同携手，为我国的肾脏病学事业和"健康中国2030"宏伟目标而不懈奋斗。

四川大学华西医院肾脏内科主任／华西肾脏病研究所所长　付　平

# 前　言

自20世纪60年代自动化腹膜透析概念提出，90年代APD机问世以来，APD技术得到快速发展，其使用方便、容易调整透析剂量，可不受约束地安排日常活动及工作，使患者更快重返社会等优点被更多的腹膜透析患者接受。然而APD在临床使用过程中缺乏规范化设置方案和标准化报警处理流程，以及远程监测机制欠完善等问题，长期困扰广大肾科医护人员，影响患者的体验感，进而影响APD的使用。因此，医护人员全面掌握自动化腹膜透析机的工作原理、操作技术及各种问题的解决方案，构建APD标准化、规范化管理策略，是推动自动化腹膜透析广泛应用的必要前提，具有重大的临床意义。

本书由四川大学华西医院肾脏内科腹膜透析中心组织编著，邀请四川大学华西医院运动康复中心、睡眠中心、心理卫生中心、四川大学华西第二医院小儿肾脏内科团队、国内多家医院腹膜透析团队共同执笔，结合多院多学科长期积累的临床经验，引用国内外APD最新进展，最终编撰而成，内容丰富，实用性强。

　　本书内容共分为十部分，系统介绍了自动化腹膜透析基础知识、自动化腹膜透析临床应用、自动化腹膜透析患者管理、自动化腹膜透析相关并发症管理、自动化腹膜透析机机械性相关问题与处理、腹膜透析中心管理、自动化腹膜透析临床案例和自动化腹膜透析健康管理相关资源等内容。全书采用理论知识、案例分析、选择题相结合的形式，图文并茂，深入浅出，在介绍专业理论知识的同时，借助临床真实案例剖析，为广大从事自动化腹膜透析的医护人员和患者提供了切实有效的实践指导。

　　希望本书能够团结众多肾内科同道，凝聚集体智慧和力量，共同学习并为我国自动化腹膜透析患者规范化治疗与管理提供临床指导，从而提升APD应用率，提高我国终末期肾脏病患者的治疗率，最终改善APD患者的生活质量。

　　承蒙四川大学华西医院肾脏内科领导的支持及指导，参编人员通力合作，众多朋友的慷慨协助，让这本书能顺利出版，在此一并表示衷心的谢意。尽管编者们努力提高编写质量，但由于时间仓促、工作量大、编者水平有限，书中错误在所难免，真诚地期望广大读者们不吝指正，以便再版时予以改进和完善。

马登艳

2023 年 8 月

# 目 录

**第一篇　自动化腹膜透析基础知识**

## 第七篇　自动化腹膜透析临床案例

## 第八篇　自动化腹膜透析健康管理相关资源

## 第九篇　自动化腹膜透析患者常用评估量表

第十篇  **自动化腹膜透析展望**

第一篇

# 自动化腹膜透析基础知识

第一章
# 腹膜透析概述

## 第一节 腹膜透析的定义与原理

### 一、腹膜透析定义

腹膜透析（peritoneal dialysis，PD），简称"腹透"，是慢性肾衰竭患者最常用的替代性疗法之一，指利用腹膜的半透膜特性，将适量透析液规律、定时地经导管灌入患者的腹膜腔并停留一段时间，借助腹膜毛细血管内血液及腹腔内透析液中的溶质浓度梯度和渗透梯度进行水和溶质交换，以清除蓄积的代谢废物，纠正水、电解质和酸碱平衡紊乱。

### 二、腹膜透析原理

腹膜（peritoneum）是人体内面积最大、结构最复杂的浆膜，由表面的间皮和深层的少量结缔组织构成，呈半透明状，表面光滑润泽，覆盖于腹、盆腔各壁的内面及脏器的表面，具有分泌、吸收、保护、支持、修复等功能。其作用如下：

（1）弥散作用。血液中的尿毒症毒素随着浓度梯度从浓度较高的腹膜毛细血管弥散到浓度较低的腹透液中，而腹透液中的葡萄糖、乳酸盐、钙浓度较血液内的浓度高，透析时则由腹透液向血液弥散。

（2）超滤作用。腹透液具有相对的高渗透性，可引起血液中水的超滤，同时伴有溶质的转运。

腹膜透析的基本原理是利用腹膜作为透析膜，把灌入腹腔的透析液与血液分开，腹膜有半透膜性质，并且具有面积大、毛细血管丰富等特点，浸泡在透析液中的腹膜毛细血管腔内的血液与透析液进行广泛的物质交换，以达到清除体内代谢产物和毒物，纠正水、电解质、酸碱平衡失调的目的。在腹膜透析中，溶质进行物质交换的方式主要是弥散和对流，水分的清除主要依靠提高渗透压进行超滤。

影响溶质消除的因素大致有如下几方面：

（1）溶质分子量的大小。一般而言，小分子溶质弥散速度快，透析液与血液两者之间达到平衡的时间短，而大分子溶质通过腹膜较慢。

（2）腹膜两侧溶质浓度差。血液与腹膜透析液中的溶质浓度梯度越大，弥散速度越快，反之浓度梯度越小，溶质弥散速度越慢。随着透析时间延长，浓度梯度下降，扩散速度减慢，故应通过反复更换腹膜透析液以保持高浓度梯度，提高清除率。

（3）腹膜面积及通透性。一般情况下，有效透析面积仅为 $1 \sim 2 \, m^2$，当患者出现心力衰竭、高血压、反复发作的腹膜炎时，腹膜的通透性或有效面积减少，溶质清除效果降低。

（4）与透析液的量及更换的频度、存留时间、温度以及透析液渗透浓度等亦有关。


# 第二节　腹膜透析的发展历程

腹膜透析现已成为肾脏替代治疗的一种既定形式，而它的建立和完善却经历了很多学者的艰苦工作和研究。1744年，Hales首次描述了腹腔内液体的排出和置换。他将套管针插入腹部以引流腹水，而在腹部的另一个部位使用第二个套管针注入规定的溶液。100多年后的1877年，Wegner注意到注入动物腹腔的高渗溶液的体积会随着时间的推移而增加。同时部分学者证实并扩展了这些早期观察结果，增加了对腹膜双向通透性的认识。1923年，Ganter被认为是第一个通过腹膜透析治疗尿毒症的人，他在动物中使用了一根导管进行腹膜透析，同时证实了使用两根腹腔内导管可以提高效率的可能性，这引起了其他人的兴趣。这些早期努力的结果并没有使腹膜透析得到普遍应用，但却激发了人们对腹腔容量继续探索的兴趣。到20世纪30年代末和20世纪40年代，更多的研究者对腹膜透析溶液（透析液）的理想特性有了深入的了解，并增加了对相关生物物理原理和动力学的理解。1946年，Fine及其同事报道了令人鼓舞的腹膜透析临床结果，这为更大的研究热情和临床研究提供了新的动力。到20世纪50年代末，腹膜透析虽然仍被许多人认为是粗糙的，但已变得相当标准化。商业化透析液的出现和早期半自动化的应用为其使用提供了帮助。尽管如此，该治疗方式仍存在一些重大问题，例如需要一种安全的、有效的、可留置的慢性（和急性）腹膜透析治疗管路。1968年，Tenckhoff导管问世。在接下来的10年里，各种导管的配置和修改以及插入技术的改进迅速发展，这些技术允许患者更长时间、更安全地使用腹膜透析，以及更好地治疗感染性并发症，从而鼓励了腹膜透析更广泛和长期应用。最值得注意的是，20世纪的最后25年见证了该领域的快速发展。其中包括引入可折叠塑料袋来容纳透析液，配备更好的自动化输送系统，更好地预防和管理相关感染，以及对腹膜转运特性的理解不断加深。此外，更多地关注了影响慢性腹膜透析充分性的因素。

　　1978年Oreopoulos创立了持续性不卧床腹膜透析模式，同年这一概念和技术引入我国，并通过卫生部（现国家卫生健康委员会）全国肾科高级医师进修班向全国普及和推广。北京、上海、广州等地大医院先后建立了高质量的腹膜透析中心，在实施规范化腹膜透析中心管理模式和临床实践方面为全国其他腹透中心树立了榜样。从1999年的4 380例全国腹膜透析患者，上升至2018年底登记存活的86 264例腹膜透析患者，我国腹膜透析患者人数增长近20倍。随着城乡基本医疗保险制度的普及和国家卫生政策的调控，腹膜透析患者数量持续增长，腹膜透析技术不断突破，腹膜透析质量不断改善。我国的腹膜透析的多年实践积累了丰富的治疗和管理经验，腹膜透析的发展有了长足的进步，腹膜透析患者的存活率、控制腹膜炎发生率等处于世界先进行列。

## 第三节　腹膜透析的适应证与禁忌证

### 一、腹膜透析适应证

腹膜透析适用于急/慢性肾衰竭、高容量负荷、电解质或酸碱平衡紊乱、药物和毒物中毒等疾病，以及肝衰竭的辅助治疗，并可进行经腹腔给药、补充营养等。

下列情况可优先考虑腹膜透析：

（1）老年人、婴幼儿和儿童患者。与血液透析相比，腹膜透析不需要建立血管通路；避免反复血管穿刺给儿童带来的疼痛以及恐惧心理。老年人多有心血管并发症，而腹膜透析对心血管功能影响少；腹膜透析简便易行，可在家里进行，更适合老人和儿童。

（2）有心、脑血管疾病史或心血管不稳定者，如心绞痛、心肌梗死、心肌病、严重心律失常、脑血管意外、反复低血压和顽固性高血压等患者。

（3）血管条件不佳或动静脉造瘘反复失败的患者。

（4）有明显出血，或有出血倾向，或有凝血功能障碍，尤其是重要器官出血，如颅内出血、胃肠道出血、颅内血管瘤等患者。

（5）残余肾功能较好的患者。这类患者行腹膜透析对残余肾功能保护较好。

（6）更愿意在家里进行治疗，或白天需要工作或上学者。

（7）偏远地区或远离城市的农村地区患者。

## 二、腹膜透析的禁忌证

### （一）绝对禁忌证

（1）慢性持续性或反复发作性腹腔感染或腹腔内肿瘤广泛腹膜转移导致患者腹膜广泛纤维化、粘连，透析面积减少，影响液体在腹腔内的流动，使腹膜的超滤功能减弱或丧失，溶质的转运效能降低。

（2）严重的皮肤病、腹壁广泛感染或腹部大面积烧伤，无合适部位置入腹膜透析管。

（3）难以纠正的机械性问题，如外科难以修补的膈疝、脐突出、腹裂、膀胱外翻等，影响腹膜透析的有效性或增加感染的风险。

（4）严重腹膜缺损。

（5）精神障碍又无合适陪护者。

### （二）相对禁忌证

（1）腹腔内有新鲜的异物如腹腔内血管假体。

（2）腹腔有局限性炎性病灶。

（3）腹部大手术3天内。因腹部留置引流管，若进行腹膜透析会增加感染的概率，需在术后3天及以上才能进行腹膜透析治疗。

（4）肠梗阻导致腹胀而使腹腔容积缩小，腹膜透析置管困难，易出现手术相关并发症和腹透液引流不畅。

（5）炎症性或缺血性肠病、反复发作的憩室炎，如行腹膜透析治疗，发生感染的危险性增大。

（6）严重的全身性血管病变，如多发性血管炎、严重的动脉硬化、硬皮病等患者。由于弥漫性的血管病变导致腹膜滤过功能下降，毛细血管通透性增加，增大了感染的概率。

（7）严重的椎间盘疾病致腹内压增高可加重病情。

（8）晚期妊娠、腹内巨大肿瘤及巨大多囊肾患者腹腔容量明显缩小，透析效果欠佳，但如果腹腔有足够交换空间和有效腹膜面积仍可选择腹膜透析。

（9）慢性阻塞性肺气肿患者进行腹膜透析时可使膈肌高而影响肺通气，加重患者呼吸困难，且易并发肺部感染。

（10）高分解代谢者小分子代谢产物的生成加速，常规腹膜透析不能充分清除。但是如果增加腹膜透析治疗剂量和交换频率，改变透析模式，用自动腹膜透析、潮式腹膜透析、持续循环腹膜透析等，也可有效治疗高分解代谢状态患者。

（11）硬化性腹膜炎。

（12）严重营养不良常存在手术切口愈合不佳及长期蛋白丢失的问题。

（13）极度肥胖，尤其是肥胖伴身材矮小的患者常存在置管和透析充分性的问题。

（14）其他不能耐受腹膜透析患者，以及不合作或精神障碍患者。

## 第四节　腹膜透析的分类

腹膜透析有多种透析方式，医生可以根据患者的临床表现，如营养状况、容量状态、尿毒症毒素蓄积症状，并结合患者腹膜转运特性、尿素清除指数（CKt/V）、肌酐清除率（Ccr）、个人意愿等选择不同的透析方式。

目前常规使用的腹膜透析方式主要包括：持续非卧床腹膜透析（continuous ambulatory peritoneal dialysis，CAPD）、间歇性腹膜透析（intermittent peritoneal dialysis，IPD）、夜间间歇性腹膜透析（nocturnal intermittent peritoneal dialysis，NIPD）、持续循环腹膜透析（continuous cycling peritoneal dialysis，CCPD）和潮式腹膜透析（tidal peritoneal dialysis，TPD）等。使用循环式腹膜透析机完成腹膜透析操作，称为自动腹膜透析（automated peritoneal dialysis，APD）。

## 一、持续非卧床腹膜透析

（1）常规CAPD每次灌入腹膜透析液2 000～3 000 ml，每天灌入4～5次，白天腹膜透析液留腹时间为4～5小时，晚上为10～12小时。对于部分有残余肾功能的患者，也可以每天只灌入腹膜透析液1～3次。具体CAPD治疗方案应根据患者的情况进行调整，以保证充分透析。CAPD是现在家庭腹膜透析最常用的治疗模式。

（2）选择指征。可作为各种原因引起的急性或慢性肾衰竭、终末期肾脏病的长期维持肾脏替代治疗方式，尤其对于合并心血管疾病、慢性肝脏疾病等并发症的患者，CAPD透析方式具有溶质和液体清除持续平稳、对血流动力学影响小等优势。

（3）临床特点。CAPD 最主要的优势在于透析周期中透析液留腹时间长，有利于溶质弥散。患者无须卧床即可持续进行透析。CAPD对各种相对分子质量的物质清除率优于IPD，非常接近肾脏生理特点，且对残余肾功能有保护作用。此外，医护和患者可根据病情、生活习惯等共同商定每日透析总量、换液次数、存腹时间和透析液葡萄糖浓度等，进行个体化透析。综上，CAPD具有对人体血流动力学影响小、保护残余肾功能、操作方便、能保持相对自由的生活方式等优点，因此是目前应用最广泛的肾脏替代治疗方式。

## 二、间歇性腹膜透析

（1）IPD每个周期灌入腹膜透析液约1 000 ml，保留30～60分钟，然后引流出来，再重复以上步骤，每周透析时间不少于36小时，一般夜间腹腔内不保留腹膜透析液。

（2）选择指征。由于IPD毒素清除欠充分，需要的腹膜透析液量多，患者活动不方便，目前已不作为长期维持性腹膜透析治疗。但IPD操作中腹膜透析液腹腔灌注量小、留腹时间短，有利于液体超滤。该方式在以下特殊情况下有优势。

a.患者残余肾功能佳，仅需要偶尔进行腹膜透析治疗。

b.置管术后急需开始腹膜透析患者，术后7~12天进行小剂量IPD，利于置管伤口愈合。

c.腹膜高转运者，常规CAPD治疗不能达到超滤要求。

d.CAPD患者腹膜透析液灌入后由于腹内压高出现腰背痛不能耐受、并发疝、透析导管周围漏液者，可暂时改做IPD。

e.急性肾衰竭及某些药物急性中毒，宜采用IPD，尽快纠正代谢失衡。

f.严重水钠潴留、水中毒、充血性心力衰竭者，无条件做血液透析时可采用IPD治疗。

（3）临床特点

a.IPD透析液留腹时间短，超滤效果显著优于CAPD。

b.IPD清除溶质的能力有限，特别是对中分子物质的清除率不如CAPD。因此，当患者残余肾功能完全丧失时，选择IPD易出现透析不充分的情况，需要定期评估患者临床症状和透析充分性。

c.由于腹膜透析液在腹腔停留时间短，IPD对钠离子的清除较差，如长期使用可能导致钠筛。

d.一般患者取仰卧位进行透析，可以减少疝及透析液渗漏的发生，但需频繁交换透析液，使患者活动受到限制。

e.对于糖尿病患者应严密监测血糖水平。

### 三、自动化腹膜透析

（1）APD是指通过使用APD机进行腹膜透析液交换的各种腹膜透析形式。APD将大量繁琐、重复的手工操作简单化，能降低腹膜炎的发生率，可以为无尿患者提供更充分的透析。自动腹膜透析的主要模式：CCPD、TPD、NIPD等。

（2）选择指征。APD无明确禁忌证，尤其适用于以下类别的腹膜透析患者：

a.不能耐受过高腹膜内压力的患者。

b.常规CAPD无法获得充分超滤量和溶质清除率的患者。

c.特殊人群（如儿童、老年人和生活不能自理者）。

d.经济条件许可的腹膜透析患者。

（3）临床特点。详见本篇第二章。

## 第五节　选择题

### 一、单选题

1.以下不是腹膜透析适应证的是（　　　）

A.慢性肾衰竭

B.反复低血压和顽固性高血压的患者

C.残余肾功能较好患者

D.严重腹膜缺损

2.下列哪项不是CAPD的优点（　　　）

A.血流动力学影响小

B.超滤效果优于IPD

C.操作方便

D.患者生活方式相对自由

## 二、多选题

1.腹膜透析的透析方式有哪些（         ）

A.CAPD

B.IPD

C.APD

D.TPD

2.以下是影响溶质消除的因素是（         ）

A.溶质分子量的大小

B.腹膜两侧溶质浓度差

C.溶质的渗透浓度

D.腹膜面积及通透性

◎ 选择题答案

一、单选题

1.D；2.B

二、多选题

1.ABCD；2.ABCD

（颜  钰  陈芯悦）

第二章
# 自动化腹膜透析概述

## 第一节  自动化腹膜透析的定义与原理

腹膜透析作为有效的肾脏替代治疗方式之一，对设备和医务人员依赖相对血液透析少，是费用相对更低的居家肾脏替代方式。其中利用机器替代人工，可以在睡眠中完成的APD具有血流动力学稳定、无须抗凝、操作简便、安全易行、透析剂量灵活、小分子溶质清除能力强、患者社会回归性好等优势，极大地减少了人工操作的时间，已经成为越来越多患者和医生的选择。现就APD的定义与工作原理阐述如下：

### 一、定义

#### （一）APD 定义

自20世纪60年代APD概念提出、90年代APD机问世以来，APD技术得到快速发展。APD泛指采用自动化循环机进行腹膜透析治疗的任何透析形式，是终末期肾脏病（end stage renal disease，ESRD）进行肾脏替代治疗较常用的方式之一，也是近年来飞速发展的一项新型腹膜透析模式。其操作过程由一台APD机完成，利用机器代替人工，即通过APD实现透析液的加热、更换、进出腹腔、速度调节等透析过程，并可根据患者需求及临床特点利用自动化的透析方式灵活选取不同的透析模式。

相较于传统的CAPD，APD可利用患者整晚的休息时间自动进行腹膜透析治疗，将患者和家属从复杂的操作中解放出来，白天不受任何约束地安排日常活动或参加力所能及的工作，让患者在重返社会的同时有效提高生活质量和透析效率。因此，APD在全世界范围内受到越来越多的尿毒症患者青睐。

（二）APD的适应证

与常规腹膜透析适应证相同，APD适应证包括：

（1）终末期肾脏病（ESRD）。

（2）急性肾损伤（acute kidney injury，AKI）。

（3）某些药物和毒物中毒。

（4）难治性充血性心力衰竭。

（5）急性/重症胰腺炎。

（6）肝性脑病、高胆红素血症等肝病的辅助治疗。

（7）经腹腔给药和营养支持。

相较于常规腹膜透析，APD适应证不断扩大，表现为：

（1）依据生活方式指征，APD适应证还包括学龄儿童、白天需要工作或自由活动的患者、依赖他人行腹膜透析的患者、在小型私人医院行腹膜透析的患者、任何不想人工行腹膜透析的患者、经济条件许可的CAPD患者。

（2）依据医疗指征，APD适应证还包括高转运或高平均转运腹膜透析患者、CAPD无法获得充分超滤量和溶质清除率患者、CAPD反复腹膜炎的患者、紧急起始腹膜透析患者、不能耐受过高腹腔压力的患者（如合并轻度疝气者或腹膜透析患者处于腹壁疝术后过渡期）。

## 二、工作原理

APD和人工操作腹膜透析生物学原理一样，不同的是APD利用自动化程序和集成管理系统代替人工进行频繁换液操作，需要自动腹膜透析机、配套的一次性无菌管路系统、透析液等共同完成。

### （一）APD 机的机型分类

从技术结构和性能指标等角度，APD机可以划分为不同类型：

（1）依据灌入和引出的动力来源，可分为压力控制型、重力控制型和混合控制型。

（2）依据温度控制方式，可分为电磁加热型、热敏电阻型、合金加热型、微波加热型等。

（3）最新型机器还可实现互联网设备、云管理等实时监测。

### （二）APD 机工作流程

每次透析治疗前准备全新的APD机配件和干净的透析液。由于每位透析患者的治疗处方并不相同，APD机内所设定的程序可根据不同治疗需求进行调整。具体流程如下：

（1）安装一次性APD机管路并完成设备自检。

（2）连接所有腹膜透析液袋并完成透析管路的预冲。

（3）连接患者的外接短管，形成液体通路。

（4）灌入、留腹、引出三个过程按预先设置的参数循环进行，直至全部治疗周期结束（完成一个灌入—留腹—引出的循环称为APD治疗的一个周期）。

### （三）APD 机的工作原理

（1）压力控制型APD机主要依靠压力的改变实现灌入和引出。压力来源通常是各种机械泵，目前应用最多的是气动隔膜泵。

（2）重力控制型APD机是利用重力作用下液体由高向低流动的特性，实现腹透液从高点流向APD机，经加热后注入患者腹腔，在留腹一定时间后再将透析液引到废液收集装置内的方式。

（3）混合控制型APD机为安全、准确地完成灌入和引出，有的机型会联合使用压力控制和重力控制方法，比如在重力势能基础上增加蠕动泵进行驱动。动力协助不必持续工作，通常仅在某个阶段发挥作用。

（4）远程患者管理APD机通常由云端服务器、APD机、医护终端组成。远程监控（remote monitoring，RM）是一种能够监测临床环境之外患者的技术，用一种设备或软件搜集患者的临床数据，并将数据传输到医院或其他地方进行监测和分析。医疗专业人员根据接收到的远程监控数据，可启动预防性干预或更改患者处方。传统的APD循环机（traditional automated peritoneal dialysis，T-APD）配有一张电子数据卡，用于记录处方和存储的治疗结果；新型内置RM功能的APD设备通过调制解调器连接到基于云端的网络，RM设备被集成到APD循环器中，可远程双向通信和对处方进行主动更改。与没有RM功能的T-APD相比，RM-APD具有治疗监测更频繁、实时故障排除、个性化处方以及数据传输、自动分析、在线监测等功能，能够满足患者居家治疗时医护人员远程监控和指导的需求，使居家腹膜透析治疗更加智能、安全、精准、高效。

### （四）APD 机效能和安全的关键质控要点

（1）控温范围。控温范围应包含35～41℃，控温精度应≤3℃，保证实际灌入液温度≤41℃。

（2）单次液体灌入量的控制。应分别明确最大和最小单次液体灌入量，设定增减梯度，单次液体灌入量的误差值不应高于30ml/次（或不超过规定量的±10%)。

（3）透析循环次数设定功能。最大循环次数应≥5次。

（4）留腹时间设定功能。每周期最大留腹时间应≥5小时。

（5）灌入量设定功能。遵循各机型的使用说明书。

（6）引出量测量功能。最大测量值应≥20 L。

（7）APD机连续工作能力。应不少于48小时。

## （五）常见 APD 机介绍

常见APD机的品牌、产地、价格、机型分类、重量等见表1-2-1。

表 1-2-1　国内常见 APD 机型介绍

| 品牌 | 百特<br>（Home choice） | 杰瑞<br>（JARI） | 迈达<br>（FM-Ⅰ，FM-Ⅱ） | 东泽<br>（PD-GO） |
|---|---|---|---|---|
| 产地 | 进口<br>（美国） | 国产<br>（江苏） | 国产（吉林） | 国产<br>（福建） |
| 价格（万） | 6~8.5 | 4~5.5 | 3.5~5 | 3.5~4 |
| 机型分类 | 压力控制型 | 压力控制型 | 重力控制型 | 重力控制型 |
| 重量 | ≤11 .5 kg | ≤13 kg | ≤50 kg/≤100 kg | ≤50 kg |
| 远程监控<br>（内置RM功能） | 是 | 是 | 是 | 是 |

# 第二节 自动化腹膜透析的发展历程

APD是实现腹膜透析治疗的一种创新形式，把患者从传统透析治疗中解放出来，所取得的成就依赖于现代医疗发展、电子信息工程及自动化程序等技术的进步。

## 一、APD的发展历程

APD概念的提出可追溯到20世纪60年代。1964年，华盛顿大学的

Fred Boen制造了现代腹膜透析机的雏形，但设备很笨重，由于缺乏商品化的透析液和透析袋，他需要每天配制透析液，消毒透析液容器的不便和感染隐患限制了其临床应用。直到20世纪90年代，随着轻巧的台式家用腹膜透析机诞生，APD得到快速发展，在许多国家及地区成为主要腹膜透析的治疗方式。我国APD的发展历史与国际基本同步。

APD的应用和持续质量改进与APD机技术优化、功能完善密不可分。具有互联网功能的APD机还应配置调制解调器、网卡等上网和数据传输设备，以及配合建立数据收集、分析、审阅、辅助决策的支持系统。新一代APD机具有远程患者管理功能，RPM通常由云端服务器、APD机、医护终端组成，为便于医患互动，获取和集成更完整的信息；RPM系统也可以增加患者端应用软件和其他可自动上传健康信息的外围设备，比如血压计、体重秤等。这种新型APD机不仅可以获得患者居家腹膜透析治疗信息，还可以整合更多健康信息，已成为先进的RPM核心装备。RPM集成了信息管理、处方调整、数据传输、自动分析、在线监测等功能，能够满足患者居家治疗时医护远程监控和指导的需求，使居家腹膜透析治疗更加智能、安全、精准、高效。科学技术日新月异，随着芯片计算、基因组学、纳米科技、AI技术以及生态兼容性的发展，更加先进的腹膜透析机研发将助力APD临床应用和质量持续提升。

## 二、APD的管理现状

尽管APD已经成为越来越多患者和医生的选择，但我国2019年全国血液净化病例信息登记系统报告显示，我国的APD使用率仅为1.9%。在欧美国家，APD的应用已非常广泛，美国、加拿大、澳大利亚、英国等国家APD使用率超过50%。其中发展中国家的比例为15.8%，明显偏低。一方面可能受医务人员透析的倾向性影响，肾脏科医务人员对透析模式的倾向性影响着医护人员对透析信息传递的充分性，影响着透析前尿毒症患者对各种透析模式相关信息的掌握程度。在ESRD透析治疗方式选择上，建议根据患者的自身情况，由医师与患者及照顾者共同商议选择血液透析、腹膜透析或肾移植。ESRD患者肾替代治疗方式的影响因素包括患者年龄、意愿、外周血管条件、腹部情况、操作能力、生活质量、社会经济学效益以及透析中心的经验等。当患者选择透析时，我们除了要将腹膜透析的知识和技能传授给他们，更要基于患者有更好的透析效能和较好的生存质量，引导患者选择APD治疗，讲明治疗目的、优势，在遵循患者自愿的前提下选择APD。当前，国内经济条件较好的城市选择APD的比例较高。希望有更多研究报告发布，有更充分的APD数据资料供临床医师、专科护士及公众采撷，作出最适宜的指导和抉择，不断提高APD的使用率，使我国APD使用率在较短时间与发展中国家持平，力争达到发达国家水平。另一方面，可能与经济负担有关。国外调查显示，腹膜透析治疗的患者开始透析首年产生的直接费用为（118 467±15 559）美元。我国一项调查显示，腹膜透析患者每年产生的直接医疗费用平均为58 261.50元。费用等原因是影响APD使用的重要原因。对于APD患者，需要自备一台APD机，其价格在3万以上，治疗时需要另备一套与APD配套的透析连接管路，目前它们均未纳入医保报销，影响着患者及家庭选择APD进行治疗。APD是未来腹膜透析发展的方向和趋势。近年来，随着改革开放和整体卫生经济大环境的改善，多家国产腹膜透析机相继投入临床使用，还出现了可租借腹膜透析机等新的APD管理模式，为APD更广泛的临床应用提供了可能性和机会。

（王小平）

## 第三节 自动化腹膜透析的优势与劣势

### 一、APD的具体优势

（1）APD最明显的优点是利用机械自动完成腹膜透析过程中的透析液交换，使患者及家属从复杂的人工操作中解脱，可以在晚上患者休息时进行，尤其适合白天需要工作的患者使用。APD是一种可居家的透析方式，设备简单、操作易掌握，对患者的生活方式影响小，使腹膜透析更容易被接受。

（2）使用方便，医师可以根据患者身材胖瘦、生活方式、就业情况、居住环境、残余肾功能和临床状况个体化调整透析剂量，由患者或照顾者独立操作完成。

（3）不需要承受血透的穿刺扎针之苦。

（4）APD可使用较大的留腹容量，因为卧位时腹腔内压最低，而较大的留腹容量有利于溶质清除和超滤。

（5）患者白天可不受约束地安排日常活动，所有设备的连接和准备均在家中进行，对患者心理状态影响较小从而可以减少对治疗的厌倦感。对于白天需要工作或上学的患者来说，APD是较好的腹膜治疗模式；对于许多需要别人帮助进行透析的患者（如儿童、无法自理的老年患者、需要他人护理的患者），APD也是一种较好的选择。患者能重返社会，从事力所能及的工作，社会回归率高。

（6）APD治疗可减少透析过程中连接/断开的次数，降低感染风险。

（7）新型APD机具有远程监测功能，实时动态监控并指导居家APD患者的治疗，实时、安全、个体化优势明显。

（8）APD清除小分子溶质能力强，提高透析效果。

（9）感染病毒性肝炎、梅毒等血源传染病的危险性低。

## 二、APD的具体劣势

（1）需要APD机及与机器匹配的管路耗材。目前机器及管路未纳入社保报销范畴，对于患者而言价格较昂贵。

（2）需要患者或家属掌握上机和下机流程、报警及故障处理，需要更多的时间培训患者或家属。

# 第四节 选择题

## 一、单选题

1.下列哪项不是自动化腹膜透析的优势（　　　）

A.透析剂量灵活

B.小分子溶质清除能力强

C.患者社会回归性好

D.换液频率增加，感染风险增高

2.下列哪项不属于APD的优势？（　　　）

A.白天不受约束地安排日常活动

B.清除毒素和水分的速度比血液透析快

C.无须承受血透穿刺扎针之苦

D.降低治疗费用

E.血源性传染病的危险性低

## 二、多选题

1.依据灌入和引出的动力来源，APD机型可分为（　　　）

A.压力控制型

B.电磁加热型

C.热敏电阻型

D.重力控制型

E.混合控制型

2.远程患者管理APD机由（        ）组成

A.云端服务器

B.加温器

C.消毒机

D.APD机

E.医护终端

3.自动化腹膜透析远程管理具有（        ）功能

A.远程监测生理指标

B.传输患者医疗数据

C.实现医患实时交流

D.提供专业医疗服务

E.健康教育


◎  选择题答案

一、单选题

1.D；2.B

二、多选题

1.ADE；2.ADE；3.BCDE

（毛明英）

第三章
# 自动化腹膜透析机基础知识

## 第一节　自动化腹膜透析机的构成和功能

### 一、APD机的主要构成

它包括透析液的供给系统和自动控制检测报警装置两大部分，两者相辅相成，构成完整的APD机。它采取封闭式管道结构，严格保证透析液进入腹腔整个过程的无菌。APD机的外部结构一般由主机、加热单元、控制单元、电源、端口等组成，其内部主要由流量控制模板和电力供应模板装配（图1-3-1）组成。

### 二、APD机最基本的功能

它能控制腹透液自动进出腹腔，具有互联网功能，还配有网卡、调制解调器等，可便于数据传输及上网，配合建立数据收集、分析、查阅等功能。

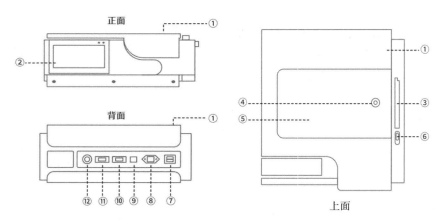

①透析液托盘；②显示屏；③卡槽；④温度传感器；⑤加热恒温盘；⑥卡扣；⑦电源开关；
⑧电源线端口；⑨扩展端口；⑩扩展端口；⑪扩展端口；⑫称重传感器端口

图1-3-1　东泽自动化腹膜透析及外部示意图

# 第二节　自动化腹膜透析机常见机型

## 一、目前国内常见的五种机型

（1）东泽自动腹膜透析机：重力型APD机（图1-3-2）。

（2）杰瑞自动腹膜透析机：动力型APD机（图1-3-3）。

（3）百特自动腹膜透析机：动力型APD机（图1-3-4）。

（4）韦睿自动腹膜透析机：动力型APD机（图1-3-5）。

（5）迈达自动腹膜透析机：重力型APD机（图1-3-6）。

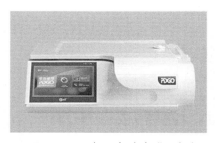

图1-3-2　东泽自动腹膜透析机

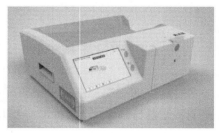

图1-3-3　杰瑞自动腹膜透析机

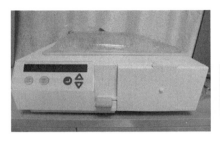

图1-3-4　百特自动腹膜透析

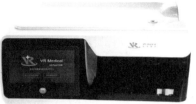

图1-3-5　韦睿自动腹膜透析机

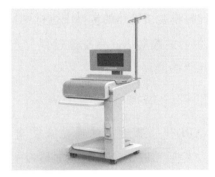

图1-3-6　迈达自动腹膜透析机

## 二、分类

根据动力来源，APD机可分为重力控制型、压力控制型和混合控制型，目前临床常用机型为压力控制型。根据温度控制方式，APD机可以分为热敏电阻型、电磁加热型、微波加热型等。未来在实时监测、云端管理及互联网设备等方面还有新的机型分类。

## 三、APD机的工作流程

APD和传统手工操作的腹膜透析是利用人体腹膜为半透膜进行物质交换，其中不同之处在于使用自动化程序和集成管路系统来代替人工进行频繁的换液操作。APD工作流程通常如下：设备自检完成并安装一次性APD机管路，连接所有腹膜透析液（以下简称"腹透液"）袋并完成透析管路的预冲（排气），最后连接患者的外接短管，形成自动化腹膜透析过程。灌入、留腹、引流三个过程需按照预先设置的参数进行循环，直至全部治疗周期结束。完成一个灌入—留腹—引流的循环称为APD治疗的1个周期。

### （一）第一阶段（灌入）

在灌入阶段，APD机将腹透液从加热板上的腹透液袋（通常称为"加温袋"）输送到腹膜透析管路的卡槽中进行测量，然后将定量测量后的腹透液输送到患者的腹腔内。重复该过程，直至将设定灌入量的腹透液完全输送到患者腹腔内。

### （二）第二阶段（留腹）

在留腹阶段，APD机将腹透液从补充液袋输送到腹膜透析管路的卡槽中进行测量，然后将腹透液输送到加热板上的腹透液袋（加温袋）中，并按照预设温度加热腹透液袋中的腹透液，准备进入下一个灌入阶段。

### （三）第三阶段（引流）

在引流阶段，APD机将留腹后的腹透液从患者腹腔内输送至腹膜透析管路的卡槽中进行测量，然后将定量测量后的腹透液引出。重复该过程，直至机器检测到患者腹腔内无残留腹透液或达到预设值。

APD机可根据测量值计算出每个周期和整个治疗过程的灌入量、引流量和超滤量等参数。

## 第三节　自动化腹膜透析机基本工作原理

### 一、重力控制型APD机

利用重力作用，即液体由高向低流动的特性，实现腹透液的灌注和引流。液体从高点流向APD机，再经加热后灌入患者腹腔内，在留腹设定时间后再引流到废液收集装置内。重力控制型APD机的灌入和引出过程以重力驱动为主，其灌入速度及压力也适宜，但是速度不可控制，因此在灌入时补充液袋必须高于加温液袋（治疗液袋）且加温液袋（治疗液袋）必须高于患者腹腔，引流时废液收集装置必须低于患者腹腔，以高度差产生的势能为驱动，通过卡槽闸阀的开关组合控制液体流向。（图1-3-7）

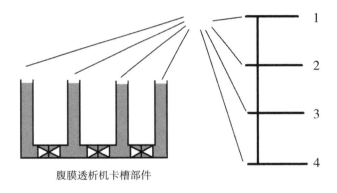

腹膜透析机卡槽部件

1—补液袋高度；2—加温液袋高度；3—为腹腔高度；4—废液收集装置高度

图1-3-7　重力控制型自动化腹膜透析机重力控制示意图

## 二、压力控制型APD机

其由设备自身提供动力，动力来源主要有气压和机械泵运转两种途径，以此来实现灌入和引流。压力来源通常是各种机械泵，目前应用最多的是气动隔膜泵。

### （一）气压

利用气压作用力实现透析液流动。通过空气压缩泵将空气泵入及泵出弹性容器腔内，从而改变容器的腔体大小，弹性容器与配套使用的透析液管路卡盒的弹性表面紧密贴合，影响液体的流动，需要配套计量腔来计算空气的泵入量，由空气泵入量推算出灌入和引流的液体量，也可以通过平衡腔或者复式隔膜泵来实现。

### （二）机械泵

通过机械泵的运转直接推动液体的流动。机械泵的流量在启动时及匀速运转中会有不同，管路内的压力也会影响流量，不能利用泵的转速精确地计量液体，需要额外配置液体计量装置。此方式机械结构简单，易于实现，但泵的压力较大且直接推动液体，一旦遇到透析管路梗阻或有过量灌入的风险时，会造成管道内压力迅速增高，甚至导致管路破裂或者患者腹内压过高。

### （三）气动隔膜泵压力控制型 APD 机

其基本原理是基于理想气体状态方程 $pV=(M/\mu)RT$；其中，$p$ 为气体压强，$V$ 为气体体积，$M$ 为气体质量，$\mu$ 为气体摩尔质量，$R$ 为普适气体常数，$T$ 为气体温度，即在一定温度、压力条件下，气体的摩尔数与体积呈线性关系；在设备上由一个卡匣系统控制液体的吸入相和排放相，可以进行精确的容积控制。（图1-3-8）。

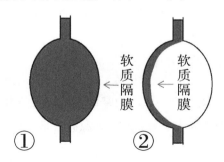

1—吸入相，隔膜在全充盈位置；2—排放相，隔膜在全排空位置；软质隔膜的位置变化靠空气压力驱动

图1-3-8　压力控制型自动化腹膜透析气动泵压力控制示意图

压力控制型APD机采用不同动力来源如气动泵、活塞、蠕动泵等，其灌入和引出过程不依赖于重力，对其腹透液袋的放置高度没有要求。

### 三、混合控制型APD机

为安全、准确地完成灌入和引出，有的机型会联合使用重力控制和压力控制方法，比如在重力势能基础上增加蠕动泵进行驱动，使其动力协助不必持续工作，通常仅在某个阶段发挥作用。（图1-3-9）

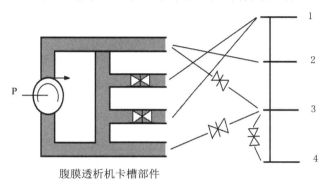

腹膜透析机卡槽部件

P—蠕动泵通过闸阀的开关组合控制液体流向；1—补液袋高度；2—加温液袋高度；3—腹腔高度；4—废液收集装置高度，以高度差产生的势能为驱动

图1-3-9 混合控制型自动化腹膜透析机示意图

### 四、重力型自动化腹膜透析机与压力型自动化腹膜透析机的区别

见表1-3-1。

表 1-3-1 重力型 APD 与压力型 APD 区别

| 机型 | 重力型APD | 压力型APD |
|---|---|---|
| 进出液体控制 | 电子秤称重<br>可能会受外界因素影响（温度、高度等）<br>进出液容量可能误差大（+10%） | "理想气态方程"专利技术不受外界因素干扰<br>进出液控制更精确、更稳定（+3%或+10 ml） |
| 预冲排气 | 预冲排气自动手动可切换<br>排气干净 | 机器5 L单袋腹透液接口减少<br>操作简便<br>排气阶段无液体渗出 |
| 安装 | 体外循环管路安装步骤简单清楚<br>安装方便 | 管路安装简单<br>机器具备检查管路并及时报警的功能 |

续表

| 机型 | 重力型APD | 压力型APD |
|------|-----------|-----------|
| 机器移动 | 机器移动无需人工矫正 | 机器移动无需人工矫正 |
| 旅行 | 旅行不可携带 | 旅行可携带 |

## 五、自动化腹膜透析机安全和效能的关键质控要点

（1）与APD机有关的国家标准和医疗器械行业标准要求：①性能要求方面，压力控制型应满足YY1274-2016《压力控制型腹膜透析设备》，重力控制型应满足YY 1493-2016《重力控制型腹膜透析设备》。②安全应满足：GB9706.1-2007《医用电气设备第1部分：安全通用要求》；GB9706.39-2008《医用电气设备第2~39部分：腹膜透析设备的安全专用要求》；YY0505-2012《医用电气设备第1~2部分：安全通用要求并列标准：电磁兼容要求和试验》；YY 0709-2009《医用电气设备第1~8部分：安全通用要求并列标准：通用要求，医用电气设备和医用电气系统中报警系统的测试和指南》。③环境试验应满足：GB/T14710-2009《医用电器环境要求及试验方法》。

（2）自动化腹膜透析机的主要性能质量控制点：①控温范围，控温范围应包含35~41℃，控温精度应≤±3℃，保证实际灌入温度≤41℃。②单次灌入液体量的控制范围，应分别明确最大和最小单次液体灌入量；设定增减梯度；单次液体灌入量的误差值，最大不应高于30 ml/次（或+10%）。③留腹时间设定功能，每周期最大留腹时间应＞5小时。

（3）灌入量设定功能：遵循各机型的使用说明书。

（4）引流量测量功能：最大测量值应20 L，有些机型需遵循使用说明书。

（5）透析循环次数设定功能：最大循环次数应≥5次。

（6）APD机连续工作能力：应不少于48小时。

## 六、远程患者管理（RPM）APD机

新一代APD机已经在一定程度上实现了远程患者管理（remote patient management，RPM）功能（图1-3-10）。RPM通常由云端服务器APD机、医护终端组成，以便医患互动沟通、制定及调整方案等，从而获取和收集更完整信息；RPM系统还可以增加患者端应用软件和其他可自动上传健康信息的外围设备，比如血压计、体重计等。

这种新型APD机不仅可以获得患者居家腹膜透析治疗信息，还可以整合更多的健康信息，成为先进的RPM核心装备。RPM具备收集在线监测、信息管理、数据传输自动分析、处方调整等功能，既能够满足患者居家治疗时需要医护人员远程监控和指导的需求，也使居家腹膜透析治疗更加智能、安全、有效、精准。

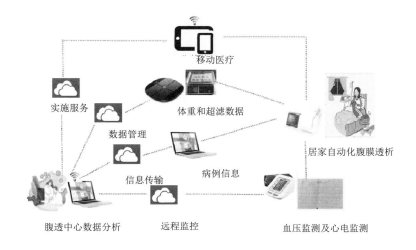

图1-3-10　远程患者管理系统示意图

## 第四节 自动化腹膜透析机保养和维护

（1）保养：①清洁前请一定关闭设备电源开关，拔下电源线。②用柔软的无绒干毛巾定期清洁设备的外部，擦去设备外部的灰尘。如有污渍难以清洁，可以用拧干不滴水的无绒毛巾清洁设备外部。③不要使用尖锐的清洁工具、硬毛刷、钢丝球等清洁器具。④禁止用户自行拆开设备进行内部清洁。⑤禁止使用任何易燃物品、双氧水或者其他杀菌剂、含酒精的液体清洁设备的外部或内部，否则可能导致火灾或触电。

（2）维护：①请关闭设备电源开关，拔下电源线。②请用布覆盖设备以防尘。③将设备放在通风、干燥、清洁的地方。④请不要让设备被雨淋，或被阳光直晒。⑤请不要在上下位秤盘上放置重物。

（3）注意事项：①使用APD机前请详细阅读使用说明书。②需经专业人员指导或培训后再使用。③APD机使用推荐室内温度为5~40℃。

（4）开始使用APD机前请先进行机器自检。

（5）APD机属于精密电子设备，请避免安置于高低不平的平台上或电磁场较强烈的地方；设备工作过程中应尽量避免大的震动，否则可能影响设备的稳定运行。

（6）操作人员请按照人机界面的文字提示安装管路和腹膜透析液，否则可能产生风险。

（7）请按医护操作人员做好无菌操作。

（8）APD治疗过程中应防止空气进入腹腔。

（9）使用APD机需与厂家建议的透析管路、腹膜透析液进行配套使用。

（10）APD机使用完后，建议在设备冷半小时后，用消毒好的清洁布对设备的加热盘进行清洁，且需定时擦拭设备表面以达到清洁消毒的作用。切勿重压本设备的加热盘。

（11）APD机出现温度异常报警和注入量异常报警时，请关机重新自检。

（12）APD机温度报警和称重报警，温度报警精度为±0.1℃，报警限值40℃，报警状态属于技术报警状态。报警预置不会存在潜在风险。

（13）请勿自行拆解设备，若设备出现温度异常报警、注入量异常报警或者出现称重传感器异常报警时请关闭设备重新开机自检。如设备继续报警，或出现其他故障，请联系其公司工程师。

（14）电源中断后，开机可恢复报警功能和报警预置。

## 第五节　选择题

### 一、单选题

1.目前应用压力控制型APD机最多的泵是（　　　）

A.气动隔膜泵

B.压力气泵

C.机械型泵

D.气压和机械泵

E.重力型泵

### 二、多选题

1.自动化腹膜透析机类型有哪些？（　　　）

A.重力控制型

B.压力控制型

C.混合控制型

D.普通控制型

E.动力控制型

2.目前国内常见自动化腹膜透析机有哪些？（　　　　）

A.迈瑞自动腹膜透析机

B.杰瑞自动腹膜透析机

C.百特自动腹膜透析机

D.东泽自动腹膜透析机

E.迈达自动腹膜透析机

◎ 选择题答案

一、单选题

1.A

二、多选题

1.ABC；2.BCDE

（刘霞、马登艳）

第二篇

# 自动化腹膜透析临床应用

# 第一章

# 腹膜透析导管管理

## 第一节　腹膜透析导管置入

同血液透析通路一样，腹膜透析导管也是腹膜透析患者的生命线。成功的腹膜透析导管置入对维持性腹膜透析的顺利进行，减少导管相关并发症具有极为关键的作用。规范的腹膜透析导管置入手术以及术后及日常使用中的正确维护，对减少导管相关并发症的发生、延长导管使用寿命、提高患者长期生存率起到关键性作用。

### 一、术前评估

腹膜透析置管术前需对患者的身体情况进行全面评估，一般包括：

（1）患者的腹部状况。既往是否有腹部手术史，是否存在已知疝，是否存在消化系统慢性疾病如结肠炎、结肠憩室等。绝大部分既往腹部手术史不影响腹膜透析置管结局，但存在明显粘连可能的手术需与患者沟通置管方式，优选腹腔镜下腹膜透析置管以便必要时行分粘术。合并腹部疝的患者建议先行疝修补术再置管，有条件的医疗机构也可在腹腔镜下同时进行疝修补术及腹膜透析置管术。

（2）患者合并症情况。是否存在巨大的肾囊肿、多囊肾、神经源性膀胱，心肺功能是否允许行术后腹膜透析。

（3）患者凝血功能。患者是否正在使用抗凝或抗血小板药物，视药物具体代谢情况在术前停用，以避免术中出血。

（4）患者当前是否存在影响手术的严重并发症。如是否存在急性心衰、高钾血症、重度贫血等需要纠正的危急情况。

（5）患者心理及身体状况是否能够完成腹膜透析操作，若不能则需要有照护者进行操作。

（6）患者家庭环境及卫生状况是否影响换液操作，是否喂养宠物。

## 二、术前宣教

术前有医护人员充分宣教，减轻患者紧张、焦虑的情绪，以更好地配合手术。可采用播放视频、现场教学等方式简单宣教腹膜透析优势、原理、手术过程及术后注意事项等。

## 三、术前准备

（1）术前沟通及谈话，签署术前手术文书。

（2）术前准备。术前完善血常规、凝血常规、输血前全套、血生化、心电图、腹部彩超、胸部CT检查。

（3）根据患者的年龄及体型，选择合适的腹膜透析导管。

（4）手术区域准备。术前按照下腹部手术常规备皮，做好腹部皮肤包括脐部的清洁。

（5）确定手术切口及外出口位置。根据患者的左右利手习惯、身高、腹围、腰带位置、既往手术瘢痕等具体情况，确定手术切口位置及外出口位置，提前做好标记。

（6）肠道准备。便秘者可给予缓泻剂，必要时可灌肠。术前排空膀胱。若采用全麻腹腔镜下腹膜透析置管，术前需禁食8小时。

（7）预防性抗感染。术前半小时预防性使用抗生素，通常选择一代或二代头孢菌素1~2g。

### 四、麻醉方法

腹膜透析置管术的麻醉方式包括局部浸润麻醉、区域阻滞麻醉和全身麻醉。可根据患者的健康及经济状况以及结合各医疗机构开展情况选择。

#### （一）局部浸润麻醉

局部浸润麻醉在早期被广泛使用，具有操作简便起效迅速等优点，适用于外科手术切开置管及经皮穿刺置管。采用利多卡因（可联合罗哌卡因）沿手术切口逐层浸润注射，根据患者感受酌情追加。局部浸润麻醉操作简便并发症少，对患者生理功能影响小。但镇痛效果个体差异大，部分患者可能出现疼痛明显、紧张、应激等反应，增加患者的不良体验，严重者可能增加围手术期急性心脑血管事件发生率。

#### （二）区域阻滞麻醉

区域阻滞麻醉包括超声引导下腹横肌平面阻滞（transverse abdominis plane block，TAP）和超声引导下腹直肌鞘神经阻滞（rectus sheath block，RSB）。

超声引导下TAP及RSB可覆盖麻醉侧的皮肤至腹膜全层，起效迅速，麻醉效果好，患者体验优于局部浸润麻醉，适用于外科手术切开置管术。但该方法需要有经验的麻醉科医生配合开展。

#### （三）全身麻醉

全身麻醉适用于腹腔镜下腹膜透析置管，偶也用于外科切开置管，需要麻醉科医师全程密切监护。全身麻醉镇痛及肌松效果好，但对患者心肺功能及全身情况要求较高，适用于一般情况较好的患者。相较于局部浸润麻醉及区域阻滞麻醉，全身麻醉治疗费用较高，围手术期风险大，部分医疗机构并未开展。

### 五、腹膜透析导管置入方式

腹膜透析导管置入方式包括外科开腹置管、腹腔镜下置管及经皮穿刺置管三种方式。三种置管方式各有优缺点，可根据患者的病情、经济条件、腹透中心技术开展情况综合考量。在此仅对手术切开置管术的关键步骤进行介绍。

手术切开置管术操作简便，通常可由肾脏内科医生独立完成。

开腹的操作应以快捷、轻柔、损伤小为原则，由于高频电刀具有切割速度快、止血效果好、操作简单、安全方便等优势，有条件的腹膜透析中心可考虑使用。部分患者因腹膜外脂肪较多，视觉上可能与大网膜混淆，不易鉴别，从而造成手术时间延长，并有发生导管未进入腹腔或误伤肠管的风险。

事实上，要顺利进入腹腔并保证不损伤肠管，需要术者具备丰富的经验并做到以下几点：

（1）解剖层次清晰。

（2）小心分离腹直肌后鞘、腹膜外脂肪。

（3）与助手协作，以小号弯钳轻轻提起腹膜，并小心切开腹膜。

（4）以中号弯钳或长镊子进行确切探查。

切开腹膜后进行荷包缝合，荷包缝合的要点：

（1）荷包制作应该在切开腹膜之后和插管之前进行。

（2）应做到腹膜切口小（以周径仅能通过腹膜透析导管为度），间距均匀、紧密（针距约0.5 cm），缝合确切（全层缝合，若腹膜菲薄，可连同腹直肌后鞘一起缝合，避免腹膜撕裂发生），收紧荷包。

（3）一般单层荷包能够达到防止渗漏的目的，若插管后发现导管进入腹腔处有明显渗液，此时应仔细缝合或加做第2层荷包。

（4）若患者原有大量腹水，应备吸引装置先进行吸引，但单次放腹水量不宜>1 000 ml，此时也可尝试先制作荷包再切开腹膜的方法。

（5）若患者的大网膜丰富并溢出荷包口，不建议行大网膜部分切除，可在助手的协助下回纳大网膜并轻轻按压，用4把弯钳向上提起腹膜，小心制作荷包，注意在制作和收紧荷包时应确认未缝扎到大网膜。

插管操作要点：

（1）插管操作必须动作轻柔，并以金属导丝放入腹膜透析导管进行导引，不应以卵圆钳或血管钳钳夹导管末端进行置管。

（2）当导管进入荷包口后，可先沿腹前壁潜行一段距离确认避开大网膜，再向下滑行至膀胱底部，此时患者常诉有便意，表明导管末端已达膀胱直肠窝或子宫直肠窝，可缓慢拔出导丝。

（3）插管过程属于盲插，术者的操作经验极为重要，插管时往往有落空感，若感觉导管末端存在阻力（可能碰到大网膜、肠管或系膜脂肪组织等），切忌使用暴力强行推进，必须变换角度重新插管。

插管后行通畅试验是检验导管功能完好和渗漏与否必不可少的操作步骤，应在荷包收紧前后、缝合腹直肌前鞘后和导管自隧道引出后各进行1次通畅试验，若患者无腹水，可向导管内注入100~200 ml的0.9%氯化钠溶液或腹膜透析液，如果引流液呈线状且流出液体量大于注入液体量的1/2，则表明导管通畅。

确认导管通畅后建立皮下隧道和出口操作要点：

（1）先确定导管在皮肤的出口位置，使皮下涤纶套距出口2~3 cm（肥胖患者距出口距离应延长为3~4 cm）。

（2）沿皮下隧道进行局部麻醉，以专用隧道针引导导管穿过皮下组织，自上而下呈弧形从皮肤引出，确保外涤纶套固定于皮下组织中，隧道出口方向朝向外下方。

（3）不能以止血钳或非匹配的导针来建立隧道，以避免隧道内出血、隧道和出口处感染。

（4）若选择Tenckhoff直管，导管皮下隧道内弯曲的角度不应过小，以防腹内段导管末端由于弹性记忆作用移出真骨盆腔。

（唐　怡）

# 第二节　腹膜透析导管出口常规护理

## 一、腹膜透析导管出口护理的重要性

导管出口感染可增加腹膜炎发生的概率，导管出口护理的根本目的在于预防腹膜透析管相关性感染。导管出口维护是保证腹膜透析质量的前提，是腹膜透析护士执行护理工作和进行患者培训的重要组成部分。引起导管出口感染的因素有很多，主要与外口局部、个人卫生和机体状况有关。局部因素包括避免不必要的手术缝合和创伤、导管出口方向水平或垂直向下以及保证外口窦道1～2cm等；个人卫生问题如鼻腔涂抹莫匹罗星以根除鼻腔携带的金黄色葡萄球菌，避免皮屑、皮肤感染及指甲内污物等；机体状况不佳，如营养不良、糖尿病、肿瘤、应用免疫抑制剂等都是感染的危险因素。在医护工作中，我们必须认识到导管出口感染的易患因素，以及时采取有效的预防措施。同时，恰当的导管出口护理可以使外出口及时愈合并保持完好的状态，继而预防由外出口感染引起的腹膜炎。

## 二、腹膜透析导管出口的评估与分级

### （一）检查工具和记录

理想状态下，检查导管出口时应在明亮的光源下，准备一个3倍放大镜来观察局部特征 。将导管出口外面观和内面观情况详细记录在评估表中。此外，有条件者用相机记录下导管出口特征变化，尤其是当患者外出口发生感染时，动态观察其变化并建立照片库有助于指导用药、估测预后。评估记录表内容除了导管出口描述外，还应有护理计划、治疗方案及病情追踪。

（二）评估内容

充分评估和描述一个导管出口时应考虑到导管外出口的特征，分为外面观 和内面观 。外面观包括外出口颜色（发红）、发红范围测量（发红范围最外界距离皮缘的长度）、是否有疼痛或压痛、皮肤有无肿胀或硬化、渗液或分泌物的性状和量、结痂的性状和时间，肉芽组织的大小等。同时，导管出口内面观应观察上皮组织生长的程度、上皮组织是否缺失或者呈浸润状态。综合考虑导管出口处内、外面观的局部特征才能对导管出口进行全面的评估和分级，这将成为导管出口护理和感染处理的依据。一般认为，导管出口愈合是指导管出口周围处皮肤看起来正常且没有裂隙。一个正常的导管出口应该是无红肿、无分泌物、无结痂 ，也无压痛。

### 三、常规的导管出口护理

（一）换药频率

术后1周内敷料完好，无大量分泌物，可不换药；敷料被血或液体渗透，以及敷料脱落，应及时更换。手术1周后可隔日换药。淋浴后立即换药。感染时应每日换药1~2次。

（二）换药步骤

（1）换药时按无菌操作原则，注意患者在接触外出口之前必须用抗菌肥皂或含酒精清洁剂仔细、彻底地清洗双手。

（2）观察和评估外出口情况。观察和评估导管出口情况可概括为"一看二按三挤压四擦拭五观察六询问"。

a.看出口处敷料，打开敷料查看出口处及隧道内，检查腹透管固定是否妥善。

b.用手指沿隧道按压出口处皮肤，观察有无疼痛和压痛。

c.沿皮下隧道方向由内向外挤压，观察出口处有无分泌物流出及分泌物性状。

d.向上掀起腹透管，暴露隧道，以无菌棉签擦拭隧道深部，看有无分泌物。

e.观察隧道内上皮的覆盖情况，可用放大镜查看。

f.询问是否在这个月内发生过管道牵拉，询问出口护理过程，必要时让患者演示。

（3）良好导管出口应使用无菌生理盐水清洗伤口，然后用无菌棉签轻轻吸干或晾干后，用温和、无刺激的0.5%碘伏溶液，以出口处为圆心，由内向外环形擦洗。注意不要让碘伏溶液进入出口处。

（4）顺应导管自然走行固定。用柔软、透气性良好的敷料覆盖。距离出口6 cm以外蝶形胶布固定导管再调转管方向。导管出口愈合良好后（一般2~3个月）可不用覆盖。

（5）感染导管外出口有脓性分泌物时可先用过氧化氢清洗伤口后用生理盐水清洗。

（6）若损伤导管外出口或感染导管外出口，应完成清洗后再局部使用莫匹罗星软膏预防金黄色葡萄球菌和绿脓杆菌感染。

（7）换药后将外接短管放入腰带中固定。

（三）换药注意事项

（1）一定保持导管外出口清洁、干燥，敷料被血或液体渗透，以及敷料脱落，应急时更换。

（2）避免损伤外出口，如过度牵拉导管，外出口处摩擦施压，也不要搔抓或刮伤外出口。

（3）如出现痂皮，不要强行撕扯痂皮，可用无菌棉签蘸取生理盐水或双氧水浸湿泡软后，慢慢取下。

（4）避免由于胶带、肥皂或其他清洁剂引起的刺激或过敏；避免使用油性的清洁剂或抗菌药膏。

（5）患者手术切口拆线后在肛袋保护下可进行淋浴，切忌盆浴。淋浴后应立即进行一次外出口护理。

（周雪丽、王怡兰）

## 第三节　腹膜透析导管拔管

### 一、拔管指征

腹膜透析导管在一定情况下需要拔出，常见的拔管指征包括肾移植后肾功能恢复、腹膜透析超滤衰竭、难以纠正的引流障碍、渗漏，以及难治性腹膜透析导管相关感染或腹膜炎。

### 二、拔管方式

目前大多数腹膜透析中心均采用外科切开法拔除腹膜透析管。该方法在原置管手术切口逐层切开，暴露透析导管及涤纶套，环切分离内涤纶套后拔除腹内段，再视外涤纶套位置切开分离外涤纶套，拔除导管皮下段及腹外段。拔管过程中可能有解剖结构不清晰或出血较多等风险，多采用外科电凝刀进行操作以保证手术安全。

### 三、拔管操作要点

（1）须细致处理术中的血管出血，尽可能避免损伤肌肉。

（2）存在皮下或出口感染的患者尽可能冲洗局部，视感染情况决定是否分期处理。

（3）若隧道内感染重或形成脓肿，可先行清创术，敞开伤口，再二期缝合。

# 第四节　选择题

**多选题**

1.目前常用的腹膜透析置管术包括（　　　）

A.外科开腹腹膜透析置管术

B.腹腔镜下腹膜透析置管术

C.经皮穿刺腹膜透析置管术

2.腹膜透析置管常用的麻醉方式包括（　　　）

A.局部浸润麻醉

B.区域阻滞麻醉

C.全身麻醉

3.下面哪些情况下需拔除腹膜透析导管（　　　）

A.反复发作的腹膜透析相关性腹膜炎

B.迁延难愈的导管出口感染

C.肾移植术后肾功能恢复

◎　选择题答案

1.ABC；2.ABC；3.ABC

（唐　怡）

第二章

# 自动化腹膜透析常用模式与治疗方案

## 第一节　自动化腹膜透析常用模式

APD包括多种利用腹膜透析机进行腹膜透析液交换的腹膜透析形式，如IPD、CCPD、NIPD、TPD等。临床上还可以将各种透析方式组合使用，以提高透析效果。

### 一、间歇性腹膜透析

IPD为非持续性腹膜透析，通常采用小剂量、较频繁的腹透液交换，存在一定的干腹时间。

目前腹膜透析水分清除主要依赖透析液的高渗透压，常用的渗透剂仍是葡萄糖，其超滤率在透析液刚注入腹腔时最大，之后随透析液中葡萄糖被腹膜吸收以及血浆中水分进入并稀释透析液，透析液渗透压降低，超滤量下降。IPD模式下，由于腹透液留腹时间短，因此脱水效果较好。对于高转运患者，缩短腹透液留腹时间甚至改IPD可能解决超滤不足的问题。

腹膜透析对小分子物质（如尿素、肌酐等）的清除主要依赖于透析液总量，对中分子的清除主要依赖于透析液与腹膜的接触时间以及有效的腹膜透析面积。IPD采用间歇治疗，小剂量频繁换液，透析液与腹腔接触时间少于持续腹膜透析，透析液总量亦低于其他腹膜透析方式，对小分子毒素及中分子物质的清除均差于其他透析方式，长期IPD会导致透析不充分，目前基本不用于慢性肾衰竭患者的长期治疗。

因此，IPD主要适用于：①仍有残余肾功能的患者；②紧急起始腹膜透析小剂量治疗；③腹膜高转运患者；④规律腹透患者出现明显腰痛不能耐受，或并发疝气、导管周围渗漏等的临时过渡治疗；⑤AKI及某些药物急性中毒的救治；⑥严重水钠潴留、水中毒、难治性充血性心力衰竭等急性情况。

常用方案：患者卧床休息，每次腹腔内灌入1~2 L腹透液，留腹30~40分钟，持续治疗8~10小时，每周4~5个透析日，夜间和透析间期通常不留腹。

## 二、持续循环腹膜透析

CCPD为夜间采用的APD透析，下机前向患者腹腔内注入新鲜腹透液，并在整个白天保持腹透液留腹，从某种程度上看类似昼夜颠倒的CAPD。与CAPD相比，CCPD夜间具有相对较短的留置时间（如CCPD夜间每个透析周期留置2.5~3小时，而CAPD通常每个透析周期为4小时），夜间更加频繁地交换透析液可增加透析液总量，因而CCPD夜间对小分子的清除理论上大于CAPD白天对小分子的清除。由于CCPD和CAPD均为一天24小时持续性透析，两种方法对中分子物质的清除效果一致。

CCPD夜间单个循环留置时间短，甚至可以采用较大的腹腔内透析液容量，因此夜间超滤效果优于CAPD白天的超滤效果。但CCPD白天留腹时间长，绝大多数患者在白天的透析循环中会吸收12%~20%的注入容量。因此，CCPD主要适用于NIPD及大剂量CAPD无法达到充分透析的患者。

常用方案：患者在夜间入睡前与APD机连接，先将腹腔内腹透液引流干净，然后进行3~5次透析液交换，每次使用2~3 L透析液，每个周期腹透液留置2.5~3小时。所有循环完成后，将腹透液引出，将末次腹透液（一般≥500ml）灌入腹腔后关闭APD机并脱离。为尽量减少白天腹透液吸收，通常建议最后一袋透析液采用较高的葡萄糖浓度。日间腹透液留腹14~16小时，患者可自由活动。对于日间留腹时间过长导致严重负超滤或需要更大透析剂量的患者，可在CCPD基础上在日间增加一次手工腹透液交换，即强化CCPD（enhanced CCPD，ECCPD）。如因长时间留腹（8~16小时）带来的负超滤而导致达不到目标超滤，也可在日间改用7.5%艾考糊精腹透液留腹。

由于CCPD和CAPD一样，一天24小时持续有腹透液留置于腹腔，形成腹腔内持续高压状态，因此也可能产生一系列腹高压相关并发症。对于易出现腹高压相关并发症的患者或已出现腹高压相关并发症的患者，建议白天留腹容量适当减少。

### 三、夜间间歇性腹膜透析

NIPD是夜间进行的一种IPD模式。和CCPD相比，NIPD的患者在接受夜间APD治疗后，下机前将患者腹腔内所有透析液均引流出来，白天患者腹腔内不保留腹透液。其优点主要为操作简便，可提高患者生活质量。

由于中分子物质在腹膜透析液与血浆间的平衡过程非常缓慢，其清除主要取决于有效透析时间以及有效的腹膜面积，减少CCPD白天留腹相当于减少了有效透析时间，因而NIPD对于大、中分子如维生素B$_{12}$的清除较差。

因此，NIPD主要适用于：残余肾功能较好、腹膜高转运或平均转运患者，以及行CAPD伴有腹内压升高出现腰背痛、疝气、腹膜透析管周渗漏的患者。尤其适用于白天需正常工作、学习的腹膜透析患者和需要他人照顾的腹膜透析患者（如老人、儿童、盲人等），以及因手工操作不当反复发生腹膜透析相关腹膜炎的CAPD患者。

常用方案：作为夜间进行的IPD治疗，每次腹腔内灌入1~2 L腹透液，留腹1~2小时，持续治疗8~12小时，治疗结束后透析液全部放出，白天保持干腹。作为维持性腹透患者的长期治疗，透析液剂量和留腹时间根据患者情况进行调整，可每晚进行3~5个循环，每次2~3 L腹透液，每个周期腹透液留置1~3小时，白天保持干腹。每周7个透析日。

### 四、潮式腹膜透析

TPD指在透析开始时，向患者的腹腔内灌入一定容量的腹透液留腹后，只引出腹腔内部分腹透液，并用新鲜腹透液替换，这样使得腹腔内腹膜组织始终与腹透液接触，直到透析结束后再将腹腔内所有液体尽可能引流出来的治疗模式。TPD仅代表夜间APD模式，白天根据患者情况可选择干腹或保持一定腹透液留腹。

和非潮式IPD相比，TPD患者腹腔内始终保持一定的腹透液与腹膜接触，延长了有效透析时间，有利于溶质清除。但TPD同时存在透析液未完全引出，残留的腹透液可能降低溶质清除率。早期研究认为，TPD较非潮式APD和CAPD相比，可显著增加溶质清除效率，但这些研究往往采用了较大的透析剂量。此后更多的研究提示，在透析液总量一定的情况下，TPD和非潮式APD相比，并不能增加溶质清除和超滤。

TPD的优势主要体现在改善患者感受上。部分患者在引流末期由于透析管对腹腔的刺激，可能出现腹痛，由于TPD每个循环末并未完全引流出所有透析液，因此可减少该疼痛的发生，改善患者生活质量。另外有研究显示，TPD还可以减少总的引流时间及低引流量报警率。

因此，TPD主要适用于：引出腹透液时伴有疼痛的患者，以及腹膜高转运患者、AKI患者、紧急起始腹膜透析患者。

目前最佳的TPD方案尚无定论，根据四川大学华西医学的经验可采取以下方案：将腹腔内腹透液引流干净，首先灌入初始灌入量（如1.5～3 L），然后进行3～5次潮式透析液交换（潮式灌入量为初始灌入量的70%～90%，每次引流量=潮式灌入量+预计超滤量），每个周期腹透液留置1.5～3小时。所有循环完成后，将腹透液全部引出，根据白天是否留腹决定是否灌入末袋腹透液。

## 五、持续流动性腹膜透析

持续流动性腹膜透析（continuous flow peritoneal dialysis，CFPD）治疗时，腹腔内置入2根腹透管或一根双腔腹透管，从一根导管（或一腔）持续注入腹透液同时夹闭流出管（或另一腔），当腹腔内腹透液达到要求的容量后，开放流出管（或另一腔），保持腹透液的注入和流出速度平衡。

CFPD是一种高清除率的APD模式，能显著增加液体超滤，但该模式需要使用特定的腹透导管，并需消耗大量腹透液，因此并不常规应用。

CFPD主要用于：凝血功能障碍、血流动力学不稳定不能耐受血液透析、AKI合并急性胰腺炎及婴幼儿AKI患者。

## 六、可调式腹膜透析

可调式腹膜透析（adapted APD，aAPD）为一种每个周期的留腹时

间和留腹剂量均可变的治疗模式，透析过程通常包括两个阶段：前半
部分为小剂量短时透析，后半部分为大剂量长时透析。

aAPD的起始周期使用短留腹时间和小留腹剂量，这种透析形式可
以在降低代谢成本（每毫升超滤所吸收的葡萄糖克数）的前提下达到
更好的超滤。在接下来的周期中，使用长留腹时间和大留腹剂量来增加
毒素清除，特别是磷和钠的清除。理论上该透析模式可以兼顾超滤和
溶质清除，但目前仅在欧洲进行了小样本临床试验，具体效果有待更
大样本的临床研究。

目前最佳的aAPD方案尚无定论，根据文献报道可采取以下方
案：共4个循环，前2个循环每个循环腹腔内灌入1～1.5 L腹透液留
腹1～1.5小时，后2个循环每个循环腹腔内灌入2.5～3 L腹透液留腹
2.5～3小时。

自动化腹膜透析常用治疗方案见图2-2-1。

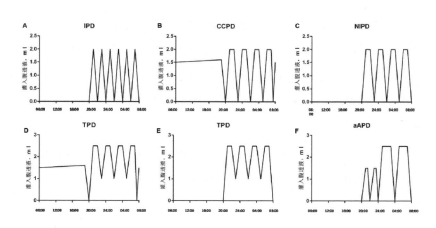

图2-2-1　自动化腹膜透析常用模式

## 第二节 自动化腹膜透析常用治疗方案

### 一、设定APD治疗方案

设定APD治疗方案时，需要考虑以下几个方面：

#### （一）治疗时长

APD机治疗时长由患者生活方式、睡眠习惯、腹膜转运类型以及所需达到透析目标等因素共同决定。

#### （二）夜间交换次数

通常设置为3~5次，避免夜间交换次数过多。交换次数过多会带来更多的灌入和引出过程，导致每次交换的液体留腹时间减少，进而减少溶质（尤其是中分子溶质）的清除。交换次数过多意味着每次留置时间短，短时间内水和钠的清除不平衡产生的钠筛效应会导致患者血钠水平升高，增加渴感导致白天饮水增加而加重容量负荷。

#### （三）日间长时间留腹

对于大部分残肾功能较低或完全丢失的患者，应设置日间留腹，可以是全天留腹（14~16小时），也可以是短时间留腹（4~8小时）。

#### （四）透析剂量

透析剂量需根据患者的临床表现、体表面积、残余肾功能、容量负荷等因素综合决定。对于残余肾功能较好的患者，可以减少透析剂量。

举例：对于1名65 kg无尿的男性，目标周表示为：Kt/Vurea为1.7。

（1）按照尿素动力学模型，认为尿素均匀分布于体液中，男性体液量为总体重的60%（如女性则为体重的55%），即 $V_{urea}=65 \times 60\%=39$ L；

（2）每周 $Kt/V_{urea}$ 目标值1.7，每日 $Kt/V = 1.7 \div 7 = 0.243$ 取0.25；

（3）每日透析引流量 $Kpt = 0.25 \times 39 = 9.75$ L；

（4）每日透析剂量等于每日透析液引流量减去预计超滤量（假设为1 L则为9.75–1=8.75 L）；

而如果该患者仍有残余肾功能（如3 ml/min），残余肾功能可以产生的尿素清除每日 $Kt/V$（残肾）=3 ml/min × 1 440 min ÷ 42 000 ml = 0.1，则每日透析需达到的 $Kt/V$ = 0.25–0.1 = 0.15，每日透析引流量 $Kt$= $0.15 \times 39 = 5.85$ L。

（五）腹透液浓度

腹透液浓度主要取决于患者的腹膜功能、容量状态和残余肾功能。通常建议从低浓度（1.5%葡萄糖）腹透液开始。

## 二、APD治疗方案举例

（一）CCPD 治疗方案

进行CCPD治疗时，需要设置的参数如下：

（1）CCPD灌入容量。根据体表面积设置，体表面积小于1.5 m² 灌入量常。设置为1.6 L，1.5~1.7 m² 为2 L，1.7~2.0 m² 为2.5 L，超过2.0 m² 为3 L。可根据耐受情况个体化调整。

（2）CCPD灌入时间：预计每个灌入相的最长时间，一般为10 ~ 15分钟。该设置只为透析液灌入相时间设置警报限值，当预计的灌入容量已完成，即使未达到设置的灌入时间，机器亦会自动结束灌入。

（3）CCPD留置时间。一般为1.5～3小时，根据进行的透析循环次数而定。

（4）CCPD引流时间。设置每个周期引流相允许的最长时间，一般15~20分钟。

（5）最末袋灌入容量。即为患者最后留腹的透析液量，一般为1.5～2.5 L或28~35 ml/kg体重。对于易出现腹高压并发症或已经出现腹高压并发症的患者，可减少至1 L左右。

（6）最末袋灌入时间。预计最末袋灌入相的最长时间，一般为10～15分钟。该设置只为设置最末袋灌入最长时间的报警限值，当最末袋灌入容量完成，即使未达到设置的灌入时间，机器亦会自动结束灌入。

（7）最末袋糖浓度：可采用2.5%或4.25%葡萄糖浓度的高渗透析液。

（8）循环次数：透析液总量除以CCPD灌入量。

举例一：对于1名65 kg无尿的男性，通过上面的计算得到透析引流量为9.75 L，计划超滤1 L，则需要灌入的透析液总量为8.75 L。可采取CCPD方案，给予5袋2 L透析液，计划4个循环，每个循环1.9 L、2小时，最末留腹1.9 L（本章中所有计算均考虑了500 ml冲管液，如APD机型不同可能需作相应调整）。

举例二：对于1名65 kg有尿（残余肾功能3 ml/min）的男性，通过上面计算得到透析液流量为5.85 L，如计划超滤500 mL，则需要灌入腹透液总量为5.35 L。可采取NIPD方案，夜间给予3袋2 L腹透液，计划3个循环，每个循环1.8 L、2.5小时，最末留腹0 ml。

（二）TPD治疗方案

进行TPD时，每个潮式透析周期包括潮式灌入相、潮式留置相、潮式引流相。需要设置的参数如下：

（1）首次灌入量：第一次灌入的透析液量一般取患者能耐受的最大剂量，常在2~3 L。

（2）潮式灌入量。每个潮式灌入相需灌入的腹透液量。潮式透析的百分比按照潮式灌入量定义，如初始灌入2 L，潮式灌入2×80%=1.6 L，则为80%TPD。

（3）潮式引流/灌入时限。设置每一潮式循环周期的潮式引流/灌入相预计最长时间，一般可设为10~15分钟。

（4）潮式留置时间。每一潮式循环留置所需时间。

（5）潮式超滤量。每个潮式循环需要的超滤量，等于预计总超滤量除以总循环次数。

（6）最末袋灌入容量。即为患者最后留腹的透析液量。

（7）循环次数。治疗所需总的循环次数。

举例：对于1名65 kg有尿（残余肾功能3 ml/min）的男性，通过上面的计算得到透析引流量为5.85 L，计划超滤500 ml，则需要灌入腹透液总量为5.35 L。可采用夜间TPD方案，共给予3袋2 L腹透液，共3个循环，每个循环2.5小时，首次2 L，潮式灌入量1.75 L，潮式超滤量170 ml（预计超滤500 ml/3个循环），最末留腹0 ml。

（三）APD 处方调整

处方调整的目标：充分清除毒素，保持容量平衡，保护残余肾功能。肾脏和腹膜的小分子溶质清除目标值是每周Kt/V≥1.7，每周Kt/V≥50 L/1.73 m$^2$。

1.增加溶质清除率

（1）延长夜间单个循环的留腹时间。

（2）增加夜间单个循环的留腹容量。

（3）增加夜间换液次数。

（4）增加腹膜透析超滤量。

（5）如为夜间APD治疗，白天可增加1~2袋腹透液交换。

2.纠正容量超负荷

（1）限制盐和水分摄入。

（2）根据腹膜转运特性和清除需要，可缩短白天留腹时间。

（3）根据特殊清除需要，增加白天1~2袋腹透液交换。

（4）增加腹透液浓度。

（5）白天留腹时，有条件可采用艾考糊精腹透液。

（6）对于尿量>100 ml/d的患者可使用袢利尿剂等增加尿量。

## 第三节　选择题

### 一、选择题

1.IPD的适应证，下列错误的是（　　　）

A. 紧急起始腹膜透析小剂量治疗

B. 规律CAPD患者出现明显腰痛不能耐受

C. 规律CAPD患者并发疝气

D. AKI及某些药物急性中毒的救治

E. 长期规律腹膜透析患者的长期治疗

2.APD夜间交换次数过多可能带来的不良后果包括（　　　）

A. 多次灌入及引流导致总体留腹时间减少

B. 尿素等小分子清除减少

C. 钠清除减少

D. 血钠升高

E. 以上所有

3.以下哪个APD模式为TPD（　　　）

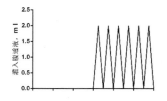
A.

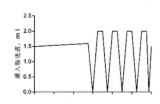
B.

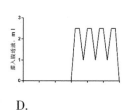
C.                    D.

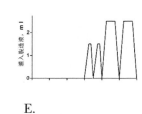
E.

4.患者采用NIPD治疗，无明显水肿、心脏不适，腹膜平衡试验提示腹膜高转运，尿量50 ml/d，超滤量1 600 ml/24 h，周Kt/V为1.1，以下调整方式不适当的是（　　　）

A. 白天增加1次腹透液交换

B. 加用利尿剂

C. 增加夜间单个循环留腹容量

D. 延长夜间单个循环留腹时间

E. 增加夜间腹透液总量

◎ 选择题答案

1.E；2.E；3.D；4.B

（廖若西）

# 第三章

# 自动化腹膜透析在紧急起始腹膜透析患者中的应用

## 第一节 紧急起始腹膜透析的定义

ESRD具有发病率高、病情危重、救治率低、医疗费用高的特点，是影响我国乃至世界范围内的重大医疗卫生问题。研究表明，60%～70%的慢性肾脏病患者由于起病隐匿、症状不典型、知晓率低、转诊时间晚或肾功能突然急剧下降等原因，来院就诊时已进入终末期肾脏病，甚至需要进行紧急透析治疗。由于事先没有透析计划，约80%的此类患者会选用临时中心静脉导管（central venous catheter，CVC）作为开始透析的通路。近年来的研究发现，使用CVC行紧急起始血液透析会增加透析患者导管相关感染、血栓形成、菌血症等并发症的风险，且会加速损害残余肾功能，增加患者二次置管的风险，从而增加患者的住院率与死亡率。由此，腹膜透析替代以CVC导入的紧急血透，可以减少导管相关感染，且不增加短期并发症，开始得到了越来越多的关注与认可。

国际腹膜透析协会（ISPD）建议腹膜透析置管后至少14天开始透析，以使伤口愈合，避免增加渗漏等并发症的发生。如需要术后2周内开始透析，也可采用小剂量仰卧位方式进行透析。但近十余年的多篇研究表明，与传统计划腹膜透析方式相比，紧急起始腹膜透析（urgent-start peritoneal dialysis，USPD）不会增加死亡率，且与前者具有相似的技术存活率。紧急起始腹膜透析即以腹膜透析作为首次透析方式，在置管后14天内开始透析，且之前未建立过长期透析通路。也有研究认为，病情危重，存在着尿毒症的严重并发症（如有容量负荷、严重的临床症状、反复的高血钾等），需要及时通过透析来治疗的患者才是紧急起始腹膜透析的主要适用人群。目前国内绝大部分腹膜透析中心都是在腹膜透析置管术后2周内就开始进行透析治疗，而需要紧急透析的患者是其中的一部分，其他患者更应属于早期起始透析人群，所以紧急起始腹膜透析开始的时间限定为置管术后72小时内更加合理。

腹膜透析的常用治疗模式有APD、CAPD和IPD等模式。既往进行紧急腹膜透析通常采用手工换液的小剂量递增式CAPD和IPD模式，但IPD存在有透析不充分、耗费腹透护士的时间较多等缺点。随着APD的问世，可显著减少手工操作的次数，用APD机来增加透析次数，从而增加透析剂量，目前被广泛应用于紧急起始腹膜透析之中。APD模式不但增加透析充分性，还可节省护士人力成本，减少PD感染相关并发症的发生。此外，人工换液IPD模式在白天进行，而APD多在夜间进行，减少了腹透置管术后患者白天被限制于病床上的时间，减少了患者术后肠胀气等风险，增加了医从性。

腹膜透析的置管术式主要包括解剖法导管置入术、经皮穿刺导管置入术和腹腔镜下导管置入术，三种术式各有利弊。解剖法导管置入术，操作简单，成本低廉，术中进行荷包缝合，故而术后漏液发生率相对较低，但由于置管操作是盲插，容易导致腹透导管相关机械并发症

（腹透管堵管、导管移位及网膜包裹等）的发生率较高。经皮穿刺导管置入术与传统开腹置管术相比，操作简单、安全可行、易于安排、容易耐受，可床旁操作，节约医疗资源，可用于因病情需短时间内尽早开始透析甚至需即刻透析的患者，且在减少感染等并发症上可能有一定优势，促使其在紧急起始腹透中的推广和应用。腹腔镜下导管置入术视野好，定位准确，伤口小，近年来在PD置管术上应用逐渐增多，腹腔镜下内固定被认为是减少导管移位的好办法。近期发表的一项对三种手术方式进行比较的网状Meta分析提示，采用腹腔镜下导管置入术的患者，术后一年导管存活率更高。但腹腔镜手术存在增加脐疝发生的风险，对术者技术准入要求高，患者需要全身麻醉，手术花费较贵。不同的置管方式造成的创伤程度不同、愈合时间不同，手术方式对紧急起始腹膜透析患者的影响暂不明确。

## 第二节　紧急起始腹膜透析的优势

### 一、紧急起始腹透与计划腹透的比较

#### （一）全因死亡率的比较

Zang zhiyun发表了一项Meta分析，所纳入的5个队列研究报道了全因死亡率，结果显示，相比较于计划腹膜透析，紧急起始腹膜透析组的患者全因死亡率更高。但对其中Pai MF和See EJ的研究数据进行校正后显示，紧急起始腹膜透析不作为风险因素影响患者的全因死亡率。紧急起始腹膜透析组与计划腹膜透析组的患者相比，透前血清肌酐水平更高，白蛋白与eGFR水平更低，同时患者的平均年龄更大、基础心血管疾病更多。这部分患者相较年龄较低、基础疾病较少、基础肾功能和营养状态较好的人群，紧急腹透的近期疗效要差一些，但对其生存预后没有显著影响。与此同时，Liu Y进行的一项研究将患者的基础生

化指标作为变量，校正结果显示低血清白蛋白水平是造成患者腹膜透析后死亡率增加的独立危险因素。一项已发表的系统评价对造成紧急透析（包括PD和HD）不良预后的危险因素进行研究，结果显示，造成患者透析后死亡风险增加的危险因素包括年龄的增加、更多的合并症以及基础肾功能水平更差。由此可以说明使用校正数据后两组的患者全因死亡率未见明显差异。虽然腹膜透析置管2周内开始透析患者的残余肾功能和营养状况等均较计划透析的患者差，但其预后与规律透析患者相似。

（二）腹膜透析技术生存率比较

基于观察性研究数据所进行的Meta分析亚组结果显示，两组的技术生存率无明显差异。而基于随机对照研究（randomized controlled trials，RCTs）研究的Meta分析亚组报道了紧急起始腹膜透析组技术生存率为97.1%，而计划腹膜透析组为86.8%，二者的技术生存率没有统计学差异。Cochrane协作网Meta分析结果也显示紧急起始腹膜透析与计划腹膜透析相比是否会降低技术生存率的确定性证据很低。

（三）腹膜透析导管相关非感染并发症比较

现有的荟萃分析结果显示，对比计划腹膜透析组，紧急起始腹膜透析组漏液的发生率更高。其中两项病例对照研究还报道了腹透导管功能障碍的发生情况。Meta分析结果显示，两组导管功能障碍的发生无明显差异。

基于队列研究的Meta分析亚组结果显示，相较于计划腹膜透析组，紧急起始腹膜透析组腹透导管功能障碍的发生率更高，但需要再次手术进行腹透管复位的发生率并没有显著性差异，相当部分患者可通过适当运动、促进排便、尿激酶封管等保守治疗得以纠正。早期的研究认为，腹膜透析置管后早期开始腹透时，导管相关并发症较多，从而可能导致腹透的失败，限制了腹膜透析在紧急透析中的应用。因此，国际腹膜透析指南推荐在置管2周后才开始腹透。但随着腹膜透析技术的不断改进，如Tenckhoff导管、具有Y型连接的密闭给液系统的使用、置管方法的改进、APD的应用等，最新的研究结果提示腹膜透析用于ESRD患者的紧急透析是安全可行的。

（四）腹膜炎发生率的比较

腹膜透析相关性腹膜炎仍是腹透患者的首要并发症，可致腹膜透析技术失败，住院及死亡人数增加。笔者纳入的8项观察性研究报道了患者在置管后腹膜炎发生的情况，紧急起始腹膜透析组和计划腹膜透析组置管后腹膜炎的发生率没有明显差异。Cochrane协作网Meta分析结果也显示与计划腹膜透析相比，紧急起始腹膜透析是否增加了腹膜炎发生的风险的确定性证据非常低。所有纳入的研究均显示导管出口感染的发生无明显差异，同时也报道了置管后导管出口感染的发生情况，Meta分析结果显示紧急起始腹膜透析不增加出口感染的发生率。综上，目前大多研究认为紧急腹膜透析较计划腹膜透析不增加感染率。

（五）出口感染及出血

Cochrane协作网所发表Meta分析结果显示，尚不确定紧急起始腹膜透析是否增加出口部位感染率；与计划腹膜透析相比，紧急起始腹膜透析增加出口感染的确定性证据很低。在纳入的研究中没有单独报道隧道感染。与计划启动腹膜透析相比，紧急起始腹膜透析是否增加出口出血的确定性证据很低。See EJ的病例对照研究报道了置管后2组导管出口感染的发生也无明显差异。Ghaffari A和Vlasak J的队列研究也报道了置管后导管出口感染的发生情况。Meta分析结果显示紧急腹膜透析不增加出口感染的发生率。

## 二、紧急腹膜透析与紧急血液透析的比较

### （一）全因死亡率比较

多数研究认为，紧急起始的腹膜透析与紧急起始的血液透析患者相比，两组生存率的差异无统计学意义。

### （二）全因再入院率比较

Koch M和Lobbedez T的队列研究报道了患者在开始透析治疗后6个月内的再入院情况，Meta分析显示两组没有明显差异。

### （三）感染并发症比较

菌血症是导致透析患者死亡的重要危险因素之一，腹膜透析患者菌血症的发生率明显低于临时中心静脉导管置管行血液透析患者。笔者的Meta分析中有两项研究分析了开始透析治疗后患者菌血症的发生情况。Meta分析结果显示紧急起始腹膜透析组菌血症的发生率较紧急血液透析组明显更低。

### （四）非感染并发症比较

Jin H的研究中，紧急起始腹膜透析组有导管移位共3例；而紧急血液透析组的患者，非感染并发症共计11例，包括出血、栓塞以及导管移位。校正人口统计学和临床指标后，与紧急起始腹膜透析相比，紧急血液透析是患者发生透析相关并发症的独立危险因素。有研究表明由具有良好的腹透置管技术和注重细节的医生进行紧急腹膜透析管置入术是安全的。也有研究提出经验丰富的肾科医生更加熟悉患者及其病情，置管安全性和成功率高，导管预后更为理想。但目前国内外对直接比较紧急腹透与紧急血透的短期透析相关并发症的研究报道还较少，此结论仍需要大数量、多中心的研究证实。

## （五）平均住院日比较

笔者纳入研究中仅有一项研究报道了患者开始透析治疗后的住院日情况，紧急起始腹膜透析组的平均住院日为24.3±28.1天，紧急血液透析组为29.9±33天，两组的平均住院日相比较差异无统计学意义。对比紧急血液透析，紧急腹膜透析可能降低患者菌血症的发生率，而不会造成患者全因死亡率和全因再入院率的变化。

## （六）经济

我国是发展中国家，国家医疗卫生投入相对有限，因此应当寻找疗效显著、成本低廉的治疗方法。大多数研究认为紧急起始腹膜透析费用不高于紧急起始血液透析。为减轻患者的家庭经济以及社会负担，可考虑引用紧急起始腹膜透析。关于紧急起始腹膜透析的卫生经济学效益，美国一项卫生经济学研究纳入5个透析中心，比较不同紧急起始透析方式90天内的医疗费用，结果显示在保证疗效的前提下，紧急起始腹膜透析可降低透析的早期费用。

总的来说，腹膜透析作为肾脏替代治疗的有效方式之一，具有血流动力学稳定、残余肾保护更优、血源性疾病感染较少、操作简便、患者生活质量及社会回归率较高、治疗费用相对较低、占用医疗资源少等优势。紧急起始透析对提高终末期肾病的救治率起到关键作用。紧急起始腹膜透析可有效降低导管相关感染的发生率、解放医疗资源。对于那些还未建立透析通路或选择腹膜透析作为最终肾脏替代治疗方式的终末期肾病患者来说，腹膜透析在并发症发生率、患者生存率及技术生存率等方面都足以成为可以替代紧急血液透析的一种安全有效的选择，拥有广阔的应用前景。然而目前国内外均缺乏紧急起始腹膜透析领域高质量的循证医学证据，缺乏标准化的操作规程及权威专业的诊疗规范。同时，紧急起始腹膜透析的实施也需要足够的医疗设施、专业知识、经验丰富的医疗团队及良好的组织配合。

# 第三节 新置管紧急起始自动化腹膜透析治疗与传统腹透治疗的比较

紧急起始腹膜透析的常用治疗模式有APD、CAPD和IPD等。因APD可减少腹膜透析液交换的次数而被广泛推荐。以下内容将介绍目前研究针对紧急起始自动化腹膜透析与传统方案（IPD、CAPD）在透析充分性、残余肾功能及机械相关并发症等方面的差异。

## 一、透析充分性

目前有多篇研究发现相比于传统方案，使用APD对USPD患者在短期内清除毒素及缓解水钠潴留效果更好。

Liu的团队一项纳入96位USPD患者的研究包括APD组（$n=42$）、CAPD组（$n=26$）和APD-CAPD组（$n=28$）3个组。该研究发现在治疗9天后，对比3组患者，APD组和APD-CAPD组对血清肌酐、尿素氮、尿酸的清除率均优于CAPD组，较CAPD组血钾、血磷也有明显降低。与CAPD组及CAPD-APD组相比，APD组白蛋白、前白蛋白有明显降低。在接受腹膜透析治疗后1个月，3个组的生化指标无明显差异；3个组的腹膜平衡实验结果显示高转运和低转运患者比例组间无明显差异。

Wang等人的研究中，纳入51位患者在置管后使用APD进行USPD治疗，50名患者使用IPD。研究发现在治疗7天后APD组较IPD组血钾下降程度更为明显，但是在1个月后则无明显差别。血清肌酐、血白蛋白、血磷、血钙改善水平无论是7天还是治疗1月后，两组患者均无明显差别（$P>0.10$）。

王颖等人的USPD研究中，纳入16例患者使用APD治疗，32例与之性别、年龄、开始透析时间相匹配的患者使用IPD进行USPD治疗。在开始透析之后的1个月，APD组的每日平均超滤量高于IPD组（730 mL VS 250 mL，*P*=0.01），而两组患者白蛋白、血清肌酐、血钾、血磷等生化指标没有明显差异。

杨刘阳等人的USPD研究纳入34例手工换液（manual exchange peritoneal dialysis， MPD）患者和20例APD组患者。经过7天治疗后，两组患者的血清肌酐、尿素氮、血钾、血磷、血钙等指标都较透析前改善。相比于MPD组，APD组血清白蛋白较透析前有明显下降，但在开始透析后的超滤量更高。

由此可见，APD模式在USPD治疗中，在清除毒素、纠正水钠潴留方面更有优势。对于尿毒症症状或容量负荷过重而需要紧急起始透析的患者，使用APD或者APD联合CAPD似乎在短期内获益更大。

## 二、残余肾功能

残余肾功能是腹膜透析的一个重要评价指标，但在USPD中相关研究较少。

对于USPD患者，在杨刘阳等人的研究中发现，在治疗1周后的结果显示，APD组和MPD组患者相较于透析前，尿量均有减少，但是APD组患者尿量比MPD组减少得更为明显。

在另外一项研究中，Liu的团队纳入96位USPD患者，结果显示在治疗1个月后，APD组、CAPD组以及APD–CAPD组之间的肾小球滤过率没有显著差异。目前针对USPD患者残余肾功能变化情况的研究较少，且随访时间均较短，尚缺乏更为长期的观察研究，未来需要更多的相关研究进一步明确APD模式对USPD患者残余肾功能的长期影响。

## 三、腹透导管机械并发症

腹透导管机械并发症是限制腹膜透析在早期透析治疗中应用的重

要因素。随着对USPD研究的深入，越来越多的证据表明，APD患者与传统方案患者在机械并发症方面没有明显差异。

在Alkatheeri的研究中纳入了30例使用APD治疗的USPD患者，在置管后的随访期间内出现3例（10%）轻微的导管周围渗漏；6例（20%）由于导管移位引起导管功能障碍，但可以通过低容量的保守治疗或是复位得到处理，而无需重新置管或更换透析方式。

在 Povlsen的研究中，对比计划腹膜透析，置管后24小时内开始APD治疗的患者在3个月内总体机械相关并发症的发生率更高（28.9% VS 7.7%，$P<0.01$），但在胸膜渗漏（5.8% VS 1.9%）、出口渗漏（7.7% VS 0）和导管功能障碍（15.4% VS 5.8%）的发生并没有统计学差异。同时，USPD组需要手术更换导管的病例也高于计划腹膜透析组（19.2% VS 3.9%，$P<0.02$）。该研究团队将USPD组机械相关并发症的高发生率归因于在开始APD时就给予了较大的留腹容量。该研究的透析处方在开始透析时给予体重小于60 kg的患者10 L的总容量、每次1.2 L的入液量，体重大于60 kg则给予14 L的总容量、1.5 L的入液量。另外，该团队认为，在置管手术开始前没有排空肠道也增加了机械并发症发生的风险。

Nayak等人的前瞻性病例对照研究共计纳入56例患者（32例紧急起始自动化腹膜透析患者，24例计划腹膜透析患者）。该研究也发现在3个月内两组患者出口渗漏（9.4% VS 0，$P=0.12$）、导管阻塞（25.0% VS 16.7%，$P=0.45$）的发生率没有统计学差异。

Silva团队的一项前瞻性观察性研究中纳入154例患者，包括40例紧急起始自动化腹膜透析患者和114例计划腹膜透析患者。该研究发现，由于导管功能障碍导致的患者退出两组之间没有差异（12.5% VS 17.5%，$P=0.62$）。

在杨刘阳等人的研究中，在透析治疗7天后，MPD组和APD组均无导管相关并发症发生。在笔者的USPD课题研究中，APD联合MPD组及

MPD组共有20例患者出现机械并发症，但是两组患者在总体的机械并发症、腹透液渗漏及导管功能障碍各方面均没有明显差异。APD联合MPD组有4例机械并发症患者经药物或保守治疗后恢复正常腹膜透析。

Wang的研究结果显示，APD组患者治疗1月后导管并发症的发生低于IPD组。在Liu的研究中，APD组（$n$=42）、CAPD组（$n$=26）和APD-CAPD组（$n$=28）组患者腹膜透析治疗的9天后，腹透相关并发症（导管移位、漏液、导管阻塞）的发生率无明显差异。王颖等人的研究结果也发现，APD组与IPD组患者在开始透析治疗后的第1、3、6个月，机械并发症的发生方面无明显差异。

综上所述，在USPD治疗中，APD模式和传统方案相比在机械并发症方面并没有明显的差异，而且一旦发生腹透液渗漏或是导管功能障碍，一般可通过低容量的保守治疗得以解决，而不必重新置管或是退出腹膜透析治疗。

## 四、感染并发症

APD模式因为换液操作的次数少，理论上可能减少腹膜透析相关性腹膜炎的发生。但在多篇USPD相关研究中并没有发现其与传统方案之间有明显的差异。

Nayak的USPD前瞻性病例对照研究在随访90天后发现，APD组仅有3例（9.4%）发生腹膜炎，与计划腹膜透析组患者在腹膜炎（9.4% VS 0，$P$=0.12）的发生方面没有统计学差异。

另一项前瞻性观察性研究，Silva等人也发现，相比于计划腹膜透析组，APD组患者由于腹膜炎导致的退出也没有统计学差异（7.5% VS 11.4%，$P$=0.76）。

Liu等人对进行USPD治疗的3组患者（APD、APD-CAPD和CAPD组）感染发生率统计分析发现，在治疗9天后，3组患者腹膜炎和导管周围感染总发生率分别为4.8%、3.6%和11.5%，而且APD组和APD-CAPD组感染发生率低于CAPD组，但没有统计学差异。

与IPD组患者相比，Wang的研究结果显示，在治疗1月后，APD组患者在感染并发症方面无明显区别。

王颖等人的研究在随访更长时间后，在开始透析治疗后的6个月内，APD组无患者发生腹膜炎，在IPD组有4例患者发生腹膜炎，但是两组无论是腹膜炎的发生率或是整体的感染并发症发生率上并无明显差异。

在USPD治疗中，使用APD模式或是其他传统方案进行腹膜透析并不会明显增加或是减少腹膜炎的发生，但是从整体上看，使用APD模式仍然可以减少感染并发症的发生。

综合目前的临床研究结果，在USPD的治疗中，相比于其他的传统方案，APD模式在清除毒素及水钠潴留方面有着更好的效果，而且并不会明显增加机械并发症发生率，感染并发症发生率似乎更低。但是这些临床研究没能对APD的远期影响进行更进一步的探究，而且大多数均为小样本研究，在一定程度上缺乏代表性。因而，我们尚需要大样本、多中心、前瞻性临床研究进一步更全面地探究APD模式在USPD中的适用性。

## 第四节　紧急起始腹膜透析初始处方、处方调整及治疗模式的选择

对于紧急起始腹膜透析患者的处方设定及调整目前尚无统一定论，以下给出了目前临床研究中所使用的透析处方。

### 一、传统手工换液间歇性腹膜透析（MPD）

在 Naljayan的回顾性研究中，在前7天的透析治疗中，对于体表面

积（body surface area，BSA）＜1.7 m²的患者，初始容量为750 ml；而体表面积＞1.7 m²的患者初始容量为1 000 ml。每次的留腹时间为2～2.5小时，每天换液2～3次，每周进行腹膜透析治疗4～5天。治疗7天后，在没有出现相关并发症的情况下，透析容量可增加为之前的2倍。

在Jo等人进行的一项前瞻性研究中，纳入51位患者在置管后直接开始人工换液腹膜透析治疗，在第1～3天，每次透析剂量为500 ml，每次留腹时间为3小时。接下来的第4～7天，每次透析剂量为1 000 ml，每次留腹时间为4小时。第7天后，透析剂量调整为2 000 ml，每天换液4次。

在Yang的研究中，纳入226位置管后手工换液腹膜透析的USPD患者。该研究使用的透析处方中剂量相对较小，具体如下：第1～5天，每次透析剂量为500 ml；第6～7天，每次透析剂量为750 ml；第8～11天，透析剂量调整为1 000 ml；第12天后，透析剂量调整为1 500 ml。

一项针对USPD的10年回顾性研究在插入导管后立即开始仰卧位IPD治疗，当天仰卧位透析液容量为500 ml，每次留腹1小时（每天8次）；第1～2天，透析液容量为650 ml，每次留腹1小时（每天9次）；第3～5天，透析液容量为1 000 ml，每次留腹1小时（每天8次）；第6～7天，透析液容量为1 500 ml，每次留腹1小时（每天6次）；在置管后的第8～10天内逐渐增加到2 000 ml的留腹容量或最大耐受量，其后开始CAPD。

## 二、持续不卧床腹膜透析

对CAPD模式及透析剂量的研究较少。在Liu的研究中，对于26例CAPD组患者的透析处方如下：第1～3天为500～800 ml/次，每次留腹3～4小时，每天换液4次，夜间留腹；第4～6天加量至 1 000 ml/次；第7～9天加量至1 500 ml/次。

### 三、自动化腹膜透析

Alkatheeri的USPD治疗研究中，对使用APD的患者，在没有并发症的情况下，入液量从刚开始的1 000～1 200 ml逐渐在第3～4周时增加至1 900 ml。在最初的2周，所有患者都保持仰卧位透析。

Nayak的研究中对APD模式的患者则是给予每个循环的容量为500～700 ml，留腹时间30～45分钟，每日液体总量10～15 L。在APD整个过程中，患者需保持仰卧位。

在Silva的APD相关USPD治疗研究中，在第1周的单次入液量为1 000 ml，在治疗开始后的1个月内逐渐增加至2 000 ml。而在王颖等人的研究中，起始的入液量为800～1 000 ml，在没有出现并发症的情况下，逐渐在第2周时增加至2 000 ml。

Liu的团队对于APD组，在第1～3天每天给予650 ml/48 min的循环，共9次；第4～6天每天给予1 000 ml/48 min循环8次，并夜间留腹；第7～9天给予1 500 ml/48 min循环6次，夜间留腹。而APD–CAPD组的患者在第1～6天给予与APD患者一样的透析处方，在第7～9天改为CAPD，每次透析剂量为1 500 ml，每次留腹3～4小时，每天换液4次。

### 四、APD联合手工换液

在Xia xiaoxiao的USPD研究中，APD联合手工换液组患者紧急起始腹膜透析方案包括手工换液和自动化腹膜透析两部分。研究结果显示，与单纯MPD模式对比，APD联合手工换液在USPD治疗中对毒素清除更充分，且在临床使用中更具有实用性。绝大多数USPD患者在出院后亟须开始居家腹膜透析治疗。APD联合手工换液组患者在住院期间既学习了APD治疗相关的操作，也学习了腹膜透析换液操作技术。因此，患者在出院后可以结合自身体型、用手习惯、经济条件等方面对

APD或是MPD模式进行更自主的选择。

总体来看，无论选择何种腹膜透析模式，在置管后的第1~3天给予的透析剂量均较小，通常为500~1 000 ml/次，每次留腹时间1~3小时。若是患者无并发症且可耐受，建议在接下来的1~2周由逐渐增加透析剂量至计划腹膜透析的常规剂量。USPD的最佳处方目前尚未确定。处方的设定需结合透析剂量、停留时间、交换周期、患者的耐受性、透析安全性、患者的训练和时间消耗等多方面综合考虑。未来的USPD相关研究应考虑到患者的症状、尿量和超滤等因素，并根据每个患者的情况对处方进行个性化设定。

## 第五节　选择题

### 一、单选题

1.紧急腹膜透析与紧急血液透析的比较可得出以下哪些结论（　　）

A.紧急腹膜透析组非感染并发症高于紧急血液透析组

B.紧急起始腹膜透析组的平均住院日高于紧急血液透析组

C.保证疗效的前提下，紧急起始腹膜透析可降低透析的早期费用

### 二、多选题

1.使用临时中心静脉导管行紧急起始透析，可能出现以下哪些风险（　　）

A.临时中心静脉导管相关感染

B.增加血栓形成风险

C.增加菌血症风险

D.增加容量负荷风险

2.紧急起始腹膜透析与计划腹膜透析的比较可得出以下哪些结论（　　）

A.两组技术生存率无明显差异

B.紧急起始腹膜透析组的患者全因死亡率更低

C.紧急起始腹膜透析组在置管后平均住院日长于计划腹膜透析组

D.两组导管功能障碍的发生无明显差异

◎ 选择题答案

一、单选题

C

二、多选题

1.ABC；2.ACD

（李　孜　郭写意　臧志云　马妮娅）

# 第四章

# 自动化腹膜透析在急性肾损伤中的应用

## 第一节　自动化腹膜透析治疗在急性肾损伤中的应用进展

　　自1946年以来自动化腹膜透析已被有效地用于治疗急性肾损伤（AKI），直到20世纪80年代，APD才被引入临床。APD的应用能有效地稳定患者的代谢和电解质平衡，并可降低腹膜炎的发生风险。APD通过短时留腹、高透析剂量和个体化设置留腹容量，提供了更多的高效治疗方案选择。相比手工腹膜透析，APD的突出优点是可减少重症护理需求。因为血管通路问题，20世纪80年代开始，儿童急性肾脏替代治疗以腹膜透析为主流，直到1995年以后，重症监护室（intensive care unit，ICU）引入体外持续肾替代治疗（continuous renal replacement therapy，CRRT），导致腹膜透析的使用迅速下降，但仍然是住院新生儿的主流肾脏替代治疗方式。在成人，急性肾脏替代治疗方式中腹膜透析应用不到10%。在重症监护室和病房环境中，腹膜透析仍然是治疗AKI患者的合适方式。

　　由于腹膜透析对水和电的需求少，对重症护理要求相对较少，费用相对较低，急性腹膜透析主要在低收入/中低收入国家使用。长期以来，人们一直认为腹膜透析无法彻底清除毒素，担心腹膜透析治疗的结果不理想。最近的研究表明，与其他透析方式相比，使用腹膜透析有相似的患者生存率，甚至可能缩短肾脏替代治疗的时间。因此，使用APD治疗AKI再次引起了人们的兴趣。2018年的一项前瞻性随机对照研究纳入125例重症AKI患者，APD 63例，连续静脉血液透析滤过（continuous venovenous hemodiafiltration，CVVHDF）62例。结果显示APD组累积生存率高于CVVHDF组（69.8% VS 46.8%，$P<0.01$），并且感染并发症更少，肾功能恢复更快。在2019新型冠状病毒感染（Corona Virus Disease 2019，Covid-19）大流行中，急性APD应用明显增多，特别是在设备、防护用品及专业人员有限，透析治疗选择有限的情况下。截至2022年底，至少有15项相关研究发表。根据美国和英国的研究报道，在Covid-19流行期间，急性呼吸道感染合并AKI并使用APD的患者死亡率为43%～63%。在AKI的治疗中，APD相较于血液透析治疗有许多优点，包括费用低、血流动力学稳定、不需要抗凝、不需要建立血管通路等，尤其适合血流动力学不稳定、有凝血功能异常的患者。但是相比体外治疗［间歇性血液透析（intermittent hemodialysis，IHD）或CRRT）］，APD仍有透析清除不足、清除较慢的担忧，所以在危及生命的急性肺水肿、严重高分解代谢和严重高钾血症的患者中仍不被首先推荐。由于缺乏足够的临床研究证据，APD治疗的选择应根据患者的临床症状、实验室检查指标和当地资源来进行。

## 第二节　适应证和禁忌证

### 一、适应证

APD适用于需要肾脏替代治疗的各种原因导致的AKI患者，尤其适用于下列情况：

（1）有凝血功能障碍，存在出血风险或出血性疾病；

（2）血流动力学不稳定；

（3）血管通路难以建立；

（4）婴幼儿患者；

（5）需床旁透析，缺乏CRRT资源；

（6）高热或低体温。

## 二、禁忌证

APD应用于AKI的禁忌证与慢性腹膜透析相同，绝对禁忌证非常少。

### （一）绝对禁忌证

（1）腹腔广泛粘连和纤维化；

（2）外科不能修复的疝、膀胱外翻等。

### （二）相对禁忌证

（1）没有机械通气支持的严重呼吸衰竭；

（2）严重的危及生命的高钾血症；

（3）腹膜炎；

（4）严重皮肤感染、皮肤烧伤或皮肤疾病影响植入腹透管；

（5）横隔漏；

（6）近期腹部手术史；

（7）晚期妊娠、腹内巨大肿瘤、巨大多囊肾等。

## 第三节　腹透管及置管建议

成功的腹膜透析治疗的第一步是在于建立功能良好的透析通路。因而选择适当的导管及进行正确的放置是取得腹膜透析成功的关键。

## 一、腹透管

### （一）腹透专用导管

建议选择腹膜透析专用导管。标准的腹膜透析导管由柔软材料（通常由聚氨酯或硅胶）制成。与刚性导管相比，腹透管管壁更薄、管腔直径更大，且有较多侧孔，透析流速更好，透析效率较高，较少发生阻塞。

1.双Cuff导管

推荐使用双Cuff腹膜透析导管，这也是慢性肾衰竭患者使用的导管（慢性腹膜透析导管）。目前使用最广泛的导管是Tenckhoff导管。使用双Cuff导管的优点在于：如果患者肾功能没有恢复，可以使用双Cuff导管继续进行慢性透析，而不需要重新置管。

以双Cuff的Tenckhoff导管为例，分为直型和卷曲型。直型Tenckhoff管的长度以42 cm及47 cm最为常用。导管分为三段，包括5～7 cm的隧道段及约20 cm的腹膜外段，腹膜内段分别为15 cm或20 cm。腹膜内段有较多直径为0.5 mm 的侧孔，侧孔段长度为10～15 cm。卷曲型Tenckhoff 管长度为57～72 cm，有19.5 cm长的卷曲状带孔腹膜内段。导管的长度不合适会影响其在腹腔的正确放置，过短的导管容易出现引流不充分并被大网膜包裹，而导管太长则易在灌注时出现疼痛（常见于直肠或会阴部）。因而在有条件的情况下，可为患者个性化选择适当长度的导管。另外，大多数 Tenckhoff 管全长有不透X线的钡餐，以便影像学检查。

2.单Cuff导管

单Cuff导管也可用于AKI患者。由于仅有1个Cuff，在肾功能恢复后易于拔管。但导管可能由于反复牵扯增加渗漏风险。另外有报道称单

Cuff导管相关感染的发生率可能增加。

### （二）其他导管

在没有腹透管资源的情况下，为挽救生命，可使用导尿管、鼻胃管、肋间引流管、血液透析导管或经皮腔引流管。相比腹透管，使用这些导管的并发症包括腹膜炎、出血、内脏穿孔、导管功能障碍以及透析液渗漏的发生率有明显增加。尽管有报道上述部分导管经过改良（如建立侧孔）后并发症减少，但缺乏临床研究数据。因此这些导管不建议作为首选。

## 二、置管建议

最适宜的腹膜透析置管是将导管尖端放置在骨盆深处，并保持在大网膜包裹不到的地方；导管的出口置于易于观察处，并避开裤腰带或皮带的影响。

### （一）置管方法的选择

常用的置管方法有：手术切开法、经皮穿刺法和腹腔镜置管法。这些置管方法与慢性肾病患者的置管方法相同，有其各自的优缺点，没有哪种置管方法优于其他任何一种。在选择置管方法时，建议根据各单位开展的技术方法、经验程度和资源情况，结合患者的具体情况进行选择。国际腹膜透析协会关于腹膜透析通道建立的指南建议，置管医师应该选择使用自己熟悉的最适合技术。

1.手术切开法

手术切开法是目前使用最多的方法，不仅可以在手术室开展，也可在床旁进行。其优点是技术成熟，费用相对较低。因为是开放性手术，手术视野清晰，解剖层次分明，也适用于既往有腹部手术史或肥胖患者。它的缺点是因不能直视，不能保证导管尖端放置于正确位置，而且腹透液渗漏发生率偏高。

2.经皮穿刺法

腹透管可采用Seldinger法或套针法经皮穿刺置入。该法可在患者床旁进行。为避免盲穿可能造成的肠道或其他脏器损伤，建议在影像学（超声或X线）的引导下进行穿刺。其优点是微创、可床旁快速插管，但因为不能直视，有内脏或血管损伤的风险。影像学引导往往需要经验丰富的超声或介入医生来协助操作。其不适宜既往有腹部手术或腹腔有粘连的患者。

3.腹腔镜置管法

腹腔镜下导管置入是一种可视化操作，在腹腔镜引导下可将导管放入盆腔适当位置，既可避免内脏损伤，又可对导管的放置进行确认。除微创外，其优势不仅在于可直接为术者提供整个腹腔视野，保证导管尖端放置于正确位置，也可在导管置入的同时发现并纠正疝气、粘连、大网膜冗长下垂等问题。在导管置入时除了通过腹直肌鞘隧道穿刺、选择性预防性网膜固定术、选择性预防性粘连松解术等，还有更多优势如减少渗漏发生、避免包裹和导管移位。但该方法需要进行全麻，需要在手术室进行，需要经验丰富的医生置管，且费用相对较高。

（二）其他建议

对于在ICU的多器官衰竭和休克的患者，床旁置管可能是最合适的选择；而稳定的患者宜转移到手术室进行置管。操作时应注意无菌操作，只要严格遵守无菌技术，床旁置管不会导致腹膜炎风险增加。预防性使用抗生素与无菌操作可显著降低腹膜炎的发生。预防抗生素的选择建议参考各单位的药物敏感和资源情况。一般情况下，应覆盖$G^+$菌。但对有些情况如肠道受损风险高的患者，也应考虑覆盖$G^-$菌。

## 第四节　治疗处方调整

APD在AKI的应用中，其治疗处方没有共有公认的最佳方案，治疗处方常需要根据患者的临床情况进行调整。透析方案的初始设定包括透析模式、透析剂量、透析周期和腹透液的选择。

### 一、透析模式

在AKI中常使用的透析模式根据透析时间可分为间歇性腹膜透析（IPD）、持续平衡腹膜透析（CEPD）和持续高剂量腹膜透析（HVPD）。根据是否放空腹透液，分为潮式腹膜透析（TPD）和非潮式腹膜透析（图2-4-1）。

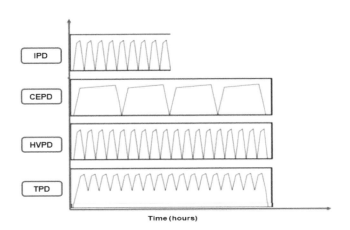

图2-4-1　APD在AKI患者中常用的透析模式

### （一）持续高剂量腹膜透析（HVPD）

HVPD是目前最常用的APD初始治疗模式，特点是通过短时留腹、高频率交换达到足够的溶质和水清除。一般是指每天透析剂量

18～44 L，每次留腹60～120分钟，每次留腹透液1.5～2 L。但要注意，过短留腹时间可能因为钠筛效应导致高钠血症以及中分子物质清除不足。

初始HVPD处方建议：体重低于60 kg者，1 500 ml/周期，120分钟/周期；体重60～80 kg者，2 000 ml/周期，120分钟/周期；80 kg以上者，2 000 ml/周期，90分钟/周期。

该模式既可采用每次交换放空腹透液的非潮式模式（HVPD），也可采用存留一定腹透液的潮式腹膜透析（HVPD-TPD）。根据2020年ISPD指南，更推荐HVPD-TPD。HVPD-TPD在任何时候都有少量液体留在腹腔，这可能会减少与液体排出相关的机械并发症和疼痛；同时炎症过程中形成的大分子量毒素可能会被更好地清除，对危重患者可能更有益处。

（二）间歇性腹膜透析（IPD）

因为IPD存在一定的干腹时间，适用于有一定残余肾功能或恢复期的AKI患者。（详见第二章第一节。）

（三）持续平衡腹膜透析（CEPD）

CEPD是一种持续的透析，每次留腹透液2 L，留腹4～6小时。因为透析剂量较少，适合相对稳定或者非重症患者。其优点是留腹时间长，可以清除中大分子的毒素或炎症因子。处方举例：2 000 ml/周期，240分钟/周期。

## 二、透析剂量与Kt/V值

APD的透析剂量与患者肾功能状态及其他临床状态有关。对于AKI患者，APD治疗剂量通常大于普通慢性腹膜透析患者。多数文献报道透析剂量为16～44 L/天。对于相对稳定的患者，每周Kt/V值最低可为2.1～2.2；而对危重者，每周Kt/V值可设为3.5，透析剂量可采用36～44 L/天。对危重患者，以每周Kt/V 3.5为目标的APD治疗与每日血液透析治疗的临床结果相当。对于大多数AKI患者来说，这个剂量可能已经偏高。以更高剂量为目标并不能改善临床预后。甚至有研究表明，APD治疗采用更高的每周Kt/V目标，与Kt/V为2.2的目标相比，并没有更多获益。

### 三、治疗处方调整

处方应根据患者的临床情况和病情变化进行调整。对重症AKI患者，应每天监测血肌酐、尿素、钾离子和血气指标如碳酸氢盐水平；有条件者，定期监测BNP、24小时Kt/V和Ccr。这些指标可帮助分析患者的代谢状态、电解质平衡、容量平衡以及透析充分性，以便更好地调整处方。

#### （一）病情稳定后的调整

对AKI患者，使用APD的初始模式以HVPD模式居多。因为短时留腹或短周期（1~2小时）能更迅速地纠正尿毒症、高钾血症、代谢性酸中毒和/或液体过载。一旦上述问题得到控制，应考虑对APD处方进行调整。一般建议APD每周期留腹时间可增加到4~6小时（CEPD）。每周Kt/V的目标值可降低到2.1。这样不仅可降低成本，也便于清除较大分子的溶质。在肾功能明显好转，尿液明显增加后，可根据患者的临床情况进一步减少透析剂量，延长留腹时间，甚至使用IPD。

#### （二）增加液体清除的处方调整

增加液体清除的方法同APD处方的调整（见第二章第二节）。当液体过载明显时，首先考虑增加葡萄糖浓度，可使用2.5%或4.25%葡萄糖腹透液。缩短循环时间也是增加超滤的有效方法，但要注意，当留腹时间小于1.5小时时，部分患者钠筛现象明显，并导致高钠血症。高频换液也可导致每日总交换时间增加，总留腹透析时间减少，以致溶质清除不足。一旦患者处于正常容量状态，应及时调整葡萄糖浓度和留腹时间，以确保液体平衡。

### （三）碳酸氢盐透析液的应用

对危重患者，特别是肝功能明显障碍、乳酸水平明显升高的患者，应使用含碳酸氢盐的腹透液。为挽救危重患者，可使用配制碳酸氢盐溶液。在配制时，应注意严格无菌技术，以避免腹膜炎发生；同时也应避免将碳酸氢盐和钙混合，以免沉淀。

### （四）血钾的调整

在高剂量的HVPD模式下，钾离子从腹透液的丢失量可能很高，并可能导致严重的低钾血症和心血管不稳定。为防止或纠正低钾血症，在APD治疗时，可以在透析液中添加氯化钾（钾离子浓度不超过5 mmol/L）。通常血钾可以在24小时治疗后得到控制。当患者的血钾低于4 mmol/L时，透析液中加入钾3.5~5 mmol/L可以避免低钾血症。部分患者有严重高分解代谢，APD治疗时如出现高钾血症，应按相应流程给予静脉葡萄糖胰岛素比例溶液等纠正。对难以纠正的高钾血症，应改为CRRT或HD。

## 第五节　选择题

### 单选题

1.APD在AKI应用时最常见的透析模式是（　　　）

A. 间歇性腹膜透析（IPD）

B. 持续平衡腹膜透析（CEPD）

C. 持续高剂量腹膜透析（HVPD）

D. 持续循环腹膜透析（CCPD）

E. 夜间腹膜透析（NIPD）

2.APD在AKI应用时采用潮式腹膜透析（TPD）的特点和优势包括（　　）

A. 可减少与液体排出相关的机械并发症

B. 可减少与液体排出相关的疼痛

C. 炎症过程中形成的大分子量毒素可能会被更好地清除

D. 可能减少与液体排出相关的机器报警

E. 以上所有

3.脓毒血症导致的AKI患者采用APD治疗，透析剂量每天24L，超滤量1 800 ml/24 h，尿量30 ml/d，生化检查提示乳酸酸中毒，如有条件，对腹透液的最好建议为（　　）

A. 常规葡萄糖腹透液

B. 艾考糊精腹膜透析液

C. 碳酸氢盐腹透液

D. 氨基酸腹透液

E. 以上都可以

4.外科手术后AKI患者采用APD治疗，尿量５０ ml/d，超滤量1 600 ml/24 h，血钾为2.6 mmol/L，以下调整方式不适当的是（　　）

A. 静脉补钾

B. 加用螺内酯

C. 每2 L腹透液中加10%氯化钾3ml

D. 密切监测血钾，根据血钾水平调整补钾

E. 如有鼻饲管，通过鼻饲管给予10%氯化钾

◎ 选择题答案

单选题

1.C；2.E；3.C；4.B

（钟　慧）

# 第五章

# 自动化腹膜透析在老年患者中的应用

## 第一节　应用现状

随着生活和医疗健康水平的提高，人口平均寿命不断延长，人口老龄化日趋明显。我国老龄（年龄大于65岁）人口的数量不断增长，衰老使人体组织结构和生理功能发生一系列变化，肾脏储备功能也逐渐下降。感染、免疫异常、药物和（或）毒素损伤以及其他器官的衰竭，都可能在结构和功能上对于生理性衰老的肾脏产生明显的冲击。老年人维持机体内环境稳定的能力下降，容易出现水、电解质和酸碱平衡紊乱，在一定诱因的触发下，容易引起肾功能异常。美国老年人中至重度肾衰竭的患病率为20.6%；排除糖尿病和高血压后，患病率仍高达10.8%。肾功能减退还是心血管疾病和老年患者死亡的独立危险因素。另外，终末期肾病（ESRD）的患病率在老年人群中是年轻人群的5倍。

由于世界性的人群寿命延长、老年人群中ESRD发病率的增加和透析指征的放宽，老年人群对于透析的需求也在增大。按照美国肾脏病数据系统表明，44.5%的ESRD患者和50.6%有可能进展至 ESRD的患者年龄超过65岁。因此，肾脏病学者正面临着逐渐增多的老年ESRD患者。当为老年患者选择透析治疗方式时，必须考虑到衰老相关的生理改变、特定的医产条件和透析方式所具有的优势与不足。若选择血液透析，需特别关注建立血管通路，但老年患者建立自身动静脉瘘较为困难，尤其是有糖尿病、动脉硬化或继发性甲状旁腺功能亢进症史的患者。另外，血液透析过程中血流动力学不稳定也不利于老年ESRD患者。因此，越来越多的老年患者选择腹膜透析作为肾脏替代治疗方式。

腹膜透析适宜于机体生理机能衰退、伴发众多疾病的老年ESRD患者。CAPD是老年 ESRD的主要治疗方式。其优势在于高血压和贫血易于控制，以及缓慢而持久的超滤可减轻心血管系统的负担，因此尤其适合伴有严重心血管病的老年患者。CAPD改善营养状况佳，认知功能纠正较好，而且 CAPD治疗可以在家中由患者或助手操作完成，这种家庭透析模式能更好地提高患者的生活质量，避免交叉感染。

APD灵活、个体化的透析模式让老年患者拥有更多自由支配的时间。APD可以明显减少看护者消耗的时间和人力成本，在世界各地都取得了令人满意的效果。目前国内外多数学者均认同APD适用于大多数可以接受腹膜透析治疗的患者。

## 第二节　初始透析处方设定

### 一、APD机治疗时长

建议综合老年患者的睡眠习惯、生活方式、腹膜转运类型以及所需达到的透析目标等因素设定APD机治疗时长。如果APD机治疗时长过短，则难以达到充分的容量和溶质清除；如果APD机治疗时长超过睡眠时间过多，则患者必须在入睡前或醒来后与APD机连接较长时间，从而影响患者的生活质量。因此，设定处方时需患者共同参与。

## 二、夜间交换次数

建议夜间交换次数为3~5次。由于灌入和引出会消耗一定时间，交换次数过多会减少每次交换的液体留腹时间，导致溶质清除（尤其是钠和中分子溶质清除）减少。

## 三、日间长时间留腹

多数残余肾功能较低或已完全丢失的老年患者需进行日间长时间留腹，以增加时间依赖的溶质（尤其是中分子溶质）清除率。目前APD患者的治疗推荐意见参考CAPD患者，而后者每天透析24小时。因此，如处方没有开具每天近24小时的透析，即使满足最小尿素清除指数靶目标值，中分子溶质的清除率也可能不足。日间留腹可以是全天留腹（14~16小时）或短时间留腹（4~8小时）。如果全天留腹，需酌情调整腹透液渗透剂浓度，以防止腹透液吸收导致容量超负荷。

## 四、透析剂量

根据老年患者的临床表现、体表面积、残余肾功能、容量负荷等因素设定透析剂量。基于针对CAPD患者的研究，建议将APD患者的透析充分性目标定为至少每周总Kt/V≥1.7，但仍需综合考虑患者的主观感受、健康状态、容量状况、营养情况、实验室指标及小分子溶质清除情况（如Kt/V）等因素，判断透析剂量是否足够。对于残余肾功能较好的患者，可以减少透析剂量。然而在残余肾功能下降时需增加透析剂量。

### 五、腹透液浓度

APD初始腹透液浓度选择各不相同，取决于老年患者的容量状态和残余肾功能。如果采用葡萄糖腹透液，应遵循从低浓度开始应用的原则。我国相关研究数据表明，短期使用APD可以显著增加超滤、减轻水肿、改善左心功能。残余肾功能良好的患者可考虑首先从1.5%葡萄糖浓度的腹透液开始，密切观察患者超滤量与容量状态的变化，如果容量超负荷不能通过其他方法纠正，可以适当提高腹透液的葡萄糖浓度。

## 第三节　透析处方的调整与治疗模式的选择

### 一、增加溶质清除率

APD老年患者需要增加溶质清除率时，可考虑以下方法：延长夜间单个循环的留腹时间；增加夜间单个循环的留腹容量；增加夜间换液次数；增加腹膜透析超滤量；如为夜间APD治疗，白天可增加1~2袋腹透液交换。

### 二、纠正容量超负荷

APD老年患者需要纠正容量超负荷和（或）增加超滤时，可考虑以下方法：降低盐和水分摄入；根据腹膜转运特性和清除需要，可缩短白天留腹时间；或根据特殊清除需要，增加1~2袋腹透液交换；增加腹透液浓度；白天留腹时，有条件时可采用艾考糊精腹透液；对于尿量＞100 ml/d 的患者可使用袢利尿剂等增加尿量。

## 第四节　治疗随访

针对老年患者的治疗随访主要包括电话随访、门诊随访、住院随访、远程随访等，特殊需要时进行家庭随访。

1.电话随访

适用于所有腹膜透析患者，包括急诊电话随访、规律电话随访。对于居住地距离腹膜透析中心较远，不能经常复诊或需要随时咨询的患者，电话随访起到了非常重要的作用。

2.门诊随访

适用于所有腹膜透析患者，也是APD患者主要的随访形式。

3.住院随访

病情不稳定或APD 治疗效果不佳的患者应及时住院治疗。

4.远程随访

可以实时动态监控指导居家APD患者的治疗。

针对老年患者的治疗随访内容主要包括：

1.一般情况评估

询问临床症状，评估患者一般状况，包括体重、血压、超滤量、尿量、饮食、睡眠、运动和排便情况；观察评估外出口，了解平时换药情况；检查每日透析记录情况；APD操作及透析处方执行情况、用药情况；如有专职营养师，由营养师做营养评估并登记，若无营养师可由腹膜透析护士负责。

2.实验室检查指标及检测频率

根据患者随访内容，由腹膜透析医师开具检查单，进行相应实验室及辅助检查，记录检查结果，如血常规、血生化、全段甲状旁腺素（iPTH）等情况。建议每月检测1次，达到目标值且病情稳定者应至少每3个月检测1次。

3.腹膜功能及透析充分性评估

按PET和检测Kt/V 的操作流程留取患者血、尿和腹透液标本送检，腹膜透析护士实时收集检查结果，进行准确记录，并完成PET、Kt/V、Ccr的计算。

4.腹膜透析导管功能评估

了解导管功能情况，如腹膜透析液灌入及引出时间、超滤情况等，每6个月更换外接短管并做登记。

5.并发症的评估

评估患者容量状况，有无水肿、乏力、消化道症状及心悸、胸闷、气短等；评估患者有无疝气、渗漏，有无胸腔积液，有无糖脂、钙磷代谢紊乱、营养不良。如有条件可对患者进行心理健康及生存质量评估。

6.腹膜透析治疗方案的调整

腹膜透析医师根据随访检查结果调整用药及透析处方，营养师/腹膜透析护士作饮食指导，并及时将调整方案反馈给患者或其家属。

7.患者宣教与再培训

了解APD机运转情况，有无紧急报警、警示等；考核APD操作情况，有无遵循无菌操作原则；向患者或家属进行腹膜透析知识（透析原理、水盐平衡、辅助用药、腹膜炎和容量负荷等并发症预防）和居家透析技能（环境清洁、规范洗手、换液操作、导管及外出口护理、腹透液加药、淋浴技术）培训；进行饮食及营养、运动和康复培训，以及透析液订购、加温、储藏等常见问题的处理。

# 第五节　选择题

## 一、单选题

对老年APD患者宣教与再培训不需要注意以下哪一点（　　）

A.了解APD机运转情况，有无紧急报警、警示

B.考核APD操作情况，有无遵循无菌操作原则

C.向患者或家属进行腹膜透析知识再培训

D.不需要饮食及营养再培训

## 二、多选题

1.腹膜透析在老年患者中的优势主要体现在（　　）

A.血流动力学状态稳定

B.无需血管通路

C.居家完成透析治疗

2.在老年APD患者管理中应综合运用哪些随访方式（　　）

A.电话随访

B.门诊随访

C.住院随访

D.远程随访

◎　选择题答案

一、单选题

A

二、多选题

1.ABC；2.ABCD

（尹清华）

第六章

# 自动化腹膜透析在儿童患者中的应用

## 第一节　应用现状

APD技术在儿童中的应用较为广泛。与血液透析比较，腹膜透析不需全身使用抗凝剂，治疗过程对血流动力学影响小，患儿内环境更加稳定，也无需建立血管通路，能减轻患儿恐惧，因此非常适合在儿童患者中开展。儿童尤其是婴幼儿，单位体积的腹膜面积明显大于成人，且具有通透性好的特点，因此儿童通过腹膜透析超滤水分和清除中大分子溶质的能力强于成人。儿童腹膜面积大为腹膜透析带来了超滤面积大的益处，同时也带来了出液流速过快时大网膜易顺液流引起腹透管堵塞的问题。因此在儿童行腹膜透析治疗时，操作者需要控制出液速度，避免这一问题发生。儿童单次入液量相对较少，常采用短周期的连续透析方案，使用APD能够减轻操作者的负担，提高操作简便性，降低感染风险，保障患儿必要的日常活动及学习，提高患儿及其家庭生活质量，利于患儿的身心发展。

因泌尿系结石、心脏手术及急性中毒等原因导致的儿童AKI治疗中，腹膜透析不受儿童体重等因素的限制，可用于所有年龄段患儿，而APD更能保证置管后尽快开展腹透所需的低流量、低腹压，具有较高的安全性、便捷性，成为其重要的组成部分。

对ESRD患儿而言，肾移植能够有效改善生存率和生活质量，达到最佳的生长和认知发展而被认为是最佳的肾脏替代治疗模式。但由于供体来源相对紧缺以及待肾时间较长等因素，维持性血透和腹膜透析仍然是主要的肾脏替代治疗模式。近年来，APD因其优势越来越多地应用于ESRD儿童的透析治疗中。欧美等发达国家资料显示已有89%的腹膜透析患儿接受APD治疗；在我国也呈逐年上升的趋势，经济发达地区的使用率已接近甚至可能超过发达国家水平。

## 第二节　初始透析处方设定

为保证腹膜透析的安全、质量及可持续性，应做好初始透析管理，这对ESRD患儿尤为重要。初始腹膜透析管理包括以下内容：

### 一、评估

对患儿的临床症状、体表面积、容量状态、残余肾功能情况进行评估，作为治疗方案的制定依据。了解腹部情况，尤其是既往腹部手术史、疝气、消化系统疾病史。对有潜在风险的患儿做到心中有数，监测相关并发症以便及时发现并处理。

### 二、开始时机

一般建议在腹膜透析导管置入后2～6周开始透析。在AKI患儿的治疗中，常因时间紧迫而缩短置管后的休整期。目前认为紧急启动的腹膜透析可使用24～48小时内置入的透析导管。

### 三、腹膜透析液

建议用中性pH值、葡萄糖降解产物低的腹膜透析液，作为保护残余肾功能和腹膜功能的可能措施。可用1.5%葡萄糖腹膜透析液开始透析。在透析初始处方制定后，需密切观察患者腹膜透析超滤量与容量状态的变化。如果容量超负荷不能通过其他方法纠正，可适当提高腹膜透析液葡萄糖浓度。对于腹膜超滤不足、维持正常容量困难的腹膜透析患儿，每天可考虑使用一次艾考糊精腹透液长时间留腹。

### 四、常用透析模式

儿童APD初始透析模式常在NIPD或CCPD两种模式间选择。一般而言，NIPD更适用于还有一定残余肾功能者，而CCPD则多用于无残余肾功能的患儿。夜间每次注入量800~1 100 ml/m²（30~40 ml/kg），婴儿600~800 ml/m²（20~30 ml/kg）。置管后紧急透析者，为避免发生腹内压增高的相关并发症，可使用更小剂量的透析方案，如从300 ml/m²（10 ml/kg）开始，并于透析后1~2周逐渐增加至目标剂量。夜间透析时间通常为9~12小时。交换次数5~10次，婴幼儿往往需要较多的交换次数以达到目标超滤量。采用CCPD初始透析模式的患儿日间留腹量通常设定为夜间单次留腹量的一半。

## 第三节 透析处方设定与调整

### 一、APD处方的设定

#### （一）APD 治疗时长

需综合患儿生活方式、睡眠习惯、腹膜转运类型以及所需达到的透析目标等因素设定治疗时长。治疗时长过短，则难以达到充分的容量和溶质清除；治疗时间过长导致睡眠时间过多，则患儿必须在入睡前或醒来后仍需较长时间连接APD机，影响患儿及其家人的生活质量。因此，设定处方时需患儿家人共同参与，面对年长患儿时应邀请患儿本人参与。

### （二）夜间交换次数

建议夜间交换次数为5~10次。需要考虑注入和引流会消耗一定时间，交换次数过多时将减少每次注入透析液的留腹时间，导致溶质清除（尤其是钠和中分子溶质清除）的减少。

### （三）日间留腹

多数残余肾功能较低或已完全丧失的患儿需进行日间留腹，以提高时间依赖的溶质（主要是中分子溶质）清除率。目前APD患儿的治疗参考CAPD治疗方案，后者每天需透析24小时。因此，如处方没有开具每天近24小时的透析，即使达到最小尿素清除指数靶目标值，中分子溶质的清除率也可能不达标。日间留腹可以是全天留腹（14~16小时）或短时间留腹（4~8小时）。选择全天留腹时，应酌情调整腹透液渗透剂浓度，以防腹透液吸收导致患儿容量超负荷。

### （四）透析剂量

透析剂量包括24小时透析液总量和每次交换量。一般以患儿的临床表现、体表面积、残余肾功能、容量负荷等因素为依据来设定透析剂量。在成人患者中，基于针对CAPD患者的研究，建议将APD患者的透析充分性目标定为至少每周总Kt/V≥1.7，并综合考虑患者的主观感受、健康状态、容量状况、营养情况、实验室指标及小分子溶质清除情况（如Kt/V）等因素，判断透析剂量是否足够。目前尚缺乏儿童腹膜透析充分性的特异性判断标准，可参考成人标准。需注意在评估营养情况时，因儿童的生理特点，还要关注患儿的生长发育情况。一般认为儿童的腹膜透析剂量应该等于或超过成人的标准，即目标剂量为夜间每次注入量800～1 100 ml/m²（30～40 ml/kg），婴儿600～800 ml/m²（20～30 ml/kg）；交换次数5～10次，婴幼儿通常需要更多的交换次数以达到超滤目标；CCPD患儿日间留腹量通常设定为夜间单次留腹量的50%。对于残余肾功能较好的患儿，可以减少透析剂量，而在残余肾功能下降时需增加透析剂量。

### （五）腹透液浓度

APD初始腹透液浓度主要取决于患儿的容量状态和残余肾功能。如采用葡萄糖腹透液，应遵循从低浓度开始应用的原则。残余肾功能良好的患儿可考虑首先从1.5%葡萄糖浓度的腹透液开始，治疗中密切观察患儿超滤量与容量状态的变化，如容量超负荷不能纠正时，可以适当提高腹透液的葡萄糖浓度。

## 二、APD处方的调整

### （一）增加溶质清除率

APD患儿需要增加溶质清除率时，可考虑以下方法：

（1）延长夜间单次循环的留腹时间。
（2）增加夜间单次循环的留腹液量。
（3）增加夜间循环次数。
（4）增加腹膜透析超滤量。
（5）可考虑在白天增加1～2次腹透液交换。

### （二）纠正容量超负荷

APD患儿需要纠正容量超负荷和（或）增加超滤时，可考虑以下方法：

（1）降低盐和水分摄入。

（2）根据腹膜转运特性和清除需要可缩短白天留腹时间，或根据特殊清除需要，增加1~2次腹透液交换。

（3）增加腹透液浓度。

（4）有条件时可考虑白天留腹采用艾考糊精腹透液。

（5）对于尿量＞100 ml/d的患儿可使用襻利尿剂等增加尿量。

（三）调整策略

APD患儿调整透析处方时，一般遵循以下顺序：

（1）首先考虑优化NIPD模式，增加注入液量，单次注入量可增至1 400 ml/m²（50 ml/kg），并可将夜间治疗时长增加至12小时。

（2）如经上述调整，应用NIPD仍不能达到理想效果，应改为CCPD模式，其日间留腹量可为夜间单次留腹量的50%~100%。

（3）在CCPD模式的基础上还可在白天额外增加一次腹透液交换，这是改善患儿溶质清除和超滤的进一步选择。

## 三、APD在AKI和急性中毒患儿中的应用

该类患儿的APD透析处方要重点考虑腹透液的葡萄糖浓度和留腹时间，目的是尽快达到超滤目标和清除溶质或毒物。紧急起始时每次腹透液注入量300~600 ml/m²（10~20 ml/kg），以减少腹透液渗漏的发生，逐渐增至每次注入量800~1 100 ml/m²（30~40 ml/kg），单次循环时间设置为60~90分钟。如患儿容量超负荷伴有肺水肿或严重高血压时可使用4.25%葡萄糖透析液，轻度容量超负荷时可交替使用1.5%和4.25%葡萄糖透析液，或使用2.5%葡萄糖透析液，血容量正常或血容量不足时使用1.5%葡萄糖透析液。开始治疗的第1~3天，大多需要24小时持续进行APD治疗，并且每12小时监测1次电解质，患

儿病情稳定后可改为每天监测1次。

# 第四节　治疗评估

对新入APD患儿应建立随访病历档案，并在随访中进行常规治疗评估，如实填写随访记录。评估内容如下。

## 一、一般情况评估

评估患儿一般情况，包括身高、体重、血压、饮食、睡眠、运动、超滤量、尿量和排便情况；观察评估外出口；询问平时换药情况；查看每日透析记录；观察APD操作及透析处方执行情况、用药情况；专职营养师做营养评估并登记（若无营养师可由腹膜透析护士负责）。

## 二、实验室检查指标及检测频率

根据随访内容，医师开具检查单完成各项检查，并记录检查结果，如血常规、血生化、全段甲状旁腺素（iPTH）等指标。建议开始时每月1次，达到目标值且病情稳定者，至少每3个月检测1次。

## 三、腹膜功能及透析充分性评估

开始APD后1个月做第一次评估，之后每3～6个月评估一次；发生腹膜炎的患儿需在治愈4周以后进行评估。根据腹膜平衡试验（peritoneal equilibration test，PET）和Kt/V检测要求，按操作流程留取患儿血、尿和腹透液标本送检。由腹膜透析护士追踪、收集检验结果，进行准确记录，并完成PET、Kt/V、Ccr计算。

儿童腹膜平衡试验以1 100 ml/m$^2$（40ml/kg）作为标准交换量，并根据4小时腹透液与血浆的肌酐比值（D/P肌酐值）和透析液中葡萄糖与其最初葡萄糖浓度的比值（D/D0葡萄糖值），将儿童腹膜转运特性分类为高转运、高平均转运、低平均转运或低转运四种。D/P肌酐值＞0.77，D/D0葡萄糖值＜0.22为高转运，D/P肌酐值0.64～0.77，D/D0葡萄糖值0.22～0.32为高平均转运，D/P肌酐值0.51～0.63，D/D0葡萄糖值0.33～0.43为低平均转运，D/P肌酐值＜0.51、D/D0葡萄糖值＞0.43为低转运。

2006年，美国国家肾脏基金会（NKF）提出的肾脏病预后质量倡议（K/DOQI）指南建议儿童患者的小分子溶质清除应满足或超过成人的标准，每周总Kt/V应至少达到1.8。在儿童中，充分的透析不能仅限于达到溶质和液体的清除目标，还应考虑临床、代谢和社会心理方面的评价，特别是饮食摄入的能量、蛋白质、盐和微量元素、营养状态和生长发育的水平。

### 四、腹膜透析导管功能评估

了解腹膜透析液注入及引流时间、超滤情况等，以评估导管功能。每6个月更换外接短管并做登记。

### 五、并发症的评估

评估患儿容量状况，如有无水肿、乏力、消化道症状及心悸、胸闷、气短等，查看日常血压监测记录；评估患儿有无疝气、腹透液渗漏，有无胸腔积液，有无糖脂、钙磷代谢紊乱、营养不良及生长发育迟滞。有条件时可对患儿进行心理状况及生存质量评估。

# 第五节　选择题

## 一、单选题

1. 儿童腹膜有何种特点？（　　　）

A. 腹膜面积明显大于成人

B. 单位体质量的腹膜面积明显大于成人

C. 腹膜通透性较成人差

D. 不易导致腹透管堵塞

E. 通过腹膜透析超滤的能力不如成人

2. 为避免腹透管堵塞，对儿童进行腹膜透析时需要注意（　　　）

A.注入腹透液时需放慢速度　　B.注入腹透液时应加快速度

C.引流腹透液时需放慢速度　　D.引流腹透液时需加快速度

E.与成人无异

3. 儿童APD初始透析模式常用（　　　）

A. NIPD　B. IPD　C.TPD　D.CFPD　E. CAPD

4. 婴幼儿往往需要较多的（　　　）以达到目标超滤量

A.交换次数

B.留腹时间

C.单次注入液量

D.透析液浓度

E.治疗时间

5. 以下哪一类患儿需要进行日间留腹（　　　）

A.残余肾功能好

B.无残余肾功能

C.引流缓慢

D.婴幼儿

E.急性中毒

6. 儿童的腹膜透析剂量应该（         ）成人的标准

A.＜

B.≤

C.＝

D.＞

E. ≥

7. APD在AKI患儿的应用目的是（         ）

A.尽快达到超滤目标

B.尽快清除溶质

C.尽快达到超滤目标和清除溶质

D.尽快纠正酸中毒

E.尽快纠正高钾血症

8. 儿童腹膜平衡试验以（         ）作为标准交换量

A.1 100 ml/m$^2$（40 ml/kg）

B.1 400 ml/m$^2$（50 ml/kg）

C.800 ml/m$^2$（30 ml/kg）

D.600 ml/m$^2$（20 ml/kg）

E.1 200 ml/m$^2$（45 ml/kg）


## 二、多选题

1. APD适用于以下哪些患儿?（         ）

A.ESRD患儿

B.AKI患儿

C.急性中毒患儿

D.腹膜炎患儿

E.存在无法修复的膈疝患儿

2. APD患儿初始透析时的评估内容包括（　　　）

A.临床症状

B.残余肾功能

C.体表面积

D.容量状态

E.腹部情况

3. APD患儿需要增加溶质清除率时，可考虑（　　　）

A.延长夜间单次循环的留腹时间

B.增加夜间单次循环的留腹液量

C.增加夜间循环次数

D.增加腹膜透析超滤量

E.可考虑在白天增加1～2次腹透液交换

◎　选择题答案

一、单选题

1.B；2.C；3.A；4.A；5.B；6.E；7.C；8.A

二、多选题

1.ABC；2.ABCDE；3.ABCDE

（刘莉莉）

第三篇

## 自动化腹膜透析患者管理

# 第一章
# 自动化腹膜透析患者残余肾功能评估和保护策略

## 第一节　残余肾功能的定义和评估

残余肾功能是指终末期肾病（end stage renal disease，ESRD）患者的残余肾小球滤过率。残余肾功能（residual renal function，RRF）可以清除机体大、中、小分子毒素和其他未知的毒素，保持体液的平衡，控制钙磷代谢，分泌促红细胞生成素，改善贫血等作用。既往临床研究表明，RRF的高低决定了腹膜透析的充分性，也是决定腹膜透析效能及患者生存质量的关键。

残余肾功能的评估：腹膜透析患者需动态评估残余肾功能，通常使用24小时尿肌酐清除率和尿素清除率的平均值来反映残余肾小球滤过率（GFR），公式如下：

残余肾功能GFR=（尿素清除率+肌酐清除率）/2

尿素清除率（ml/min）=（尿尿素/血清尿素）*24小时尿量/1 440

肌酐清除率（ml/min）=（尿肌酐/血清肌酐）*24小时尿量/1 440

尿尿素和血清尿素单位为mmol/L，尿肌酐和血清肌酐单位为μmol/L。

通常情况下24小时尿量小于100 ml为无尿，这时可认为患者残余肾功能丧失。

## 第二节　残余肾功能的意义

对于腹膜透析患者而言，残余肾功能尤为重要。RRF的保护在透析患者的长期预后中起着重要作用。RRF较好的患者具有较低的死亡率和较高的生存率和生活质量。在调整好适当的透析处方后，使用APD并不会加速腹透患者残余肾功能下降。

透析患者残余肾功能意义重大，可促进溶质的清除。残余肾除可清除小分子毒素外，还可以清除中、大分子物质和许多未知毒素。腹膜透析主要清除小、中分子物质，对大分子物质清除困难，因此在清除毒素方面，残余肾功能非常重要。具体如下：

（1）促进盐和水分的清除。随着残余肾功能的下降，患者水钠清除能力下降，如不适当限制水钠摄入，易出现水钠潴留。而水钠潴留是高血压、心血管事件发生的主要的原因。

（2）维持钙磷代谢的平衡。残肾的排磷功能对维持患者钙磷代谢平衡有重要作用。研究发现，腹膜透析患者有尿组比无尿组更易发生高磷血症，钙磷代谢紊乱会导致心脏瓣膜及全身血管钙化，继发性甲旁亢等，是心血管并发症及死亡的重要诱因。

（3）改善营养状态。残肾能清除一些腹膜透析不能清除的抑制食欲的毒素，因而在保存患者的食欲方面残余肾功能比透析剂量更为重要。此外，残余肾功能下降的患者可能存在透析不充分，这也是患者食欲欠佳及营养不良的重要原因。

（4）改善血压，稳定左心室肥厚，提高生活质量。

（5）降低感染率。残余肾功能越低，感染率越高。有研究认为，残余肾功能低的尿毒症患者血清中肿瘤坏死因子超家族成员12、白介素–6等炎性因子水平较高，主要原因可能在于残余肾功能对这些炎性因子的清除减少所致。

# 第三节　自动化腹膜透析患者残余肾功能的保护策略

既然残余肾功能对腹膜透析患者意义重大，且不合适的腹膜透析处方可能加速腹透患者残余肾功能丢失，临床工作中应该采取多方面措施来保护APD患者的残余肾功能，以期达到更高的腹透充分性。

（1）针对原发病的治疗。临床上原发疾病是导致肾脏功能恶化的关键因素，针对原发疾病的积极治疗对保护腹膜透析患者的残余肾功能显得尤为重要。如狼疮性肾炎、糖尿病、高血压等，积极控制狼疮的活动，平稳控制血压血糖，可以延缓残余肾功能的进一步恶化。

（2）严格控制水和盐的摄入。低盐饮食，每日盐摄入量<3 g；通常建议每日水摄入量为尿量+腹透超滤量+500 ml。腹膜透析患者水和盐的严格控制对于避免容量负荷的过重尤为重要。

（3）蛋白质的摄入：ESRD患者在腹膜透析启动之后可适当提高每日饮食中的蛋白摄入量，但存在残余肾功能的患者也应该避免过高的蛋白饮食。高蛋白饮食可能加重患者肾脏负担，引起残肾功能丢失加速。通常情况下以每千克体重摄入0.8～1.0 g为宜，以动物性优质蛋白为主，如瘦肉，牛奶，鸡蛋等。合理的蛋白质摄入既保持机体正常的营养需求，又减少代谢废物的产生，减轻肾脏的负荷。

（4）避免过度超滤。保持血容量的稳定十分重要，避免过度超滤而导致脱水或低血压，引起肾组织缺血，加速残余肾功能的破坏。

（5）减少肾毒性药物的使用。临床上常用的如非甾体类止痛药、氨基糖苷类抗生素及造影剂等对肾有损害的药物应该尽量避免使用。

（6）避免高钙血症。高钙血症患者钙盐沉积于肾髓质，可引起髓袢升支、远端肾小管及集合管上皮变性、坏死和脱落，并发生慢性间质性肾炎。若更进一步发展会导致肾小管和肾小球纤维化，促使残余肾功能的恶化。

（7）减少或避免发生腹膜炎。腹膜炎时细菌代谢产物可激活腹腔巨噬细胞产生白介素–2、白介素–8、TNF等炎性因子，这些炎性因子经血液循环作用于残余肾组织，加重肾脏的损害。

（8）利尿剂的使用。利尿剂虽不能保护残余肾功能，但有助于残余肾利尿作用的维持，促进钠排泄和改善容量平衡。有研究表明，大剂量呋塞米能使PD患者的尿量增加，有利于容量超负荷的控制。临床上，水钠潴留患者通过腹透超滤脱水后，许多患者短时间内尿量明显减少，甚至无尿。这样的患者使用利尿剂维持尿量，间接起到保护残余肾功能的作用。

（9）控制高血压。高血压是残余肾加速破坏的独立危险因素。当体循环血压升高后，使残余肾小球的高血流、高灌注状态进一步加剧，肾内小动脉硬化，管壁肥厚、管腔狭窄，将造成残存肾单位进一步的破坏。研究表明血管紧张素转换酶抑制剂和血管紧张素Ⅱ受体拮抗剂可有效延缓腹膜透析患者残余肾功能减退速度。

（10）调节血脂。有研究表明腹膜透析患者的RRF随着透析时间的延长而降低，而高血脂与RRF改变值有正相关性。腹膜透析患者因过多的葡萄糖吸收，更容易出现糖脂质代谢异常，血脂异常加重肾小球的硬化，是肾脏疾病进展的危险因素。研究表明脂蛋白促进系膜细胞的体外增殖，产生的细胞因子加重肾小球的损害。

# 第四节　选择题

**多选题**

1.腹膜透析后残余肾功能的意义？（　　　）

A.促进溶质的清除

B.改善血压

C.维持钙磷代谢的平衡

D.降低感染率

E.促进盐和水分的清除

2.下面哪种方式不利于腹透患者残余肾功能的保护（　　　）

A.短时间内大量超滤

B.腹膜透析后为补充营养而高蛋白饮食

C.减少肾毒性药物的使用

D.水和盐的随意摄入

◎ 选择题答案

1.ABCDE；2.ABD

（唐　怡）

第二章
# 自动化腹膜透析患者腹膜功能及充分性评估

## 第一节　腹膜转运特性评估

腹膜平衡试验（PET）是用于评估腹膜透析患者腹膜转运功能的一种半定量的临床检测方法。它的基本原理是在一定条件下测得的腹膜透析液与血液中肌酐和葡萄糖浓度的比值，确定患者腹膜转运的类型，再根据腹膜转运类型制定个体化的腹膜透析处方。

动态观察PET的变化，有助于纠正透析过程中出现的各种问题。若出现透析不充分、营养不良，则需寻找下列原因：是否伴发疾病、是否有残余肾功能减退、是否摄入不足。此后根据残余肾功能及腹膜转运特性调整处方。

## 第二节　自动化腹膜透析腹膜平衡试验操作流程

在腹膜透析初期，腹膜转运功能会有轻微变化，然后趋向平衡。因此，APD患者基础PET测定应在腹膜透析开始4～6周后进行。此后每

6个月或腹膜炎痊愈后1个月或临床出现超滤改变时重复。PET评估需要定期进行，它贯穿于腹透治疗的全过程。腹膜透析患者的腹膜转运特性一定程度决定了腹膜对溶质转运和超滤的能力。不同于CAPD，APD患者是夜间短时留腹交换，进行PET试验前一天需要更换透析方案。因此，透析充分性评估留取24小时腹透液和腹膜平衡试验不能紧接着进行，而是必须分不同时间分别留取标本。

APD腹膜平衡试验包括两个部分：PET试验前的留腹方案，次日上午进行4小时PET操作，次日的PET操作流程及结果评判与常规CAPD是相同的。

标准PET标本采集流程：

（1）前夜常规保留腹膜透析液8~12小时，行PET当天早上需准备2.5%腹膜透析液2 L，加温至37℃。

（2）引流、计量过夜腹透液。充分引流过夜的腹透液，测定其引流量并留取标本。

（3）灌入腹透液。将2.5%葡萄糖腹透液2L灌入腹腔，让患者尽可能左右翻身，变换体位。记录灌入时间。

（4）留取0小时与2小时腹透液标本。在腹透液留腹0小时后和2小时分别留取腹透液标本。0小时定义为腹透液灌入结束时。标本具体留取方法为：从腹腔中引流200 ml到引流袋中，晃动2~3次，让标本充分混匀，抽取10 ml透析液测定肌酐、尿素氮和葡萄糖浓度，剩下的190 ml再次灌回腹腔。

（5）留取血液标本留腹2小时，抽取血标本，检测血清肌酐、尿素氮和葡萄糖水平。

（6）留取4小时腹透液标本。留腹4小时后，患者取坐位，将腹腔内的腹透液充分引流，并记录引流所用的时间。摇动腹膜透析液的袋子2~3次，让标本充分混匀，用针筒抽取10 ml腹透液标本，检测腹透液肌酐、尿素氮和葡萄糖水平。测量并记录腹透液引流量，包括每次留取标本的量。

## 第三节　自动化腹膜透析腹膜平衡试验标本测定

测定透析液及血液中肌酐和葡萄糖浓度。由于测定腹透液中肌酐浓度的精确程度受葡萄糖干扰，最后采用肌酐校正因子进行校正。每个实验室可从葡萄糖浓度是2.5%的新鲜腹透液袋中抽取透析液，测定其肌酐及葡萄糖的浓度，以计算肌酐校正因子。每个实验室用的机器设备不同，最好有自己的校正因子。

校正肌酐（mg/dL[①]）=肌酐（mg/dL）—葡萄糖×校正因子（mg/dL）

肌酐校正因子= 2.5%新鲜腹膜透析液肌酐（mg/dL）/葡萄糖（mg/dL）

（1）PET的计算和结果评估：计算0小时、2小时、4小时透析液与血液中肌酐的浓度比值；计算2小时、4小时与0小时透析液中葡萄糖浓度的比值。

D/Pcr = 0小时、2小时、4小时透析液校正肌酐值/血肌酐

测定点 A（0小时）= Dcr1/Pcr

测定点 B（2小时）= Dcr2/Pcr

测定点 C（4小时）= Dcr3/Pcr

其中，Dcr 为透析液中校正肌酐值；Pcr 为血肌酐浓度。

D/D0 = 2小时、4小时透析液葡萄糖含量 /0小时透析液葡萄糖含量

测定点 D（0小时）= PET1/PET1

测定点 E（2小时）= PET2/PET1

测定点 F（4小时）= PET3/PET1

其中，PET 代表透析液中葡萄糖的浓度。

（2）根据测定PET结果，将腹膜转运特性分为以下四类：①高转

---

①：1 mg/dL=0.323 mmol/L。

运（hightransport，H）；②高平均转运（high average transport，HA）；③低平均转运（low average transport， LA）；④低转运（low transport，L）。见表3-2-1。

表3-2-1　PET溶质转运分类

|  | D/Pcr | D/D0（mmol/L） | 腹透液引流量（ml） | 净超滤量（ml） |
|---|---|---|---|---|
| 高转运 | 0.82~1.03 | 0.12~0.26 | 1 580~2 084 | –470~35 |
| 高平均 | 0.66~0.81 | 0.27~0.38 | 2 085~2 367 | 35~320 |
| 低平均 | 0.50~0.65 | 0.39~0.49 | 2 368~2 650 | 320~600 |
| 低转运 | 0.34~0.49 | 0.50~0.61 | 2 651~3 326 | 600~1 276 |

（3）影响PET结果的因素

①残留量。

②水化作用。

③血浆葡萄糖浓度。

④与腹膜接触不充分。

⑤腹腔引流液的处理。

⑥葡萄糖与肌酐的测定误差。

# 第四节　自动化腹膜透析充分性测定的计算

## 一、肌酐清除率

肌酐清除率（Ccr）是临床上最常用的评估GFR的方法。肾功能明显减退时，肾小管代偿性分泌Ccr。单纯采用Ccr计算GFR会高估GFR；经肾小球滤过的尿素的40%~50%可以被肾小管重吸收，单纯采用尿素计算GFR会低估GFR。GFR较低时，采用肾尿素清除率和肾肌酐清除率两者的算术平均数来计算残肾GFR（残肾Ccr）。

$$每周总Ccr = 残肾Ccr+腹膜Ccr$$

$$残肾Ccr(L/周)=\cfrac{\cfrac{尿肌酐值（\mu mol/l）}{血肌酐值（\mu mol/l）}\times 尿量（L）\times 7+\cfrac{尿尿素值（mmol/l）}{血肌酐值（\mu mol/l）}\times 尿量（L）\times 7}{2}$$

不同患者体表面积（BSA）和总体水量（V）不同，在评价Ccr时必须考虑BSA与V的影响，用BSA与V对Ccr进行校正；影响V的因素多，临床上仅用BSA对Ccr进行校正。BSA的校正公式（DuBois-DuBois公式）：

$$BSA=0.007\ 184\times 体重0.425（kg）\times 身高0.725（cm）$$

$$标准化每周Ccr=\cfrac{每周总肌酐清除率（L/周）\times 1.73m^2 BSA}{患者BSA（m^2）}$$

## 二、Kt/V

（1）K：尿液和腹透液中尿素的清除率（ml/min）。

（2）t：透析时间。

（3）Kt：一定时间内尿素的清除量。

（4）V：尿素的分布容积（根据尿素单室动力学模型，尿素均匀分布于全部体液构成的单室中，故尿素的分布容积相当于患者的体液总量）。

$$每周总Kt/V=（每日残肾Kt/V+每日腹膜透析Kt/V）\times 每周透析天数$$

$$每日残肾Kt/V=\cfrac{24小时尿尿素（mmol/L）\times 24小时尿量（L）}{血清尿素（mmol/L）\times V}$$

$$每日腹膜Kt/V=\cfrac{24小时透出液尿素（mmol/L）\times 24小时透析液排出总量（L）}{血清尿素（mmol/L）\times V}$$

V（采用Watson公式）：

男性成年：V=2.447−0.095 16×年龄（yr）+0.170 4×身高（cm）+0.336 2×体重（kg）

女性成年：V=−2.097+0.106 9×身高（cm）+0.246 6×体重（kg）

男性儿童：V=0.01×［身高(cm)×体重(kg)］0.68−0.37×体重(kg)

女性儿童：V=0.14×［身高(cm)×体重(kg)］0.64−0.35×体重(kg)

注：肥胖、营养不良者使用理想体重（理想体重=身高−105）

### 三、测定Ccr、Kt/V的注意点

（1）腹膜Kt/V、Ccr的检测基于24小时腹透引流液的容量、尿素、肌酐的测定，取标本时应注意其精准。

（2）较高的葡萄糖浓度影响肌酐值的检测，会使其升高。

（3）检测时，患者应处于稳定的临床状态（稳定的体重、稳定的尿素和肌酐浓度），或腹膜炎治愈至少4周以后。

## 第五节 自动化腹膜透析充分性评估及目标

### 一、充分性评估通过计算公式计算Kt/V和Ccr

Ccr评估患者溶质清除状况指导临床，APD患者充分性指标（见表3-2-2）。

（1）腹膜透析患者身心安泰、食欲良好、体重增加、体力恢复、慢性并发症减少或消失，尿毒症毒素清除充分。

（2）透析剂量足够或透析剂量满意，达到此透析剂量时患者死亡率和发病率不会增加，再增加透析剂量死亡率和发病率也不会下降，低于此透析剂量则死亡率和发病率却会增高。

表 3-2-2　腹膜透析充分性评估及目标

| 项目 | | 充分性标准 |
|---|---|---|
| 综合评估 | 毒素蓄积症状 | 食欲佳，无恶心、呕吐、失眠及明显乏力、不安腿等毒素蓄积症状，可维持较好的生活能力 |
| | 容量状态 | 处于正常容量状态，无容量依赖性高血压、心衰、肺水肿、浆膜腔积液与组织间隙水潴留及外周水肿表现，干体重稳定 |
| | 内环境平衡 | 无明显代谢性酸中毒和电解质紊乱的表现。钙磷乘积维持在2.82～4.4 mmol 2/L2；iPTH维持在150～300 pg/mL |
| | 营养状况 | 血清白蛋白≥35 g/L，主观综合性营养评估（SGA）正常，无明显贫血 |
| 溶质清除 | Ccr | 每周Ccr≥50 L/1.73 m$^2$ |
| | Kt/V | 每周总Kt/V≥1.7 |

## 二、自动化腹膜透析充分性的目标

（1）无恶心、呕吐、失眠、不安腿等毒素蓄积症状。

（2）无高血压、心衰、浮肿等液体蓄积症状。

（3）营养状况良好。

（4）酸碱、电解质平衡。

（5）钙磷代谢平衡。

（6）贫血纠正。

（7）生活质量良好，无并发症，临床指征、透析及实验室指标均达到靶目标。

## 三、自动化腹膜透析充分性评估

自动化腹膜透析充分性评估见表3-2-3。

表 3-2-3 自动化腹膜透析充分性评估项目与内容

| 项 目 | 内 容 |
|---|---|
| 临床评估 | 尿毒症毒素蓄积症状<br>水钠潴留<br>内环境稳定（酸碱、电解质平衡、骨矿物质代谢正常） |
| 营养状况评估 | 生化指标<br>主观综合性营养评估<br>标准化蛋白氮呈现率（nPNA）<br>标准化蛋白质分解代谢率（nPCR）<br>人体测量 |
| 溶质清除情况评估 | Kt/V、Ccr |
| 容量状况评估 | 体格检查<br>辅助检查（影像学检查、人体成分分析）<br>生物学标志 |

## 四、透析不充分的原因

溶质清除不充分主要有两大原因：患者方面，残余肾功能减退，腹膜溶质转运特性改变，腹膜交换面积减少；透析处方方面，腹膜透析液存留腹腔时间过短，有效透析时间或透析剂量不足。

## 五、保护APD患者的残余肾功能

保护APD患者的残余肾功能的措施如下：

（1）患者夜间血压一般偏低，过快、过多的超滤容易影响肾脏灌注，损害残余肾功能，建议避免夜间短时间过多超滤，引起血流动力学改变。

（2）容量不足会减少肾脏的灌注，影响残余肾功能，建议保持容量平衡，避免容量不足或容量超负荷。容量负荷过多、高血压，尤其是出现急性左心衰竭同样也会迅速损害残余肾功能。

（3）有研究提示，腹膜炎是APD患者残余肾功能减少的危险因素。因此，减少腹膜炎的发生以及氨基糖苷类抗生素的使用有利于保护APD患者的残余肾功能。

（4）建议避免肾毒性药物的使用，包括非甾体类抗炎药（NSAID）、氨基糖苷类抗生素、造影剂等都要慎用。

（5）有些研究提示，生物相容性好的腹透液如将低GDP、中性pH、碳酸作为缓冲剂，较常规乳酸作为缓冲剂的腹透液对残余肾功能有更好的保护作用。

（6）其他如利尿剂的使用可以增加尿量和尿钠的排泄，但并不伴有残余肾肌酐和尿素清除率的增加。目前没有研究直接提示使用袢利尿剂可以保护残余肾功能的减退，但是尿量的增加可以减少容量负荷增加的风险，并一定程度减少高糖腹透液的使用。

APD患者应该每天监测尿量的变化，每2个月留取24小时尿量，抽血检测残余肾功能，并根据残余肾功能的变化适时调整腹透处方，确保充分透析。

# 第六节　自动化腹膜透析个性化处方调整

APD治疗是以患者最佳预后和最优生活质量为目标。腹膜透析的模式及剂量应强调个体化，个体化腹膜透析处方的制定和调整有助于充分透析，提高患者生存率和生活质量。通过APD处方的调整以及合理的一体化治疗，实现透析的充分性目标，并尽可能地保护残余肾功能。腹膜透析处方的调整需要有密切的临床随访，医师可根据其他参数，如残余肾功能、体表面积、容量情况、需要清除的毒素等，更精确地为患者制订达到充分透析的最佳治疗方案。

## 一、APD 处方调整的目标

APD处方调整的目标是实现最佳的溶质清除和液体平衡，肾脏和腹膜的小分子溶质清除率目标值是每周 Kt/V ≥ 1.7。保持液体平衡对改善患者预后至关重要。当目标未达到时，必须监测容量负荷、尿毒症症状和营养不良情况，同时考虑适当调整腹膜透析处方。

## 二、APD 处方调整的依据

对于维持性腹膜透析的患者，调整腹膜透析处方的依据包括腹膜转运特性、残余肾功能、患者的临床状态及体表面积。

### （一）腹膜转运特性

腹膜平衡试验（PET）的动态观察：腹膜透析开始2～4周须进行PET，之后每6个月重复一次PET。必须在稳定的腹膜透析状态下进行PET，如有腹膜炎或肺部感染，应至少在控制后4周进行。在出现不能解释的超滤量下降、持续容量超负荷或血液上升；尽管限制水钠摄入，仍需要增加高糖透析液以增加超滤；在当前处方下出现尿毒症症状时可考虑监测 Kt/V 并重复 PET。

### （二）根据腹膜转运特性调整透析处方

高转运患者应缩短透析液留腹时间，低转运患者需适当增加透析剂量或者较大剂量的 APD 治疗。动态观察 PET有助于及时调整透析处方，实现透析的充分性（表3-2-4）。

1.残余肾功能

监测和保护腹膜透析患者的残余肾功能十分重要。研究证据表明残余肾功能与生存率相关。定期评估残余肾功能，及时了解肾脏对溶质和水分的清除状况，有助于保持体液容量正常及清除中小分子物质，有助于调整透析处方，使患者达到充分透析。

（1）残余肾功能下降的主要原因：原发病的影响、使用肾毒性药物、容量状态的不确定、感染、高血压以及使用过多的高渗透析液。

（2）残余肾功能下降时透析处方的调整：在给予初始的经验性治疗后，必须密切观察肾脏在水分清除和溶质清除方面的下降情况，及时评估透析充分性，逐步增加透析剂量和透析的次数，以弥补残余肾功能的下降。一般在有残余肾功能的情况下，应定期监测残余肾清除率。

2.腹膜透析剂量

根据 PET 结果，再结合残余肾功能，及时调整透析剂量。

3.临床状态与处方调整

腹膜透析处方的调整与腹膜透析充分性密切相关，但是透析充分性的临床评估可能与溶质清除指标不完全一致。

（1）如果患者没有尿毒症的临床症状体征，自我感觉及营养状况良好，无高血压和贫血，无明显代谢性酸中毒和电解质紊乱的表现，且溶质清除达到目标值，那么该患者就处于透析充分的状态，透析处方的制定是合理的。

（2）如果患者的临床各项指标评估良好，但溶质清除未达到目标值，那么应该非常小心地监测患者的尿毒症临床症状及相关检查结果，包括营养、贫血、电解质等，必要时增加透析剂量，以达到溶质清除目标。

（3）如果患者出现了恶心、呕吐等尿毒症的临床症状和体征，而透析剂量已达到目标值，在排除了治疗的依从性、检查方法的准确性、炎症状态、器质性疾病等相关因素后，可以考虑调整透析处方，增加患者的腹膜透析剂量。

表 3-2-4 根据腹膜转运特性调整 APD 透析处方

| 腹膜类型 | 4 hD/P肌酐值 | 转运特性 | 推荐APD处方 |
|---|---|---|---|
| 高转运 | 0.82~1.03 | 膜效率很高；溶质转运快；葡萄糖吸收入血快；较难达到超滤目标 | NIPD、IPD |
| 高平均 | 0.65~0.81 | 膜效率高；溶质转运好，超滤好 | CCPD |
| 低平均 | 0.50~0.64 | 膜效率略低；溶质转运较慢超滤好 | CCPD |
| 低转运 | 0.34~0.49 | 膜效率很低；溶质转运慢；无残肾时很难达到目标肌酐清除率；超滤很好 | A-APD、TPD |

注：连续循环腹膜透析（CCPD），间歇治疗IPD：夜间间歇腹膜透析（NIPD）、白天间歇腹膜透析（DIPD），潮式治疗TPD：夜间潮式腹膜透析（NTPD），A-APD：可调式APD。

## （三）增加溶质清除率

APD患者需要增加溶质清除率时，可考虑以下方法：

（1）增加夜间腹膜透析液的每次留腹时间。

（2）增加夜间每次换液剂量；考虑体表面积及是否增加腹压等。

（3）增加日间换液次数及留腹剂量。

（4）增加腹膜透析超滤量。

（5）白天可增加 1~2 袋腹透液手工进行交换。

## （四）增加超滤

APD 患者需要增加超滤时，可考虑以下方法：

（1）降低盐和水分摄入。

（2）根据腹膜转运特性和清除需要，可缩短白天留腹时间为2~8小时；或根据特殊清除需要，白天留腹2次。

（3）白天留腹时，可采用艾考糊精腹膜透析液。这种多聚葡萄糖透析液不会被腹膜重吸收，白天留腹期间保持稳定的渗透压梯度。

（4）对于有尿患者可使用袢利尿剂增加尿量。

## （五）潮式腹膜透析模式

对于合并有入液或出液过程疼痛的患者，建议使用潮式腹膜透析模式。

## （六）建立最理想的透析模式

APD的模拟程序设定应在标准腹膜平衡试验的基础上建立最理想的透析模式。

# 第七节 选择题

## 一、单选题

1.APD充分性的目标（　　）

A.恶心、呕吐、失眠、不安腿等毒素蓄积症状

B.高血压、心衰、浮肿等液体蓄积症状

C.营养状况不好

D.酸碱、电解质不平衡

E.钙磷代谢平衡

## 二、多选题

1.影响PET结果的因素（　　）

A.残留量

B.水化作用

C.血浆葡萄糖浓度

D.与腹膜接触不充分

E.腹腔引流液的处理

2.腹膜转运特性分为（　　　）

A.高转运

B.低转运

C.低平均转运

D.高平均转运

E.中转运

◎　选择题答案

一、单选题

1.E

二、多选题

1.ABCDE；2.ABCD

（刘　霞　薛璐佳）

第三章
# 自动化腹膜透析患者培训

## 第一节 治疗前的宣教与培训

　　规范的宣教和培训是预防腹膜透析相关感染的关键措施之一，对腹膜透析患者的宣教教育方式应多样化。如定期开展腹膜透析相关知识讲座，发放健康教育小册子，通过微信群等网络平台定期推送健康小知识，家庭访视，开设特殊人群康复训练，针对共性问题举行专题讲座、肾友会等，在健康宣教的同时，发挥患者主观能动性，从而增加宣教的效果。治疗前应详细了解患者病情，评估患者的家庭环境、心理状况和对疾病的认知度，向患者讲述慢性肾功能衰竭的相关知识、腹膜透析适应证、禁忌证等，并给予中肯的治疗建议，同时术前介绍置管过程及可能出现的情况，手工腹膜透析和APD的原理、方法及特点，客观说明可能的近期和远期腹膜透析相关并发症，消除患者的紧张心理。

　　多数慢性病患者容易产生消极情绪，向患者介绍成功病例可提升患者的信心。家庭成员的情感支持与有效的帮助可以使患者维持一个良好的状态，提高患者的生活质量。护士要理解尊重患者，与其建立平等信任的人际关系，耐心解答问题，要比患者想得更多，做得更细，使患者正确认识疾病，积极对待治疗，相信自己能在家里独立地进行有效透析。

## 第二节　术后的培训

腹膜透析作为一种居家治疗的透析方式，患者与照护者承担着90%以上的治疗与护理工作，如果缺乏良好的自我管理能力则会导致患者出现一系列并发症，影响透析效果，增加经济和心理负担，甚至终止腹膜透析。因此，为腹膜透析患者与照护者提供专业全面的培训至关重要。

术后患者的培训内容主要是包括治疗前的准备、CAPD换液操作、APD机的操作步骤以及治疗后处置工作。依据医院临床透析的标准展开术后培训，确保家属与患者能够重视腹膜透析操作规范化的意义，且在培训完成后进行理论知识与实践技能操作考核。根据考核标准进行出院手续办理，若未通过考核，则进行继续培训，直至考核通过，患者方可办理出院手续。

## 第三节　自动化腹膜透析患者的培训

随着经济水平不断地发展以及患者对生活质量的更高追求，选择APD治疗成为趋势，因此，APD相关的培训是一个非常重要的环节。良好的、正规的透析相关培训与考核是预防APD患者发生腹膜透析相关并发症的关键措施之一。

### 一、培训人员

近年来，研究表明由专科医护人员、营养师、药剂师以及心理咨询师等组成的多学科培训团队能够提高培训效率，丰富培训内容，优化培训结构，从而帮助患者及照护者更快地适应透析生活。腹膜透析专科护士是最佳培训者，专科主任和护士长应参与培训并进行质量控制。专科护士需要专科以上学历，经过3个月的腹膜透析专科培训并且考核合格，同时必须具备扎实的专业知识、丰富的临床经验、良好的沟通和培训技巧，方可胜任培训工作。

## 二、培训对象

APD培训对象为患者和主要照护者，主要包括三种情况：仅患者本人、患者与照护者、仅照护者。

培训者应评估患者和（或）照护者的学习能力，根据其学习水平和执行力为其制定培训方案。

（1）培训对象仅患者本人时，患者承担着自我管理的全部任务，需要耐心培训、多次评估学习效果，直至达到培训目标。

（2）对于自理能力低下的患者，如年纪大、视觉障碍、运动障碍的患者等，根据患者的家庭情况，建议由责任心强、接受能力强的照护者承担患者APD管理工作。

（3）当患者和照护者均承担着APD透析任务时，不仅要培训患者，还应加强照护者的培训，如更换照护者，需对新照护者实施培训。

## 三、培训内容

### （一）APD 的基础知识

培训涉及的基础知识包括APD分类、工作原理、适应证和禁忌证及治疗模式。

### （二）清洁与无菌的概念

（1）通过实物列举说明什么是清洁物品，什么是无菌物品。

（2）反复强调无菌的重要性，培养培训对象的无菌观念，意识到遵守无菌原则是预防APD相关感染的重要措施。

（3）让培训对象重视手卫生和规范戴口罩。

（4）一次性的无菌物品不能重复使用，若被污染应立即舍去。

## （三）良好的操作环境

选择一间光线充足、空气流通，面积＞5 m²的卧室，房间内可摆放一张小桌子，用于摆放物品。每天用紫外线空气密闭消毒1小时，操作前用含氯消毒液擦拭操作台面和自动腹膜透析机，操作间地面每日湿式清洁，操作时避开通风口，暂时关闭电风扇、空调和门窗，尽量减少人员进出，禁止宠物进入房间，房间内不摆放花草盆栽。

## （四）物品的准备

APD机、腹膜透析液、碘伏帽、腹透夹子、无菌纱布、胶布、专用管路、专用废液袋、免洗手消毒液。

## （五）APD机的操作方法（以东泽PDGO腹透机为例）

（1）插上设备电源插头，打开电源，点击启动，进入自检程序。注意自检时不可在加热托盘和透出液托盘上放置任何物品。

（2）自检完毕后长按透析处方按钮，遵医嘱设置治疗处方，点击"确认"。

（3）打开腹膜透析液袋外包装，挤压液袋，对光检查，确认腹透液可以正常使用。夹闭所有腹膜透析液袋的废液端管路。检查无误后，将一袋腹透液放置于加热托盘上进行预热，如果使用已加热的腹透液，可跳过预热，夹闭废液袋管路。

（4）根据显示屏文字提示将补充液袋（未加热腹膜透析液）悬挂在挂钩上；放置加热腹膜透析液袋在机器上方灌注液称重托盘上。进入预热页面，点击"结束预热"。

（5）检查并拆开管路包装，夹闭管路补液端的5个支管及引流端管路废液端取样口的管夹。检查并拆开废液袋包装，将盖口与管路的引流管废液端口连接。

（6）放置废液袋在机器下方引流液称重托盘上。根据显示屏提示安装管路，插入管路卡匣，自上而下连接管路与腹膜透析液袋，具体如下：

a.补液端支管与补液袋，完成一个支路打开该支路的管夹。

b.加热端与加热袋。

c.悬挂小预充袋。

（7）根据显示屏提示折断腹膜透析液袋的阻水阀，并确保腹膜透析液入液管通畅。

（8）根据提示点击进入预充界面。具体如下：

a.预充方式1（推荐方式），采取手动预充，手动预充需两步操作：第一步，夹闭废液端管夹（红色），长按"手动预充"，观察人体端管路无气泡后，打开废液端管夹；第二步，夹闭人体端管夹（白色），长按"手动预充"，观察废液端管路无气泡后，完成预充。

b.预充方式2，直接点击"自动预充"，待设备显示自动预充完成。

（9）根据提示点击进入连接人体端管路界面。具体如下：

a.取出患者腹透短管，检查导管固定情况。

b.关闭预充袋管夹并取下预充袋，取下短管碘伏帽，迅速连接腹膜透析短管。

c.使用无菌纱布，将短管与人体端管路连接处包裹保护，用胶布固定，旋拧开腹透短管开关。

（10）点击治疗按钮开始治疗。

（11）治疗结束：根据提示进入下机操作。检查碘伏帽，撕开碘伏帽的外包装，检查帽内海绵是否浸润碘液。关闭所有管夹，关闭短管开关，分离短管与人体端管路，盖上碘伏帽。

### （六）机器常见报警及处理

（1）自检不通过。常见原因为动力系统硬件损坏，需要联系工程师进行维修；注意平衡系统包括上下位称是否清空物品；温控系统在自检前长时间通电，需要停电处理。

（2）引流不畅。具体如下：

a.检查管路有无扭曲打折。

b.检查夹子及短管开关是否打开。

c.检查管路中是否有空气。

d.变动体位，进行几次腹式深呼吸。

e.APD上机前做了引流参数设定，设置0周期和其他周期引流阈值数据为灌入量的50%~70%，引流量不达标会提示引流不畅。

f.卡夹管路是否交叉，判断高度是否合适。

g.可能存在漂管、网膜包裹、纤维蛋白、便秘等情况。

（3）腹透液重量不足。没有按照提示步骤，提前放置腹膜透析液，需清空托盘，重新启动，再次放置。

（4）超过灌注警戒量。机器可设定安全量为3 000 ml，以防止意外发生。如上次灌注2 500 ml，而只引流出500 ml，灌注量达到1 000 ml时机器就会报警，此时可强行跳过灌入窗口，进入留置状态。

（5）补液不畅。具体如下：

a.检查腹膜透析液折断（阀/塞/折头）是否折断。

b.确认补液管夹是否打开。

c.尝试用力挤压补液袋。

d.若确认无补充液可以长按跳过补液。

（6）腹膜透析液过热。若腹膜透析液温度超过41℃，机器会停止当前工作，进入保护性暂停状态，防止温度过高导致不适，一般等待显示屏提示消失，会自动恢复正常。

（7）灌入不畅。可用力按压加热袋中腹膜透析液，检查托盘下方的弹簧线是否打折受压，其他处理可参考引流不畅。

（8）废液袋超重。废液袋的容量为13 500 ml，当废液袋内引流液达到12 500 ml时会出现报警，APD在留腹状态倒掉废液或更换废液袋后可以继续运作。

（9）意外中断。当电源接触不良时，机器会停止运作，若能在2小时内通电，机器会出现重新开始治疗或者继上次未完成的治疗。

（七）相关并发症的处理和预防

1.导管相关感染

立即联系腹透中心处理，及时入院治疗，入院前加强局部换药。预防措施：

（1）强化无菌观念，遵守无菌原则，规范操作程序。

（2）反复进行卫生宣教，养成良好的卫生习惯。

（3）预防呼吸道感染，发生呼吸道感染及时治疗。

2.导管问题的处理和预防

（1）短管脱落：立即用腹透夹子夹闭透析管近端，制止漏液，予无菌纱布包裹钛接头，尽快去医院处理。预防：操作时注意检查短管与钛接头是否连接紧密。

（2）腹透管破裂：立即停止透析，并用腹透夹子夹闭管道近端，防止继续漏液，并用无菌纱布包好断裂处，然后回医院处理。预防：避免在导管周围使用任何锐器；平时注意不要使透析管过多卷曲打折。

3.透出液异常的处理

（1）透出液混浊应马上与透析中心联系。

（2）月经前或月经期间，透出液呈淡红色，无须处理。剧烈活动或搬重物后，出血量少呈淡红色，量多则呈深红色。可用1~2袋腹透液进行冲洗，颜色若不转淡，要及时打电话给透析中心咨询，必要时回医院处理。无明显诱因者，应及时打电话回透析中心咨询。

（3）若透出液为深黄色，在确定不是混浊后，颜色可能为留腹时间过久或黄疸所致。

## （八）液体平衡与合理饮食

在患者饮食过程中，注意排除影响食欲、导致患者营养不良的因素和药物。比如可给予良好的就餐环境，色香味美搭配合理的食物。有些可能导致恶心、呕吐的药物可在餐后或餐中服用。多吃富含纤维素的食物，如芹菜、韭菜等，防止便秘。腹膜透析患者要保证蛋白质的摄入，应以优质蛋白食物为主。建议蛋白质摄入量为1.2~1.3 g/（kg·d），其中一半以上应是优质蛋白，如鸡蛋、牛奶、瘦肉、鱼肉等含必需氨基酸丰富的动物蛋白，同时避免摄入高磷食物。

使用APD患者的肾脏不能有效地清除体内的钠，堆积在体内的钠可引起身体内液体过多，血压升高、水肿，进而增加心脏负担，严重影响心肺功能，可出现胸闷、气短等不适感，造成心衰。因此，要控制水、钠的摄入。

## （九）适当的运动

腹膜透析患者在伤口拆线后可适当进行体育锻炼，以不感特别疲劳为宜，比如散步、慢跑、打太极拳等，但不要从事剧烈的、增加腹压的竞技、搏斗性的项目。注意在进行体育锻炼前要妥善固定好透析管。

## （十）透析液和透析物品的订购及储存

提前做好透析液的供应、透析用品的购买与存放准备，家中要储备有足够的透析液及透析物品。透析液应放置在正常室温、干净、通风、干燥的地方，避免阳光直射。透析物品中无菌物品要到正规机构购买，过期不可再用。透析物品与其他生活用品不能混放。

## 四、培训的时间

由于个体差异性，每个人的学习能力和接受程度都不尽相同，因此，培训时间应根据个体差异来制定。研究表明，对教育水平较低、老年人、儿童的培训时间应适当延长，可有效降低透析相关并发症的发病率。腹透护士可为培训对象实施一对一的培训，课程为期5天，每天2~3小时，课程连续进行，中断时间不超过2天；每节课≤30分钟，教学信息3~4条/小时；培训时应根据患者的学习进度合理安排休息时间，频率不宜低于2小时/次。培训中对患者及照护者作出及时反馈，持续性评估学习者的学习情况并调整教学大纲，周期性检查学习进度，与学习者分享学习心得。

## 五、培训的方式

培训时应根据患者的学习风格实施个性化培训，重视APD患者的需求和评估。国际腹膜透析协会（ISPD）指南推荐采用弗莱明VARK学习风格问卷等工具来评估患者和照护者的学习风格，并予以针对性的教育培训。弗莱明VARK问卷可将学习风格分为单一型和多重性型。单一型包括：视觉型（visual，V）、听觉型（aural，A）、读写型（read/write，R）、运动实践型（kinesthetic，K）四种类型；多重性型分为双重型、三重型、四重型。培训课程可根据VARK评估确定个人的学习方法，建议相应地调整教学方法。不仅要培训患者的操作还要注重患者对并发症或突发事件处理的相关培训。

"V"（视觉型学习风格）的APD患者培训方式将培训内容制作成

视频，通过电视、微信、QQ推送给患者，反复观看；在培训时采用图标、图册及彩色小册子中的信息，在页面中使用不同的空间布局（字体）；使用大号字体，如14号字体，来对患者视觉形成冲击；尽量用图画展示创意；说话时使用手势。

"A"（听觉型学习风格）的APD患者主要通过听觉传递信息。可以将培训内容读给患者听，并让其说出自己的理解；录音后留作以后再听，无背景音乐；鼓励讨论、团体演讲、网络聊天；交流护理方案；通过不同的方法复述重点、传达信息。

"R"（读写型学习风格）的APD患者可以鼓励其多做笔记，让患者通过自己的理解写下所学知识。将具体信息设置为文字，如列清单、写定义、使用PPT、使用说明书、打印讲义。

"K"（运动实践型学习风格）的APD患者的典型特征是触觉型学习者，鼓励其用模特进行反复练习。通过实际操作有助于学习，用实践的方法、实际会话、视频和图片展示真实的东西，列举现实生活中的实例。

多重型学习风格的APD患者采用多重培训模式相结合的方式。


## 六、效果考核

考核应根据情况制定相应的考核量化标准。考核形式可根据学习者的情况制定，以达到简洁、生动、有效的考核目的。

操作考核：操作考核包括APD机的使用、机器常见报警及处理、出口处护理、洗澡方法等。可采取患者操作—护士考核、患者操作—另一患者考核—护士监督、场景考试等方式。

理论知识考核：相关理论考核可包括并发症的处理、异常情况的处理等。可采取问卷、问答、场景考试等多种形式。

# 第四节　长期随访中的再培训

APD患者在接受初次短期的培训后，家庭的腹膜透析环境与住院时腹膜透析中心的环境相比发生了较显著的变化，透析护理由专职人员护理变成自我护理且缺乏有效的监督，另外随着记忆淡忘和侥幸心理而忘记正确操作和相关知识，常导致操作和护理变得不正规，从而使腹腔感染的发生率升高。近年来，已有研究表明，再培训可降低腹膜透析患者并发症的发生率。再培训需要对APD患者继初期培训后进行反复教育和培训，是长期APD治疗中预防并发症的根本保障。

随访机制的建立有助于提高患者的生活质量，随访方式主要包括电话随访、门诊随访、住院随访、远程随访等，特殊需要时进行家庭随访。在随访中可了解到患者的APD透析情况，监督患者的行为，通过再评估和再培训及时发现不健康行为并予以纠正，不断强化培训效果，帮助患者解决居家腹膜透析中的问题，预防并发症的发生，进而提高生活质量。另外，在患者住院后、腹膜炎或导管出口感染后，以及患者活动力、视力、记忆力发生改变时，需要进行再培训。再培训的内容应包括考核APD操作技术、机器常见报警及处理、无菌知识、相关并发症的预防与识别、导管出口处护理等。

智能化APD机可以将患者的治疗数据实时发送到医护终端，针对医护终端收集的治疗参数数据，医务人员应定期分析，查找是否存在影响APD治疗的因素，进行相关知识再培训，实现实时、在线、全程管理，减少相关并发症的发生，提高治疗的依从性。尤其是对于新置管患者、近期调整APD治疗患者、已发生过相关并发症的患者，需要定时进行APD数据分析；针对报警信息，应立即查找原因，及时纠正，并进行再培训，做到全周期监管，防止危重并发症发生。

## 第五节　选择题

### 一、单选题

听觉型学习风格的APD患者适合以下哪种培训方式（　　　）

A.列清单

B.使用说明书

C.录音、讨论、口头交流

D.使用图标、图册及彩色小册子

E.注重实践

### 二、多选题

1.治疗前的宣教形式有（　　　）

A.开展PD相关知识讲座

B.发放健康教育小册子

C.针对共性问题举行专题讲座

D.家庭访视

E.肾友会

2.以下培训指导错误的是（　　　）

A.患者衣着宜宽松柔软，腰带不可过紧

B.APD患者不能参加工作

C.可在管道周围削水果

D.患者应安静休息，不可参加体育锻炼

E.存放腹透液的地方应避免阳光直射，保持干燥不潮湿。

3.以下腹透导管出口护理方法中哪项是正确的（　　　）

A.妥善固定导管

B.使用酒精清洁出口皮肤和导管

C.出口处结痂应直接除去

D.洗澡后立即进行出口的护理

E.出口感染时可局部使用莫匹罗星软膏

4.以下哪种时机需加强对APD患者再培训（　　　）

A.新置管患者出院后一月

B.发生腹膜炎的患者

C.培训结束后，考核不合格的患者

D.透析不充分的患者

E.视力、听力下降的患者

◎选择题答案

一、单选题
C
二、多选题
1.ABCDE；2.BCD；3.ADE；4.ABCDE

（李　阔　邓光龙）

第四章
# 自动化腹膜透析的随访管理

## 第一节　随访管理的重要性

APD 随访管理是APD治疗的重要环节，可为患者提供科学、专业、便捷的技术服务和指导，提高患者的依从性及长期的技术生存，改善患者生活质量和预后。

## 第二节　随访的内容

随访内容包括一般状况、患者的自我感觉，实验室检查指标、腹膜功能及透析充分性评估、腹膜导管功能性评估、并发症评估、治疗方案调整和患者宣教与再教育。

（1）一般状况评估。询问患者临床症状，评估患者一般状况，包括体重、血压、超滤量、尿量、饮食、睡眠、水肿状况、运动和排便情况；如有专职营养师，由营养师做营养评估并登记，若无营养师可由腹膜透析护士负责。

（2）透析状况评估。每日透析记录情况，了解APD机运转情况，有无紧急报警、警示等；考核APD操作情况，有无遵循无菌操作原则；APD透析处方执行情况；导管出口；腹膜炎及其他腹膜透析并发症等，根据透析方案执行情况，从溶质和水清除两方面评估患者的透析充分性。

（3）容量状况评估。通过检测体重、血压等情况综合评估患者的容量状况。

（4）营养状况评估。采用主观综合营养评估法（subjective global assessment，SGA）评估患者营养状况，分为营养良好（A）、轻度营养不良（B）、重度营养不良（C）。

（5）用药依从性评估。根据药品种类使用方法、用量评估患者的依从性。

（6）实验室检查指标及检测频率。根据患者随访内容，由腹膜透析医师开具检查单，进行相应实验室及辅助检查，记录检查结果，如对肝肾功能、血糖、血脂、电解质及甲状旁腺激素水平等结果进行评估。建议每月检测1次，达到目标值且病情稳定者应至少每3个月检测1次。

（7）腹膜功能及透析充分性评估。按PET和检测Kt/V的操作流程留取患者血、尿和腹透液标本送检，腹膜透析护士实时收集检查结果，进行准确记录，并完成PET、Kt/V、Ccr计算。

（8）PD导管功能评估。了解导管功能情况，如腹膜透析液灌入及引出时间、超滤情况等，每6个月更换外接短管并做登记。

（9）并发症的评估。评估患者容量状况，有无水肿、乏力、消化道症状及心悸、胸闷、气短等；评估患者有无疝气、渗漏，有无胸腔积液，有无糖脂、钙磷代谢紊乱、营养不良，如有条件可对患者进行心理健康及生存质量评估。

（10）腹膜透析治疗方案的调整。根据随访检查结果，腹膜透析医师调整用药及透析处方，营养师/腹膜透析护士作饮食指导，并及时将调整方案反馈给患者或其家属。

（11）患者宣教与再培训。向患者或家属进行腹膜透析知识（透析原理、水盐平衡、辅助用药、腹膜炎和容量负荷等并发症预防）和居家透析技能（环境清洁、规范洗手、换液操作、导管及外出口护理、腹透液加药、淋浴技术）再培训；饮食及营养、运动和康复培训，以及透析液订购、加温、储藏等常用问题的处理。

（12）活动状况评估。根据患者每天活动记录，对患者进行活动状况评估，采用卡氏生存质量（karnofsky performance score，KPS）评分法进行评估。

（13）居家环境评估。由腹膜透析医护人员定期对患者居家透析环境进行评估。

（14）手卫生及操作由专职护士定期对患者腹膜透析操作进行评估。

## 第三节　随访频率

随访频率：

（1）随访频率应根据患者病情和治疗需要而定，新入腹膜透析患者出院后2～4周到医院完成首次随访。

（2）病情稳定的APD患者至少每1～3个月门诊随访1次。

（3）定期电话和远程网络随访，根据病情动态调整频率，及时了解患者病情，并给予指导。

（4）病情不稳定患者随时住院治疗或定期家访。

# 第四节　随访方式

随访方式：主要包括电话随访、门诊随访、住院随访、远程随访等，特殊需要时进行家庭随访。运用各种随访方式对APD患者进行综合管理。

（1）电话随访。适用于所有腹膜透析患者，包括急诊电话随访、规律电话随访。对于居住地距离腹膜透析中心较远，不能经常复诊或需要随时咨询的患者，电话随访起到非常重要的作用。透析中心应设有24小时咨询电话。患者出院时，应得到腹透专职人员全天候咨询电话的号码，鼓励患者在出现问题时随时与透析中心联系，及时解决问题。随访护士每1~2个月电话询问1次，了解患者在当地复查的化验结果及居家透析情况等。

（2）门诊随访。适用于所有腹膜透析的患者，也是APD患者主要的随访形式。术后患者出院后2周来院门诊随访，之后根据情况每个月进行随访评估，外地患者可每3个月来院复查。门诊随访通过电话预约的方式进行，随访的大部分工作由护士来完成，观察腹透管出口处情况，根据患者的腹透记录本，记录患者的透析情况和相关实验室检查结果，评估透析是否充分及营养状况，最后医生根据评估结果调整透析处方及修正治疗方案，使腹膜透析治疗取得最佳治疗效果。

（3）住院随访。病情不稳定或APD治疗效果不佳的患者应及时住院治疗。

（4）远程随访。APD结合RM治疗，并将数据传输到医护端进行监测和分析，观察超滤量、血压及警报次数等并记录，可启动预防性干预或更改患者处方，可以实时动态监控指导居家APD患者的治疗。腹膜透析护士的主要职责是定期随访，了解并记录患者的一般状况，评估患者容量负荷、营养、心理健康、自我管理能力和导管功能状况等，并对患者进行宣教。腹膜透析护士培训患者远程监控平台的患者端使用方法，同时告知患者上传监测指标数据，如24小时尿量血压、体质量、水和盐摄入量的目的及重要性。在对患者实施远程监控期间，远程监控管理小组每日查看患者透析指标变化及系统所提醒的异常信息，及时主动给予患者处理措施和专业指导，随访时腹膜透析护士利用医护端医患互动模块向患者发送视频邀请，患者同步收到，进行面对面视频通话，在视频通话过程中除了解和解答患者疑惑外还要观察患者身体是否出现水肿，是否出现腹膜炎和导管相关感染，同时根据医护端统计分析模块近1周统计分析结果，评估患者是否出现容量超负荷、导管功能障碍等，并给予患者具体指导；根据患者的病情，每周有针对性地向患者推送健康科普资料。另外，患者如有个体化需求，可以在正常工作时间通过患者端健康助手模块发送留言给腹膜透析医护人员，寻求专业指导，腹膜透析医护人员应及时给予回复。患者如未遵医嘱上传自我监测指标至医护端，未接收医生发出的处方调指令或未查阅健康科普资料，腹膜透析护士每日查看医护端统计分析、今日指标、医患互动模块时则会收到消息提醒，会利用远程监控平台医患互动模块与其进行视频通话，指导、监督其完成相关处方的调整、资料的学习和相关指标的测量、计算和上传。

# 第五节　选择题

## 一、单选题

随访频率应根据患者病情和治疗需要而定，新腹膜透析患者出院后（　　）周到医院完成首次随访。

A. 1周

B. 2周

C. 5周

D. 3~4周

E. 6周

## 二、多选题

目前自动化腹膜透析的随访方式包括（　　　）

A.电话随访

B.门诊随访

C.住院随访

D.远程随访

## ◎ 选择题答案

一、单选题

B

二、多选题

ABCD

（李阔、杨丽瑶）

第五章
# 自动化腹膜透析的容量管理

## 第一节 容量状态的评估方法

　　腹膜透析患者体内水分过多被称为容量超负荷或高容量血症，是腹膜透析患者常见的临床问题。有研究显示，腹膜透析患者中有53%～57%存在容量超负荷，3%～8%存在容量不足的问题。而容量超负荷和容量不足均会引起一系列的不良预后，如长期容量超负荷将导致高血压、左室肥厚、心力衰竭等心血管系统并发症问题产生，同时也会导致严重营养不良。液体和钠的清除不良是腹膜透析患者死亡的独立危险性因素之一；透析充分性不仅仅包括小分子溶质的清除，还包括患者的容量平衡；腹膜透析技术失败的发生多与难治性容量相关并发症有关，尤其是当残余肾功能（RRF）减退或消失后。因此合理评估容量状态，防止容量超负荷至关重要。

　　容量状态的评估是腹膜透析治疗中的关键技术。但是目前尚缺乏公认的客观测量容量超负荷的指标，临床上常通过体格检查、实验室和影像学检查等综合判断，有条件或必要时可进行生物电阻抗分析等人体成分的检测。腹膜透析患者容量状态的评估方法分成以下四个方面：

## 一、体格检查

体格检查是临床上重要、简单、实用的评估腹膜透析患者是否存在容量超负荷的方法，但需要动态观察和实时记录。每天测量体重不仅可以判断腹膜透析患者体内容量的变化，而且可作为调整液体出入量的重要依据。通过确立患者的目标体重（机体容量负荷处于正常生理状态下时的体重）来评估患者的容量负荷。血压也是反映体内容量负荷状况的临床重要指标，特别是在控制水、钠摄入和增加超滤量后血压有明显下降时，提示机体存在容量超负荷。常用的评估容量负荷的体格检查如下：

### （一）体重

体重及身体质量指数（body mass index，BMI）是判断容量状态的重要指标，通过确立目标体重，每日监测体重变化，即可评估其容量变化。患者的目标体重为体内无水钠潴留时的体重，此时患者身心愉悦，无明显不适，但需注意的是目标体重并非一成不变的，而需定期评估和调整。

腹膜透析患者测量的体重应为腹内无透析液的体重，可在换液引流出废旧透析液后进行测量或在刚灌入透析液后测量，再扣除灌入量后测得的体重。建议在每天同一时间、同一地点使用同一体重秤、穿相似的衣服和鞋子测量体重，并进行记录。

局限性：不能靠体重本身评价容量状态，仅能用来作随访，从而间接估计容量的变化情况；用体重评估容量负荷会受到体重变化的影响，一些处于营养不良消耗状态的患者即使存在容量超负荷，也可能由于瘦体重下降，表现为体重保持不变甚至体重下降。

## （二）血压

腹膜透析患者高血压主要有两大类：容量依赖性高血压和肾依赖性高血压，其中大多数为容量依赖性，因此，血压可作为反映体内容量负荷状况的重要指标。

《实用腹膜透析操作教程》指出，腹膜透析患者应每日定时测量血压，如果进行活动后要休息15分钟后再测量；当患者出现伴有体重增长的血压进行性升高，或出现多种药物治疗仍难以控制的高血压时，提示可能存在容量超负荷。

局限性：国际腹膜透析学会（ISPD）发布的指南指出，目前没有证据表明腹膜透析患者有一个特定的目标血压值；由于血压会受到降压药物的影响，而且也会受到心功能的影响，单纯通过血压来评价容量负荷可能导致临床误判。

## （三）水肿

水肿是评估患者容量的直接方法，可通过检查有无周身水肿以及水肿的严重程度进行容量评估。水肿程度可分为：

轻度水肿，仅见于眼睑、眶下软组织、胫骨前、踝部的皮下组织，指压后可见组织轻度凹陷，体重可增加5%左右。

中度水肿，全身软组织均可见明显水肿，指压后出现明显的或较为深的组织下陷，平复缓慢，体重可增加10%左右。

重度水肿，全身组织严重水肿，低体位的皮肤紧张、发亮，甚至有液体渗出，胸腔、腹腔、鞘膜腔、外阴部可见明显水肿，体重可增加10%~15%。

局限性：水肿评估容量负荷的敏感性较差，通常需在水钠潴留到一定程度后才会出现，一般水钠潴留达到5kg才会出现明显水肿。因此，临床上不能仅以是否水肿来判断患者的容量负荷，即使没有水肿的患者，也可能已经存在容量负荷。同时水肿难以量化，不利于患者的病情随访。

（四）心肺检查

主要包括心肺听诊，以发现肺水肿、心力衰竭体征；心肺听诊由于操作简单、成本低、可重复监测等优势被广泛使用。

湿啰音是肺水肿的常见体征，对于诊断肺水肿具有较强的特异性，但敏感性较差，有可能导致漏诊。

## 二、影像学检查

某些影像学检查也有助于判断患者的容量状态，主要包括胸片、心脏超声、血管超声和肺部超声等，必要时可选做。

（1）胸部X线片：主要测量心胸比（cardioid thorax ratio，CTR），即心脏最大横径与胸腔最大横径的比值。CTR正常值介于0.42～0.5，一般来说CTR＞0.5提示心脏增大，可能存在容量超负荷。但是在胸片上评估心脏轮廓时，难以区分心脏扩大或心包疾病导致的扩大。

（2）心脏超声：主要评估心脏结构和功能。偏心性左心室肥厚、左房容积增大和左心室质量增加可反应容量超负荷。但是受心脏基础情况的影响，且短期变化小，敏感性差。

（3）血管超声：主要评估心脏结构和功能。一般来说，腔静脉＞11.5 mm/m$^2$可反映高血容量。但是准确性较差，需持续动态观察才能提高诊断的准确性，并且在PD患者中作用有限。

（4）在肺超声中观察到"B线"（长1.0～3.0cm、宽0.5～1.0 mm的短线状，成组出现，互相平行，与胸膜面大致呈垂直方向，位于肋膈角区，偶可达中、上肺野外带）提示可能存在容量超负荷。B线的数量和强度评估可反映肺水肿的程度，但是难以区分纤维性B线和水肿性B线；对病态肥胖、皮下肺气肿切除术或胸膜炎的患者需酌情考虑。

### 三、生物学标志

目前尚无准确、特异评估容量超负荷的生物学标志物。有研究表明血N端脑钠肽（NT-proBNP）水平与容量负荷呈正相关，能反映机体的容量负荷状态，可作为评价腹膜透析患者心功能和容量负荷的生物学指标之一。

### 四、人体成分分析

生物电阻抗分析等技术可以通过检测人体成分来判断体内的容量状况，由于价格、某些技术尚不能完全达到要求或测量仪器不够普及等原因，目前无法在临床推广使用，但某些技术已经显示出其应用前景，如全身生物电阻抗分析、双能X线吸收、生物电阻抗分析仪BCM计算超负荷（overhydration）值等。一项单中心前输性随机对照研究纳入165例腹膜透析患者，Group1采用生物电阻抗光谱分析法对门诊患者进行容量评估，Group2仅采取标准方法对患者容量进行评估。研究通过反复的生物电阻抗分析和临床评估来反映患者容量状态，并记录尿量、血压和使用降压药的情况。随访3个月，结果显示，生物电阻抗光谱法进行评估的患者容量控制更好，血压也明显低于对照组。

综上所述，如果患者体表不肿、血压轻松控制到140/90 mmHg以下，体重秤上的数字也保持稳定，说明患者体内的容量基本保持平衡。容量失衡则有两种极端表现，一种是出现了"大象腿""眯缝眼"这些水肿征象，服用三种以上降压药血压还居高不下，或体重变化"扶摇直上"，严重时甚至走路气喘、躺下憋气，这说明患者容量过多；另一种则出现头晕目眩、疲乏无力，原先的血压高突然"假正常化"或血压降低为90/60 mmHg以下，患者没有刻意减肥体重却莫名其妙地下降，说明其容量不足。这时便需要评估、调整患者的饮食与透析治疗方案。

# 第二节　影响容量控制的因素

## 一、不恰当的治疗方案

（1）适度的留腹时间和剂量、透析液浓度以及交换次数可以纠正患者容量问题。

（2）不恰当的腹膜透析处方可能造成容量波动较大，超滤过多，引起容量不足。

## 二、残肾功能下降

残肾功能降低导数尿量减少，水分排出量减少，引起容量负荷过重。

## 三、腹膜功能受损

腹膜炎、腹膜硬化等导致腹膜功能受损，超滤减少，引起容量控制不佳。

## 四、腹膜特性为高/高平均转运特性

高/高平均转运患者由于葡萄糖快速重吸收，导致渗透梯度消失，超滤量减少，容易引起容量超负荷。

## 五、合并症

（1）有研究表明糖尿病腹膜透析患者85%伴有水肿，40%伴有重度水肿。

（2）高血压、心衰等心血管疾病会影响透析患者的容量控制。

## 六、患者因素

（1）患者摄入过多水分或高含水量的食物，如水果。

（2）患者治疗依从性差，如自行减少透析次数、灌入剂量，留腹时间不足等。

# 第三节　自动化腹膜透析控制容量凸显优势

APD是一种采用自动化腹膜透析机进行换液的腹膜透析模式。这种模式与CAPD的显著不同在于APD用机器代替人工进行操作，使腹膜透析更加容易，对患者的生活影响也更小。在发达国家，APD使用率已达到80%。

## 一、APD可仰卧治疗，处方设置更灵活

APD在治疗剂量、交换次数、每次留腹剂量等方面具有很好的灵活性，便于对于容量超负荷的患者制定个体化的治疗方案，可仰卧位治疗，患者可以耐受更大的透析液流量，增加水分清除。一项观察性研究纳入18例PD患者，研究发现仰卧位腹膜透析较坐位腹膜透析显著降低患者腹内压。由此提示在相同腹内压情况下，仰卧位可耐受更大的腹腔内液体容积和更高的透析液流量，增加净超滤率，提高水分清除率。

## 二、APD实现递增式透析，保护残余肾功能

有残余肾功能的患者所用的以小剂量开始腹膜透析，并随着残余肾功能的丢失，逐渐增加腹膜透析剂量的递增式腹透法，有保护残余肾功能的作用。APD治疗可使用这种方法保护患者的残余肾功能。

一项Meta分析显示，递增式的透析残肾功能丢失速率比全剂量透析低0.58 ml/（分钟·月）（95%CI0.16至1.01，*P*=0.007）。

### 三、APD降低腹膜炎，减少因腹膜炎导致的腹膜功能受损

腹膜炎是腹膜透析常见的并发症，也是导致腹膜透析失败的常见原因之一。APD实现自动换液，每天仅需连接一次，大大降低了手动操作带来的感染风险，降低感染引起的腹膜炎发生风险。

### 四、APD增加高/高平均转运患者超滤量

国内外专家推荐高/高平均转运患者应用APD提高超滤量，改善透析充分性。

（1）腹膜特性为高/高平均转运的患者，腹膜转运速度快，透析液中葡萄糖容易重吸收，导致渗透梯度消失，超滤量减少。

（2）应用APD可缩短透析液留腹时间，能更频繁地增加透析液，以增加高/高平均转运患者超滤量，提高透析充分性。

### 五、APD显著改善心衰患者的容量负荷

合并心衰腹膜透析患者使用APD可显著改善容量负荷，降低住院天数。

### 六、APD结合远程监测技术提高患者的依从性

通过提高患者的依从性，保证患者足够的治疗时间和交换次数，从而改善患者的容量问题。一项欧洲观察性研究纳入15例传统APD患者，研究起始时全部患者转为APD结合RM治疗，自2019年1月起随访6个月，观察指标包括超滤量、血压等，同时记录患者警报次数，旨在评

估使用RM患者的依从性。患者依从性以警报的形式体现，主要表现为患者缺少治疗、失去连接、有3个黄色标记或1个红色标记。结果显示，使用RM-APD后6个月，患者平均警报次数显著降低，说明通过RM监测，患者治疗依从性有所改善。

相比CAPD，APD有多种治疗模式，能实现个性化处方，帮助提高透析充分性。使用APD治疗，每天只需连接一次，机器自动换液，降低了手动操作带来的感染风险，降低腹膜炎和技术失败风险。APD患者的全因死亡风险和心血管死亡风险比CAPD患者更低，具有更突出的临床结局优势。

## 第四节　选择题

### 一、单选题

影响PD患者容量控制的因素不包括（　　　）

A. 不恰当的治疗方案

B. 肾功能良好

C. 腹膜功能受损

D. 腹膜特性为高/高平均转运特性

E. 患者的治疗依从性差

### 二、多选题

1.自动化腹膜透析控制容量凸显优势包括（　　　）

A.提高患者依从性

B.改善心衰患者容量负荷

C.保护残余肾功能

D.可仰卧治疗，处方设置更灵活

E.增加高/高平均转运患者超滤量

2.容量评估中的体格检查包括（　　　）

A.血压

B.水肿

C.体重

D.心、肺功能

E.颈内静脉是否怒张


◎ 选择题答案

一、单选题答案

B

二、多选题答案

1.ABCDE；2.ABCD

（赵　鑫　李　阔）

第六章
# 自动化腹膜透析患者的营养管理

## 第一节 腹膜透析对营养代谢的影响

腹膜透析患者处于高分解代谢状态，其营养不良的患病率为11.7%～47.8%。尽管腹膜透析患者需限制钠和液体摄入，但其依从性差，容易容量超负荷；此外，腹膜透析患者普遍存在胃肠道症状，持续的腹膜内葡萄糖转运降低了血浆中胃饥饿素的水平，腹膜透析患者类似持续进食者，会出现如饱腹感强、食欲减退、胃排空延迟等症状。

当患者蛋白质摄入不足，并处于高腹膜转运的情况下，体内蛋白质及氨基酸更容易大量丢失，影响血清蛋白的水平。腹膜透析患者存在低白蛋白血症时，机体常处于体液超负荷状态，进一步影响患者的食欲及营养摄入。

慢性肾脏病（chronic kidney disease，CKD）患者常伴有胰岛素抵抗及糖耐量异常，70%～75%的患者合并葡萄糖耐量降低，大多数CKD患者早期即出现脂代谢异常。而腹膜透析患者常应用的是葡萄糖透析液，葡萄糖透析液的使用干扰了血糖的稳定，同时也增加了腹膜受损的机会。

　　有研究显示，我国腹膜透析患者中高磷血症（＞5.5 mg/dL）患病率高达47.4%。血磷与血钙结合生成磷酸钙沉积，作用于肠道软组织，抑制钙的吸收，进而加重低钙血症的发生。据有关研究数据显示，血管钙化的相关危险因素有高钙磷沉积以及高磷血症等，这些都会导致腹膜透析患者的生存率下降。此外，蛋白质分解加速导致产生钾增多，从而使损伤的肾脏排出的钾减少，导致高钾血症。但值得注意的是尽管伴有高钾血症，可是由于腹膜透析患者体内钾的储备量减少，所以限制钾摄入应个体化，避免低钾血症的发生。

　　透析患者因水溶性维生素的丢失会降低血清维生素水平。尿毒症时维生素$B_6$缺乏与氨基酸和脂类代谢异常有关，维生素$B_1$缺乏与乳酸性酸中毒有关。CKD患者的维生素$D_3$转化至活性形式1，25-（OH）$_2D_3$水平减少，其血清水平相应降低。维生素K的缺乏常出现在部分使用抗生素的患者，因肝脏释放视黄醛和视黄醛结合蛋白增加，转运蛋白在肾脏的分解减少，导致血浆维生素A的水平增加。

# 第二节　营养评估方法

　　营养评估应关注评估的时机及其内容，至少在开始透析的90天内，每年（或营养筛查及转诊时）由营养师或同等水平经培训合格的人员进行全面的营养评估。

　　Kalantar-Zadeh K等设计的专门针对CKD透析患者的量化主观整体评价（Q-SGA），又称透析营养评分，包括病史及体格检查两大类，涉及体重变化、膳食摄入、胃肠道症状、活动能力、合并症、脂肪丢失及肌肉消耗七个方面，每个方面根据其严重程度分为1/2/3/4/5分，量表最低分为7分，最高分为35分。7分说明营养良好，8~34分提示营养不良，

35分提示严重营养不良，见表3-6-1。

表 3-6-1　透析患者 Q-SGA

| 大类 | 项目及评价内容 | 得分 |
|---|---|---|
| 病史 | •**体重变化**（过去6个月内的体重下降）<br>①无变化；②<5%；③5%~10%；④10%~15%；⑤>15%<br>•**食物摄入**<br>①无变化；②固体食物略少；③全量流食或中度减少；④低能量流食；⑤饥饿<br>•**胃肠道症状**<br>①无症状；②恶心；③呕吐或中度胃肠道症状；④腹泻；⑤严重厌食<br>•**活动能力**<br>①无变化（改善）；②步行困难；③日常活动困难；④轻度活动；⑤完全卧床，没有或极少活动<br>•**合并症**<br>①MDH<12个月，无其他健康问题；②MDH 1~2年或轻度合并症；③MDH 2~4年或>75岁或中度合并症；④MDH>4年或严重合并症；⑤非常严重多发合并症 | |
| 体格检查 | •脂肪储存减少或皮下脂肪丢失（下眼眶、二头肌和三头肌及胸部）<br>①无丢失；②介于二者之间；③中度丢失；④介于二者之间；⑤重度丢失<br>•肌肉消耗征象（颞部、锁骨、肩胛骨、肋骨、股四头肌、膝和骨间肌）<br>①无消耗；②介于二者之间；③中度消耗；④介于二者之间；⑤重度消耗 | |
| SGA评分 | | |

注：MDH，最长血液透析疗程。

体重不足状态可以作为较高死亡率的预测指标，故监测频率建议每月至少1次。

膳食摄入量的首选方法推荐3天食物记录，也可以采用24小时食物回顾、食物频率问卷和标准化蛋白分解率作为评估膳食能量和蛋白质摄入量的替代方法。每一种方法各有优缺点，食物称重法准确，但是花费较多财力及人力，难以在临床推广应用；24小时膳食回顾法较为常用，耗时短，可量化，但量化过程中存在一定主观性，难以准确评估。食物频率问卷法可以得到通常的膳食摄入量，获得长期的总膳食数据，缺点是存在回忆偏倚；3天食物记录作为首选，可以获得相对真实的膳食数据。总体工作中应根据调查人员、时间、应用场景等客观灵活使用。

目前，人体成分分析主要通过生物电阻抗法（bioelectrical impedance analysis，BIA）和双能X线测量法（dual energy X-Ray absorptiometry，DXA）。虽然DXA是测量体成分的金标准，但是其费用高，有辐射，相比于DXA而言，BIA操作简单、费用低，对人体无辐射，可在临床上广泛应用。人体成分测定可以及时发现腹膜透析患者是否透析充分，体成分结果也可以作为营养评估的重要组成部分。

## 第三节　营养治疗及健康指导

### 一、营养治疗原则

定期腹膜透析患者应在治疗早期或治疗前制订个体化营养治疗计划，根据透析频率及病情变化3~4个月动态调整1次，如膳食调查提示营养摄入不足或已存在营养不良，或有加重营养不良的因素，或并发症存在，则应每1~2个月或更为频繁地调整营养治疗方案。

在给予营养支持前，应对患者进行全面的营养评估，尽可能地排除影响食欲、导致营养不良的潜在可逆因素和药物，按照营养治疗的原则进行个体化治疗。若单纯饮食指导不能达到日常膳食推荐摄入量，建议在营养师或医师的指导下给予口服营养补充剂，有助于改善腹膜透析患者的血清白蛋白、前白蛋白水平。值得注意的是，肠内营养制剂的补充效果取决于患者的依从性和胃肠功能，若经口补充受限或仍无法提供足够能量，建议给予管饲喂食或肠外营养。考虑到腹膜炎发生的可能性，不建议对腹膜透析患者行经皮内镜下胃造口术行肠内营养支持。

经腹腔给予氨基酸（intraperitoneal amino acids，IPAA）结合饮食也是满足腹膜透析患者蛋白质和能量需求的一种可选方式。在蛋白质摄入不足的腹膜透析患者中，IPAA可以增加蛋白质平衡，如果灌入2.1 L含1.1%氨基酸的透析液，在腹腔内保留5～6小时，则可保留80%的氨基酸，即可净吸收17～18 g的氨基酸，大于每日从透析液丢失的氨基酸量。其中，氨基酸的保留量取决于腹膜转运的类型。IPAA可以减少每日糖类负荷约20%。

### （一）能量

推荐维持性腹膜透析患者热量摄入为35 kcal/（kg·d）；60岁以上患者，活动量较小、营养状况良好者可减少为30 kcal/（kg·d）～35 kcal/（kg·d）。计算能量摄入时，应减去腹膜透析时透析液中所含葡萄糖被人体吸收的热量。腹膜转运功能正常的患者中，透析液中约60%的葡萄糖被吸收，100～200 g/24 d，从透析液中吸收的葡萄糖占总能量摄入的13.8%。

### （二）碳水化合物

膳食中碳水化合物提供大部分能量，充足的碳水化合物可以防止营养不足，利于蛋白质用于组织修复和生长发育。在总摄入的基础上适当提高碳水化合物的摄入量，其供能比应为55%～65%，有糖代谢异常者应限制精制糖的摄入。

### （三）蛋白质

腹膜透析患者每日损失的总蛋白质平均值约为5 g，为了保证蛋白质的摄入，推荐每天蛋白质的摄入量为1.0～1.2 g/（kg·d），其中优质蛋白质占比1/2以上，如瘦肉、蛋类、奶类、大豆及其制品，注意将优质蛋白质合理分配于三餐中。在全面评估患者营养状况后，个体化补充α酮酸制剂0.12 g/（kg·d）。但是要注意过高的蛋白质摄入不利于血磷的控制，不能单纯为了控制血磷减少蛋白质的摄入，应注意蛋白质来源的磷含量（膳食磷与蛋白质比率）和含磷添加剂或防腐剂的食用限制，特别是加工食品。

（四）脂肪

脂肪占比25%～35%，适当控制高脂肪摄入有利于降低血脂，避免加重动脉硬化。

（五）维生素

透析治疗时水溶性维生素丢失造成血清维生素水平降低，如B族维生素、维生素C等，尤其是叶酸、维生素$B_6$和维生素C，应及时补充。维生素来源较为丰富的食物以新鲜蔬果为宜。脂溶性维生素如维生素A、维生素E一般不必补充，如需补充，应避免过量，并定期监测。活性维生素D应经常补充，但必须要在医师或营养师的指导下使用。

（六）电解质

腹膜透析患者的钾摄入宜控制在正常范围内；水肿和高血压患者每日摄入盐量应控制在5 g以内；出现高磷血症时，磷的摄入量应限制在800 mg/d以下；保证充足的钙摄入，每天以800～2 000 mg为宜。

## 二、健康指导（患者）

（一）合理安排餐次

食物多样化，合理计划餐次及能量，均匀分配三餐食物中的蛋白质，参考食谱见表3-6-2，参考食谱的营养成分分析见表3-6-3。

表 3-6-2　腹膜透析患者一日范例食谱

| 餐别 | 食物名称 | 原料 | 重量/g | 多餐能量构成比/% |
|------|---------|------|--------|----------------|
| 早餐 | 牛奶冲藕粉 | 牛奶（均值） | 250 | 21.08 |
|      | 牛奶冲藕粉 | 藕粉 | 40 |  |
|      | 煮鸡蛋 | 鸡蛋（均值） | 50 |  |
|      | 早餐配菜 | 黄瓜 | 100 |  |
| 加餐 | 水果 | 蜜橘 | 200 | 12.45 |
|      | 纯牛奶 | 牛奶（均值） | 250 |  |
| 午餐 | 米饭 | 稻米（均值） | 100 | 34.72 |
|      | 苦瓜肉丝 | 猪肉（瘦） | 75 |  |
|      | 苦瓜肉丝 | 苦瓜（凉瓜、癞瓜） | 150 |  |
|      | 烧茄子 | 茄子（均值） | 100 |  |
|      | 午餐用油 | 菜籽油（清油） | 12 |  |
| 晚餐 | 米饭 | 稻米（均值） | 100 | 31.75 |
|      | 竹笋烧牛肉 | 牛肉（瘦） | 50 |  |
|      | 竹笋烧牛肉 | 竹笋 | 150 |  |
|      | 清炒时蔬 | 油菜 | 100 |  |
|      | 晚餐用油 | 菜籽油（清油） | 12 |  |
| 全天 | 烹调用盐 | 精盐 | 4 |  |

表 3-6-3　营养成分分析

| 宏量营养素 | | | | 微量营养素 | | | |
|-----------|---|---|---|-----------|---|---|---|
| 三大营养素 | 含量/g | 能量/kcal | 供能比/% |  |  |  |  |
| 蛋白质 | 72.6 | 289.4 | 16.5 | 维生素B$_1$ | 1.2 mg | 钠 | 1 980.8 mg |
|  |  |  |  | 维生素B$_2$ | 1.5 mg | 钾 | 2 989.2 mg |

续表

| 宏量营养素 | | | | 微量营养素 | | | |
|---|---|---|---|---|---|---|---|
| 三大营养素 | 含量/g | 能量/kcal | 供能比/% | | | | |
| 脂肪 | 53.9 | 484.9 | 27.6 | 叶酸 | 337.5μg | 钙 | 817.7 mg |
| | | | | 烟酸 | 15.1mg | 磷 | 1 154.0 mg |
| 碳水化合物 | 246.1 | 984.5 | 56.0 | 维生素C | 184.5mg | 铁 | 23.2 mg |
| 合计 | — | 1 758.8 | 100 | 维生素E | 22.7α–TE | 锌 | 12.3 mg |

## （二）保证充足能量摄入，控制并维持体重在正常范围

BMI＝体重（kg）÷身高$^2$（m）

BMI正常范围为18.5～23.9 kg/㎡，BMI≥24为超重，BMI≥28为肥胖，BMI＜18.5为消瘦。

1.电解质

（1）钾。有明显少尿、高钾血症需限制钾的摄入。平常选用新鲜蔬菜，病情需要限制含钾高的食品。常见高钾食物如：马铃薯及其淀粉、芋头、杂粮类；笋子类、洋葱、菠菜、脱水油菜、芥菜、菌类、菇类；果脯、椰子、枣、香蕉；干豆类；坚果类；动物内脏、腌制食品、羊肉；海产品；调味酱。限制蔬菜进食量，菜汤含钾亦高，尽量不喝，也可将蔬菜焯水后食用，瓜类蔬菜相对含钾较低，但也应限量食用。

（2）钠。限制钠盐或含钠盐食物的摄入，有水肿和高血压者，每日摄入食盐量应控制在5 g以内。尽量避免食用含盐分高的食物，如腊肉、香肠、咸蛋、咸鱼、咸菜、泡菜等腌制品，也要减少加工食品如面包、饼干、蛋糕、午餐肉、火腿肠等的摄入。酱油、豆瓣等含钠调味品应尽量少用，使用时需考虑其钠含量。最好不用味精和鸡

精。为了限制盐的摄入，可以选择醋熘、糖醋、姜汁、蒜蓉等方式烹制食物。

（3）磷。疾病初期不需要限制磷；出现高磷血症时，磷的摄入量应限制在800 mg/d以下。含磷丰富食物如：杂粮类，干豆类，菌类，干果类，坚果类，动物内脏、鸡蛋黄、海鲜，炼乳、奶粉、奶酪，各种含磷的加工食品等。可以采取增加磷丢失的方法减少磷的摄入，如捞米饭、瘦肉类食物炖汤（煮汤或焯水）后弃汤后食用。

（4）钙。保证钙的摄入，每天应摄入800~2 000 mg钙。含钙丰富的食物有牛奶及其制品、虾皮、虾等。

（5）铁。常伴有肾性贫血者需保证铁的摄入充足，补充含铁量高的食物，可优先选择肝脏、瘦肉、动物全血等动物性食物。选择含铁丰富的食物时可以尽量搭配含维生素C丰富的新鲜蔬菜、水果等，以促进铁的吸收。

2.液体量

出现少尿（每日尿液量小于400 ml）或合并严重心血管疾病、水肿时需适当限制水的摄入量，以维持出入量平衡。24小时摄入水量（包括输液、进食等）＝前一日尿量＋500~800ml＋显性失水量（如呕吐、腹泻、引流等）＋透析超滤的水量（透析脱水量/透析间隔天数）。一般建议两次透析之间体重增长不宜超过干体重的3%~5%。在严格控制水分时，如果口渴，可用棉签蘸水湿润嘴唇或含冰块。少摄入含水量高的食物，如汤水类食物（藕粉汤、饮料、酒、果汁）、含水量高的主食（粥、面条）、水果（梨、桃、李子、梅、葡萄、橘子、芒果、木瓜）、蔬菜（番茄、萝卜、绿豆芽、茄子、丝瓜、黄瓜、白菜、韭黄、油菜、芦笋）。

## 第四节　选择题

### 一、单选题

1.推荐腹膜透析患者每天蛋白质的摄入量为（　　　）

A. 0.6 ~ 0.8 g/（kg·d）

B. 0.8 ~ 1.0 g/（kg·d）

C. 1.0 ~ 1.2 g/（kg·d）

D. 1.2 ~ 1.4 g/（kg·d）

E. 1.4 ~ 2.0 g/（kg·d）

2.透析患者的哪种血浆维生素水平会增加（　　　）

A.维生素A

B.维生素B

C.维生素C

D.维生素D

E.维生素K

3.腹膜透析患者的钙摄入宜控制在（　　　）

A.800 ~ 2 000 mg/d

B.1 000 ~ 2 000 mg/d

C.2 000 ~ 3 000 mg/d

D.3 000 ~ 3 500 mg/d

E.3 500 ~ 4 000 mg/d

### 二、多选题

1.腹膜透析患者胃肠道症状的表现通常有（　　　）

A.早期饱腹感

B.持续饥饿感

C.食欲减退

D.食欲旺盛

E.胃排空延迟

2.为了控制钠的摄入，以下说法正确的是（　　　　）

A.避免食用含盐分高的食物如腊肉、香肠、咸蛋、咸鱼、咸菜、泡菜等腌制品

B.减少加工食品如面包、饼干、蛋糕、午餐肉、火腿肠等加工食品的摄入

C.酱油、豆瓣等含钠调味品应尽量少用

D.最好不用味精和鸡精

E.可以选择醋熘、糖醋、姜汁、蒜蓉等方式调味食物

◎ 选择题答案

一、单选题

1.C；2.A；3.A

二、多选题

1.ACE；2.ABCDE

（柳　园　周子琪）

# 第七章

# 自动化腹膜透析患者贫血管理

## 第一节　肾性贫血的定义

肾性贫血是指因肾脏疾病造成血红蛋白低于正常值。造成肾性贫血的常见原因是骨髓造血异常，肾脏分泌促红细胞生成素（erythropoiesis，EPO）生成不足，红细胞存活周期缩短，铁代谢紊乱等。肾脏疾病合并的炎症反应、继发性甲状旁腺功能亢进等可加重肾性贫血的进展，并且肾脏疾病患者也可合并营养不良性贫血、溶血性贫血、出血性贫血、地中海贫血、再生障碍性贫血以及血液系统肿瘤等疾病。因此，贫血是肾脏疾病患者常见的临床表现，既是肾脏疾病重要的并发症，也是常见的合并疾病。随着肾功能不断下降，贫血程度也会逐渐加重，严重影响患者的生活质量，加重个人及社会的经济负担，并且增加心血管疾病的发生率及病死率。

## 第二节　肾性贫血的机制

自动化腹膜透析患者贫血机制是多因素的。内源性EPO水平的降低、失血或铁吸收受损造成的绝对缺铁吸收障碍，铁调素水平升高而导致的铁储存的无效使用，这些因素都在肾性贫血中起到重要作用。同时，包含甲状旁腺激素（parathyroid hormone，PTH）在内的尿毒症毒素导致骨髓对EPO的反应性降低，慢性肾脏病相关疾病引起的全身炎症、红细胞寿命缩短、维生素$B_{12}$或叶酸缺乏等也会导致APD患者贫血。

## 一、EPO缺乏

EPO是由165个氨基酸残基组成的糖蛋白激素，其中60%是蛋白质（单个多肽链），40%为糖类。90%以上的EPO由成人肾皮质间质细胞产生，与红系祖细胞表面EPO受体结合，促进红系定向干细胞分化、血红蛋白（hemoglobin，Hb）合成及红细胞释放。低氧是刺激EPO合成释放的主要因素，主要调节因子是低氧诱导因子-2（hypoxia - induced factor-2，HIF-2）。

## 二、铁缺乏及代谢障碍

铁是合成血红蛋白的原料，铁缺乏使得血红蛋白合成受到阻碍，从而导致肾性贫血的发生。临床上常用血清铁蛋白（serum ferritin，SF）作为铁储存状态指标，转铁蛋白饱和度（transferrin saturation，TSAT）作为铁利用状态指标。肾性贫血患者铁缺乏类型与诊断标准见表（表3-7-1）。铁缺乏包括两种情况：

（1）绝对性铁缺乏，即机体铁储备低。

（2）功能性铁缺乏，吞噬细胞和网状内皮细胞释放铁的功能下降，导致铁相对不足。

铁对于人体生理学的稳定性有重要作用，主要从铁的摄入、丢失及代谢三个方面探讨APD患者缺铁的原因。

（1）受代谢产物及毒物等影响，APD患者胃肠蠕动减慢、黏膜吸收营养物质能力降低，其中包括铁的吸收。

（2）APD患者需要定期抽血进行实验室检查而失血，透析患者会通过透析管路失血，从而丢失铁。

（3）体内铁过量、炎症、缺氧等情况会刺激铁调素（hepcidin）过度表达。铁调素是一种主要由肝脏分泌的肽类激素，被认为是铁稳态的主要调节剂。过高的铁调素水平阻碍了铁的吸收和网状内皮细胞铁的释放，使得铁积聚在细胞内，无法正常被机体利用，导致功能性铁缺乏。肾性贫血患者使用重组人促红细胞生成素（Recombinant human erythropoietin，rHuEPO）刺激红细胞生成，大量铁用于合成血红蛋白，导致相对铁缺乏。

表 3-7-1 肾性贫血患者铁缺乏类型与诊断标准

| 绝对铁缺乏 | 功能性铁缺乏 |
| --- | --- |
| 一般认为非透析患者或腹膜透析患者$SF \leqslant 100$ pg/L且$TSAT \leqslant 20\%$；血液透析患者$SF \leqslant 200$ μg/L且$TSAT \leqslant 20\%$为绝对铁缺乏 | 如有条件应检测CHr和sTfR/logFerritin比值来诊断功能性铁缺乏<br>•当$CHr < 29$ pg和（或）sTfR/logFerritin比值$> 2$，提示功能性铁缺乏<br>•如无法进行上述指标检测，对于非透析患者或腹膜透析患者，当$100$ μg/L$< SF < 500$ μg/L且$TSAT \leqslant 20\%$时，提示存在功能性铁缺乏<br>•对于血液透析患者，尚无采用SF和TSAT来诊断功能性铁缺乏的标准；当患者$200$ μg/L$< SF < 500$ μg/L且$TSAT \leqslant 20\%$，结合临床考虑存在铁利用障碍时，可参考功能性铁缺乏的处理 |

注：sTfR为可溶性转铁蛋白受体；logFerritin为铁蛋白对数；CHr为网织红细胞血红蛋白。

### 三、营养不良

由于APD患者饮食控制、食欲减退、代谢性酸中毒及水钠潴留，引起胃肠黏膜水肿和胃肠蠕动减慢，导致营养物质吸收障碍，这势必会导致叶酸、维生素$B_{12}$、铁等造血原料的缺乏，引起贫血。研究发现，左卡尼丁的缺乏亦与肾性贫血存在联系。APD患者因为左旋肉碱摄入含量不足、内源性生成减少，导致体内缺少左卡尼丁，尤其是长期透析患者左卡尼丁缺乏明显。当左卡尼丁缺乏时，一方面，线粒体中长链脂肪酸的氧化反应受到影响，乙酰辅酶A聚集在线粒体内，导致细胞内能量的生成障碍和细胞毒性的增加，影响红细胞发挥作用；另一方面，导致rHuEPO治疗的抵抗，使红细胞膜脆性增加和红细胞寿命缩短。

### 四、甲状旁腺功能亢进

当肾功能受损时，1，25–双羟维生素D的水平显著降低，钙磷代谢紊乱，出现继发性甲状旁腺功能亢进症（secondar hyperparathyroidism，SHPT）。这是APD患者常见并发症之一。高水平的甲状旁腺激素（PTH）可引起骨髓纤维化从而抑制造血干细胞的活化，使红细胞生成减少，也可增加红细胞膜渗透脆性，使红细胞寿命缩短。除此之外，PTH作为中分子尿毒症毒素，可直接或间接影响EPO生成和释放，降低对EPO的治疗反应性而加重贫血。

### 五、炎症状态

APD患者普遍存在炎症状态，导致这种状态的原因可能有：糖基化终末产物、晚期脂质氧化物等激发炎症反应；另外，高感染率、氧化应激、促炎性细胞因子水平升高都会导致APD患者处于慢性炎症状态。大多数APD患者处于炎症状态及铁负荷超载状态，会刺激血清铁调素表达升高，导致机体出现铁代谢紊乱，Hb合成减少，加重APD患者的贫血状态。

### 六、尿毒症毒素

欧洲尿毒症毒素工作组确立了146种尿毒症相关的有机化合物，

其中25个化合物是蛋白质结合的，并且由于其蛋白质结合能力而难以通过透析清除。在这25种蛋白质结合溶质中，硫酸吲哚酚（indoxyl sulfate, IS）和对甲酚硫酸酯（P-cresyl sulfate, PCS）是研究最多、最具代表性的毒素。IS通过依赖羟化酶的方式损害了红细胞生成，在缺氧状态下抑制EPO的产生。另外，其他一些蛋白质结合的尿毒症毒素通过独立于EPO产生的机制在肾性贫血过程中发挥作用。

### 七、铝中毒

铝中毒是一种可见于血液透析患者的全身性疾病，偶尔发生于重度CKD非透析患者。这是因为铝通常用作透析患者的磷酸盐结合剂，以及观察透析液污染导致铝含量过高。铝超负荷是导致肾性贫血的原因之一，过量的铝可以改变铁代谢，阻碍铁的吸收及转运，也可以直接抑制红细胞生成和破坏红细胞膜减少红细胞数量，这也使得促红细胞生成刺激剂（erythropoiesis-stimulating agents, ESAs）反应性降低，进一步加重贫血。

## 第三节  肾性贫血诊断与监测

### 一、需明确贫血是否存在

居住在海平面地区的成年人，男性Hb＜130 g/L，非妊娠女性Hb＜120 g/L，妊娠女性Hb＜110 g/L，可诊断贫血，但应考虑患者年龄、种族、居住地的海拔高度对Hb的影响。

### 二、肾性贫血诊断流程

需排除缺铁性贫血、维生素B$_{12}$或叶酸缺乏引起的巨幼细胞性贫血、溶血性贫血、出血性贫血，以及地中海贫血、再生障碍性贫血和血液系统肿瘤等其他疾病导致的贫血。具体诊断流程参考图3-7-1。

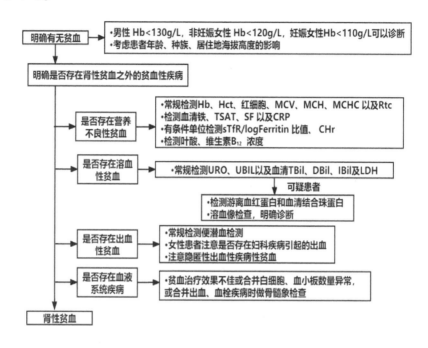

图3-7-1 肾性贫血诊断流程

注：Hb为血红蛋白；Hct为红细胞比容；MCV为平均红细胞体积；MCH为平均红细胞血红蛋白量；MCHC为平均红细胞血红蛋白浓度；Rtc为网织红细胞计数；TSAT为转铁蛋白饱和度；SF为血清铁蛋白；CRP为C反应蛋白；sTfR为可溶性转铁蛋白受体；logFerritin为铁蛋白对数；CHr为网织红细胞血红蛋白；URO为尿胆原；UBIL为尿胆红素；TBil为血清总胆红素；DBil为直接胆红素；IBil为间接胆红素；LDH为乳酸脱氢酶。

### 三、需进行肾性贫血相关危险因素的评估

营养不良、透析不充分、炎症状态及继发性甲状旁腺功能亢进等可能导致肾性贫血患者病情加重和治疗低反应。在患者确诊为肾性贫血后，医师可根据表3-7-2评估患者的危险因素；此外还需要考虑患者是否合并其他导致贫血的疾病，以便能够针对病因进行治疗。

表3-7-2    肾性贫血相关危险因素的评估指标

| 危险因素 | 评估指标 |
|---|---|
| 甲状旁腺功能亢进 | • iPTH |
| 炎症状态 | • C反应蛋白 |
| 营养状态 | • SGA、MIS、人体测量及血糖、血脂、血清白蛋白检测等<br>• 透析患者：nPNA、PCR |
| 透析充分性 | • 透析患者：Kt/V、URR等 |

注：iPTH为全段甲状旁腺素；SGA为主观综合营养评估；MIS为营养不良炎症评分法；nPNA为标化氮表现率蛋白当量；PCR为蛋白分解代谢率；Kt/V为尿素清除指数；URR为尿素下降率。

## 四、一旦患者确诊为肾性贫血，建议定期监测相关指标

CKD 3期以上患者应常规进行贫血筛查。此外，对于合并贫血和贫血初始治疗阶段的CKD患者，至少每月检测1次血常规、网织红细胞计数、SF和TSAT；对于贫血维持治疗阶段或Hb较为稳定的CKD患者，至少每3个月检测1次血常规以及SF和TSAT。

# 第四节  肾性贫血治疗的总体原则、靶目标及管理

## 一、总体治疗原则

（1）肾性贫血治疗的目的是避免患者输血，减少心血管事件发生，改善认知功能和提高生活质量。

（2）肾性贫血治疗涉及促红细胞生成刺激剂（ESAs）、铁、营养状态以及透析充分性等多方面，其中应用ESAs补充EPO，或者通过低氧诱导因子—脯氨酰羟化酶抑制剂（HIF-PHIs）调控内源性EPO为肾性贫血治疗的关键。

（3）治疗肾性贫血应首先纠正加重贫血的可逆因素。

（4）治疗前及治疗期间应评估铁状态，对于存在绝对铁缺乏的患者应补充铁剂治疗。

（5）ESAs/HIF-PHIs治疗过程中，应依据Hb变化幅度调整剂量，避免Hb波动幅度过大。

（6）出现治疗低反应时，应再次评估是否存在感染、继发性甲状旁腺功能亢进、铝中毒、药物及透析不充分等加重贫血的危险因素，以及是否合并其他导致贫血的疾病，并给予相应治疗。

## 二、治疗靶目标

Hb靶目标设定为Hb≥110 g/L，但不超过130 g/L。应依据患者年龄、透析方式、生理需求及并发症情况个体化调整Hb靶目标。对于存在脑卒中、冠心病、肿瘤等病史的患者，应根据原发病情况调整ESAs/HIF-PHIs治疗的Hb靶目标。而铁代谢指标的靶目标设定为SF>100 μg/L且TSAT>20%，或者CHr>29pg/红细胞和（或）sTfR/logFerritin比值≤2。应维持SF在200~500μg/L，TSAT在20%~50%。肾性贫血治疗期间，应密切监测ESAs/HIF-PHIs及铁剂的不良反应，并给予及时治疗。

## 三、肾性贫血的管理

（1）肾性贫血患者治疗前应评估患者的贫血程度、生理需求、铁代谢状态、营养状态、炎症状态、透析治疗充分性以及感染、心脑血管、肿瘤等并发症和（或）合并疾病的状态。

（2）依据上述评估结果确定合适的Hb靶目标。

（3）ESAs/HIF-PHIs及静脉铁剂治疗前应权衡获益与风险。

（4）依据上述评估结果确定合适的ESAs/HIF-PHIs治疗剂量及给

药方式并定期检测Hb，依据Hb水平调整ESAs/HIF-PHIs治疗剂量。

（5）依据上述评估结果确定合适的铁剂治疗剂量及给药方式；定期评估铁代谢状态，调整铁剂治疗剂量。

（6）肾性贫血治疗期间，应密切监测高血压、血栓栓塞性疾病、过敏、感染、肿瘤及心脑血管等并发症发生与变化，关注ESAs/HIF-PHIs及铁剂的不良反应，并及时给予治疗。

# 第五节　肾性贫血的治疗

肾性贫血的总体治疗目的是避免患者输血，减少心血管事件发生，改善认知功能和提高生活质量。目前，肾性贫血的主要治疗方式包括铁剂的补充、ESAs和HIF-PHIs等三类。

## 一、铁剂的补充

应根据患者的铁缺乏类型决定是否使用铁剂。

（1）对于绝对铁缺乏（非透析患者或腹膜透析患者SF<100 μg/L且TSAT<20%；血液透析患者SF<200 μg/L且TSAT<20%）患者，应给予铁剂治疗，无论患者是否接受ESAs或HIF-PHIs治疗。

（2）当CHr<29 pg和（或）sTfR/log Ferritin比值>2时，提示患者存在功能性铁缺乏。对于此类患者应评估收益风险比后，决定是否给予铁剂治疗。

值得注意的是，由于HIF-PHIs可增加肠道对铁的吸收，下调铁调素水平，促进肝细胞和巨噬细胞释放铁，从而增加机体利用铁，改善铁代谢紊乱的能力，可考虑在缺铁患者中使用HIF-PHIs改善铁代谢并纠正贫血。可根据表3-7-3选择适合患者的铁剂类型（口服铁剂/静脉注射铁剂）。

表 3-7-3　口服/静注铁剂优缺点及适用人群

| 铁剂种类 | 优点 | 缺点 | 适用人群 |
|---|---|---|---|
| 口服铁剂 | •对机体铁代谢状态的影响更接近于生理状态<br>•治疗安全且便捷，发生过敏反应和增加感染风险低<br>•无需频繁往返医院就诊 | •纠正贫血速度较慢<br>•引起胃肠道不良反应<br>•某些药物和食物可降低铁剂吸收和疗效 | •适合肾性贫血程度较轻以及贫血纠正后维持治疗的CKD患者<br>•非透析CKD肾性贫血患者<br>•腹膜透析肾性贫血患者 |
| 静脉铁剂 | •可高效地升高Hb并维持达标水平，同时减少EPO剂量和输血需求<br>•避免口服铁剂的胃肠道不良反应和口服药物对铁剂吸收的影响 | •过敏反应，严重过敏反应可危及生命<br>•持续大剂量静脉铁剂治疗可增加心血管事件和感染风险<br>•静脉铁剂不规范应用可造成铁超载，引起肝脏、心脏等重要器官的损害 | 血液透析肾性贫血患者 |

## 二、ESAs

在起始治疗阶段，需要根据APD患者的Hb水平和临床情况选择ESAs种类，并决定ESAs起始剂量。对于初始Hb偏高的患者，应适当降低ESAs起始剂量；对于既往患有脑血管病、血栓栓塞、癫痫或高血压的患者，ESAs起始剂量应控制在较低范围内。对于非透析肾性贫血患者，建议纠正绝对铁缺乏后Hb<100 g/L给予ESAs治疗，而对于接受透析治疗的肾性贫血患者，则建议尽量避免血液透析患者Hb<90 g/L时才开始使用ESAs治疗。为提高Hb>100 g/L部分患者的生活质量，可给予个体化ESAs治疗。而ESAs的剂量调整也是ESAs治疗的重点，主要注意以下三点：

（1）ESAs剂量调整的频率取决于初始治疗期间Hb浓度的上升速率以及维持治疗期间Hb浓度的稳定性，ESAs剂量调整最小间隔一般为2周。

（2）Hb增长速度随着个体对ESAs反应性而变化。严重感染或手术等可能影响ESAs反应性，需根据患者的临床状况重新调整ESAs剂量。

（3）Hb变异度是慢性肾脏病患者死亡的独立危险因素，其增长速度随着个体对ESAs反应性而变化，因此应密切监测Hb变化，个体化调整ESAs剂量。

## 三、HIF-PHIs

HIF-PHIs的起始治疗时机为患者Hb<100 g/L，治疗期间定期评估高血压、高钾血症、心血管事件等临床事件，治疗靶目标可参考ESAs治疗。HIF-PHIs治疗过程中，患者应适当补充铁剂。值得注意的是，对于大部分患者而言，口服和静脉注射铁剂的效果无明显差异。

此外，HIF-PHIs治疗也有诸多注意事项。首先，医师应注意HIF-PHIs不应与ESAs同时使用；其次，治疗过程中应注意控制Hb水平，患者Hb过高可增加血栓栓塞、血管通路栓塞形成的风险；此外，HIF-PHIs与他汀类、矿物质补剂或含多价阳离子药物（如碳酸司维拉姆、醋酸钙等）可相互作用，在与此类药物联用时需减少用量或间隔1小时以上用药。

## 第六节　选择题

### 一、单选题

1.目前，肾性贫血的主要治疗方式包括（　　　）

A.铁剂

B.ESA

C.HIF-PHIs

D.以上都是

E.以上都不是

2. 2021年《中国肾性贫血诊治临床实践指南》推荐肾性贫血治疗Hb靶目标设定为（　　　）

A. Hb≥110 g/L

B. Hb≥120 g/L

C. Hb≥110 g/L，但不超过130 g/L

D. Hb≥120 g/L，但不超过130 g/L

E. Hb≥115 g/L，但不超过130 g/L

## 二、多选题

1.肾脏疾病导致贫血的发病机制包括（　　　）

A. EPO生成不足及活性降低

B. 铁缺乏及代谢障碍

C. 营养不良

D. 甲状旁腺功能亢进

E. 炎症状态

## ◎ 选择题答案

一、单选题

1.D；2.C

二、多选题

1.ABCDE

（蒲　俐　陈崇诚　林　丰）

# 第八章

# 自动化腹膜透析患者的钙磷代谢管理

## 第一节　矿物质和骨异常概念

慢性肾脏病矿物质和骨异常（chronic kidney disease-mineral and bone disorder，CKD-MBD）是由于CKD所导致的系统性矿物质和骨代谢异常综合征，临床上可出现以下一项或多项表现：钙、磷、甲状旁腺激素（PTH）或维生素D代谢异常；骨转化、骨矿化、骨量、骨线性生长或骨强度异常；血管或其他软组织钙化。CKD-MBD在CKD早期阶段即可发生，也是APD患者常见的并发症。

## 第二节　矿物质和骨异常的诊断

### 一、生化指标异常

CKD-MBD相关的生化指标异常（包括血清钙、磷、PTH、碱性磷酸酶活性水平）在APD患者中很常见，往往是CKD-MBD诊断的首要标志和治疗的主要依据。推荐每1～3个月检测血清钙、磷；每3～6个月检测全段甲状旁腺激素（PTH）；每12个月检测碱性磷酸酶活性。在PTH水平升高时要增加检测频率，并建议检测25–羟维生素D水平，根据基线水平和治疗干预措施决定重复检查频率。

对于接受CKD–MBD治疗或已经出现血清生化检查异常的APD患者，建议合理增加检测频率，从而监测病情变化趋势、疗效以及药物不良反应。

生化指标的检测目前还存在很多缺陷。测量值会随着检测方法、检测批次、样本来源（血浆或血清）及操作规范不同而变化。饮食、昼夜节律和季节性变异等因素也影响检测结果。因此，要根据指标变化趋势而非单个数值决定治疗方案的开始或调整。

APD患者血磷受到饮食、昼夜节律影响，还受到透析的影响，其波动性高于血钙。因此，钙磷乘积主要取决于血磷，其临床实用性不大。建议通过对个体血清钙和磷的水平共同评估来指导临床治疗，而不以钙磷乘积这个数学计算的结果来指导临床。

## 二、骨的评价

CKD–MBD骨的异常主要包括转化异常、矿化异常和骨量异常，可表现为骨折、骨痛、身高变矮等。在CKD早期（1～3期）人群中，可用骨活检和检验PTH和碱性磷酸酶等生化指标等方法进行评估。但由于临床实际操作困难等问题以及 CKD 中晚期（3～5期）人群的特殊性，骨的评价存在较大的困难。

### （一）骨活检

骨活检是诊断CKD–MBD的金标准，骨活检可测量骨转换、骨矿化和容积，评价骨的质量及基本的生理状态。但由于临床操作困难，对于有CKD–MBD证据的患者，不要求常规进行骨活检。具备以下指征的患者，在有条件的情况下建议行骨活检，以明确诊断：不明原因的骨折、持续性骨痛、不明原因的高钙血症、不明原因的低磷血症、可能的铝中毒及使用双磷酸盐治疗CKD-MBD之前。

## （二）骨密度测定

双能量X线吸收测定仪广泛用于骨密度的测定。对有CKD-MBD证据或骨质疏松风险因素的APD患者，若骨密度检测结果影响治疗决定，建议进行骨密度检测评估骨折风险。

## （三）PTH和碱性磷酸酶

尽管骨活检是诊断CKD-MBD的金标准，但是由于目前大多数患者不容易获得活检组织，临床上需要寻找更方便获得的实验室检查。透析患者血清PTH和骨特异性碱性磷酸酶与患者的临床预后相关（包括死亡相关的危险度），与骨组织形态测定结果也有一定的相关性。因此，血清PTH和骨特异性碱性磷酸酶检测可用于评价骨病，其指标的显著升高或降低能够预测潜在骨转化的发生。

## 三、血管钙化

心血管钙化是CKD-MBD的一个重要组成部分。动物实验、流行病学调查和观察性研究均发现，血管和（或）瓣膜钙化是CKD-MBD患者心血管疾病发病率和死亡率升高的原因之一。心血管钙化及其严重程度是心血管事件和死亡的强烈预测因子。在CKD患者中，冠状动脉及全身其他血管钙化较普通人群更常见且更严重，而且已发生钙化血管的钙化进展速度较普通人更快。因此，对于一些患者，评估血管钙化是必要的。

对骨外钙化的评估是诊断CKD-MBD的重要内容，包括动脉钙化、心瓣膜钙化和软组织钙化等。其中，心血管钙化（即血管和心脏瓣膜钙化）评估对CKD-MBD的预后评估最有意义。

不同的影像学检查方法对检测心血管钙化的敏感性和特异性不同。电子束CT（electron beam computed tomography，EBCT）及多层螺旋CT（multi-slice spiral CT，MSCT）是诊断冠状动脉钙化（coronaryartery calcification，CAC）敏感性和特异性较好的方法。在CKD的不同阶段，减轻心血管钙化是否影响患者的预后尚不明确。此外，目前尚无有关积极治疗钙化可以改善患者预后的循证医学证据。目前不推荐在CKD-MBD患者未经筛选地检查心血管钙化，而是应该作为一个补充的检查手段。因此，腹部侧位X线片、动脉脉搏波速度（pulse wave velocity，PWV）及超声心动图（瓣膜钙化）等更加简便、经济的方法可作为评估心血管钙化的措施。

建议6~12个月进行一次心血管钙化评估；对显著高磷血症需要个体化高剂量磷结合剂治疗者、等待肾移植患者、CKD5期并接受透析的患者和与医师评估后认为需要检查的患者，进行心血管钙化评估。对于APD患者，可采用侧位腹部X线片检测是否存在血管钙化，采用超声心动图检测是否存在心脏瓣膜钙化，有条件的情况下可采用电子束CT及多层螺旋CT评估心血管钙化。当患者合并存在血管或瓣膜钙化时，建议将其心血管疾病风险列为最高级别，并可据此指导CKD-MBD患者的管理。

## 第三节　矿物质和骨异常的预防和治疗

CKD-MBD是CKD患者常见的严重并发症，为一组临床综合征，患者除继发性甲状旁腺功能亢进症（SHPT）、矿物质及骨代谢异常之外，还可以出现心脏瓣膜、血管和软组织等转移性钙化，导致全因死亡率和心血管死亡率明显增加，因此应当积极预防和治疗。其主要措施包括：降低高血磷、维持正常血钙、控制SHPT、预防和治疗血管钙化。

APD患者CKD-MBD的治疗应根据血磷、血钙、PTH测定结果综合考虑。

## 一、内科治疗

### （一）纠正高磷血症，优化血钙水平

维持血清磷在1.13～1.78 mmoL，建议维持血钙在2.15～2.50 mmol/L以纠正高磷血症。钙磷代谢紊乱是CKD患者的常见并发症，也是导致和加重SHPT、肾性骨病、血管与软组织钙化等多个CKD-MBD异常组分的原因，其中高磷血症因发生率高，可预示CKD疾病进展，并和患者全因死亡、心血管死亡及骨折风险相关，一直以来被认为是控制CKD-MBD的关键环节。因此，应降低高血磷，避免高血钙，以打破CKD-MBD的恶性循环。比如，可从限制磷的摄入、充分透析或增加透析对磷的清除、合理使用磷结合剂以及有效控制SHPT四个方面改善钙磷代谢。

（1）限制饮食中的磷。限制饮食中磷800 mg/d。建议选择磷吸收率低、磷/蛋白质比值低的食物，限制摄入含有大量磷酸盐添加剂的食物。

（2）透析治疗。CAPD方式每天约清除300 mg磷，远少于每日的饮食摄入，因而大多数腹膜透析患者需要使用磷结合剂来控制血磷水平。对于腹膜透析患者，建议使用钙离子浓度为1.25 mmol/L的腹透液以避免正钙平衡或高钙血症。在透析方式的选择方面，对于高磷血症、APD患者应尽量避免NIPD，而应选择CCPD等方式加强磷的清除，还可通过增加腹透液交换的剂量来帮助纠正高磷血症。

（3）保护残余肾功能。有利于控制高磷血症。

（4）磷结合剂治疗。磷结合剂大体可分为含钙磷结合剂（碳酸钙、醋酸钙）和不含钙磷结合剂（司维拉姆、碳酸镧等）两类。其中，含钙的磷结合剂是临床常用的药物，但其可增加钙负荷，建议限制使

用，尤其对于高钙血症合并动脉钙化、无动力型骨病、血清PTH水平持续过低者。对于血钙正常或偏低的患者，每天从含钙的磷结合剂中摄入元素钙不应超过1 500 mg。

a.碳酸钙（元素钙占40%）起始剂量为每餐600～1 200 mg。碳酸钙在酸性环境中更易溶解，因此其溶解度将会受质子泵抑制剂（proton pump inhibitors，PPI）的影响。其不良反应主要包括高钙血症、恶心、便秘。

b.醋酸钙元素钙占25%，起始剂量为每餐0.677～1.334 g。其与磷的结合效率与碳酸钙相当，但钙负荷少于碳酸钙。

c.司维拉姆是一种不含铝、不含钙的磷结合剂，通过离子交换，与氢离子结合来截留磷。其起始剂量为0～160 mg，随餐每天3次，最大剂量不超过12 g/d。不含钙的特性使其更适用于有高钙血症倾向的患者。

d.碳酸镧也是一种非铝非钙磷结合剂。起始剂量为500 mg，每日3次，不超过3 000 mg/d。至今还没有碳酸镧的毒性累积或骨代谢不良反应的证据。其不良反应与其他磷结合剂相似，主要是胃肠道不良反应。由于高钙血症发生率低，特别适用于有高钙血症风险的患者。

e.镁/钙结合剂包括Magnebind（碳酸镁加碳酸钙）和Osvaren（碳酸镁加醋酸钙）。镁是一种抗钙化因子，可延缓透析患者血管钙化。有研究报道，血镁高的透析患者死亡率低，但镁在其中所起的具体作用尚不清楚。

f.含铁磷结合剂对于存在铁缺乏的患者不失为一种优先的选择，但对于铁负荷过多的患者不推荐作为首选。

g.如果患者血磷水平持续＞2.26 mmol/L，可考虑短期（最多4周）使用含铝磷结合剂，但应避免长期使用含铝的磷结合剂，防止铝中毒。

## （二）优化 PTH 水平

建议PTH水平维持在正常值高限的2～9倍。当PTH水平在这一范围内出现明显变化时，应开始治疗或调整治疗方案，以避免超出该范围。

1.PTH达标方法

一些控制血磷和血钙的措施会降低PTH水平。控制血磷和血钙后，如果PTH仍然没有达到目标值，可以采用活性维生素D及其类似物以及钙敏感受体激动剂等药物治疗。对于PTH严重升高且不能通过上述措施控制者，必要时可采用甲状旁腺手术治疗。

如果PTH低于目标值，应减少抑制PTH分泌的药物（活性维生素D及其类似物以及钙敏感受体激动剂）或适当降低血钙（如使用低钙透析液或避免使用含钙前装合剂），均可升高PTH水平。

2.抑制PTH合成

活性维生素D和维生素D受体激动剂呈剂量依赖性降低血清水平。此类药物均有促进肠道吸收钙磷的作用，因此推荐血钙、血磷控制得好的甲状旁腺功能亢进患者使用。

（1）骨化三醇可以口服及静脉使用。

（2）帕立骨化醇是维生素D类似物，较少引起高钙及高磷血症。iPTH≤500 pg/ml时，起始剂量是每天1 μg或2 μg，每周3次；iPTH≥500 pg/ml时，起始剂量为每天2 μg或4 μg，每周3次。

（3）多西骨化醇是维生素D前体激素经肝脏代谢成活化1, 25-$(OH)_2$-$D_2$，起始剂量为2.5～5.0 μg，每次透析后使用，静脉给药或口服。

如果出现高钙血症，治疗剂量必须减少30%～50%或停用，直到血钙正常，然后减量使用。

3.抑制PTH释放

钙敏感受体激动剂（拟钙剂）与甲状旁腺的钙敏感受体结合，使腺体对离子钙反应增强，抑制PTH分泌，降低血钙同时有轻微降血磷作用。使用传统治疗方法（纠正低血钙、控制高血磷以及使用活性维生素D及其类似物治疗）无法将PTH控制在目标范围时，可选择性使用拟钙剂。西那卡塞是目前临床可用的唯一制剂，起始剂量为30 mg/d，血钙需要＞8.4 mg/d 2.1 mmol/L，在监测PTH及血钙的基础上最大量可以用到180 mg/d。其主要不良反应是低钙血症、消化道症状和皮疹。

### （三）优化血清 25-羟维生素 D 水平

25-羟维生素D由肝脏合成。透析患者因缺少日照以及为避免高血磷而限制含维生素D食物的摄入，25-羟维生素D常低于正常水平。虽然肾脏中1-α羟化酶的活性减低，纠正维生素D缺乏的治疗仍然合适，因为肾外组织也存在1-α羟化酶。检测血25（OH）D可以评估维生素D的储备，＞30 ng/ml（＞75 nmol/L）为正常，＜30 ng/ml（＜75 nmol/L）提示需要维生素D治疗。

## 二、手术治疗

甲状旁腺切除术（parathyroidectomy，PTX）能快速降低SHPT患者的血清PTH水平，改善血清生化指标异常，可有效缓解骨痛、肌无力、瘙痒等症状，增加患者骨矿物质密度，改善心率变异性和生活质量。另有一些研究报道，接受PTX治疗的SHPT患者血管钙化减轻，肿瘤样转移性钙化消退，PTX治疗能改善贫血、高血压、心功能异常和钙化防御。此外，观察性研究提示，PTX 能降低骨折风险、心血管死亡和全因死亡风险。尽管需要高质量的研究，但是这些数据仍然支持对于难治性SHPT患者应该及时采取PTX治疗这一观点。

APD患者出现下列情况，建议择期行甲状旁腺切除术：

（1）iPTH持续＞800 pg/mL；

（2）药物治疗无效的持续性高钙和（或）高磷血症；

（3）具备至少一个甲状旁腺增大的影像学证据，如高频彩色超声显示甲状旁腺增大，直径>1 cm并且有丰富的血流；

（4）以往对活性维生素D及其类似物以及钙敏感受体激动剂治疗抵抗。

甲状旁腺切除手术方式有三种：

（1）甲状旁腺次全切除；

（2）甲状旁腺全切；

（3）甲状旁腺全切+前臂种植。

甲状旁腺切除数小时患者就会发生低血钙，特别是术后第一天最明显，除给予口服钙剂（2～4 g），可能还需要大剂量静脉补充钙（0.5～5.0 g/d）和口服/静脉三醇以维持血钙水平。

### 三、无动力型骨病的治疗

该病目前尚缺乏有效的治疗措施，主要以预防为主，如避免过早或过多使用活性维生素D及其类似物，降低透析液钙浓度，避免过度抑制PTH分泌，减少铝的摄入，避免服用含铝磷结合剂或其他来源的铝，透析中应用反渗水等。

# 第四节　选择题

## 一、单选题

1.CKD-MBD的临床表现包括（　　　）

A.生化指标异常

B.透析治疗

C.药物治疗

D.以上都是

E.以上都不是

2. CKD-MBD诊断的金标准为（　　　）

A.骨密度测定

B.骨活检

C.生化指标监测

D.多层螺旋CT

E.超声心动图

## 二、多选题

CKD-MBD的预防及治疗方式包括（　　　）

A.纠正高磷血症，优化血钙水平

B.优化PTH水平

C.磷结合剂治疗

D.甲状旁腺切除术

E.无动力性骨病的治疗

## ◎ 选择题答案

一、单选题

1.D；2.B

二、多选题

ABCDE

（何学勤、赵鑫）

第九章
# 自动化腹膜透析患者运动康复指导

CKD患者随着肾功能的下降，会出现不同程度的心肺功能下降、肌肉萎缩、活动减少、心理功能障碍，严重影响患者的生活质量，特别是在进入维持性腹膜透析阶段的患者人群中，这一问题愈发明显。虽然"腹膜透析患者的体力活动和运动指南"建议腹膜透析患者在增加日常体力活动的基础上进行运动康复，但由于担心腹膜透析导管移位、腹部压力增大导致腹膜渗漏或疝气、运动出汗增加感染风险等问题，大部分腹膜透析患者都缺乏运动锻炼并长期处于低体力活动水平。同时，由于透析专业人员普遍缺乏康复运动相关专业知识、技能和实践，并不能很好地为腹膜透析患者提供个性化的运动方案或长期的运动康复督导。

运动康复可以增加腹膜透析患者的心肺耐力，改善肌力和肌肉容积，降低心血管并发症风险，改善机体炎症状态，延缓疾病进展并提高患者的生活质量。近年来，随着医疗水平的提升与医疗理念的转变，运动康复得到越来越多的医务工作者的关注和认可；越来越多的患者也通过参与系统的运动康复而从中获益。"腹膜透析患者的体力活动和运动指南"推荐腹膜透析患者的运动类型主要包括有氧运动、抗阻运动、有氧联合抗阻运动和柔韧性运动。系统、规律地维持这些运动都可以使腹膜透析患者在生理和心理上不同程度地获益。运动康复根据具体实施的场所，可以大致分为医院内运动康复和院外运动康复。

## 第一节 运动康复实施流程

运动康复的实施流程包括运动康复前评估、制定运动处方、维持运动康复训练以及再次评估。在开始运动康复前，患者需要经过系统的评估来制定出适合患者当前功能和活动水平的运动处方。而运动处方可能会随着患者功能和活动水平的改变而不再适合患者当前的状态，因此需要定期对患者进行再次评估并调整运动处方。同时，建议患者尽可能地长期维持运动康复训练，因为一旦停止运动训练，机体的功能在数周内就可能恢复到运动前的水平。

### 一、运动康复前评估

#### （一）有氧运动前的评估

腹膜透析患者是心血管疾病的高危人群，因此在患者进行中、高强度的有氧运动前，除进行常规的血压、血脂、身体成分、心功能、肺功能等评估外，还应在医务人员监督下进行运动负荷试验（graded exercise test，GXT）。

通过GXT不仅可以评估患者对强度逐渐增加的有氧运动耐受能力，判断患者在目标运动强度范围内的风险，还可以评估患者的最大摄氧量（maximum oxygen uptake，$VO_{2max}$），实际测得值为峰值摄氧量（peak oxygen uptake，$VO_{2peak}$），为制定有氧运动处方提供量化依据。但在实际临床工作中，过半的腹膜透析患者由于运动功能差，并不能标准地完成GXT。因此，实际工作中也常使用一些简易的运动功能测试来代替标准GXT。这些简易的运动功能测试可以评估腹膜透析患者的功能状况，甚至在制定有氧运动处方时提供参考，但都无法得出量化的指标来直接指导运动处方的制定。常用的简易运动功能测试见表3-9-1。

表 3-9-1　常用的简易运动功能测试方法

| 测试名称 | 测试方法 | 测试指标 | 评估目标 |
|---|---|---|---|
| 6分钟步行试验（6-minute walk test，6MWT） | 受试者在平直的硬地面（标记有距离，一般为30 m）上6分钟内能够行走的最大距离。允许受试者按照自己的节奏步行，并根据需要中间休息 | 6分钟内步行的距离以及运动测试前后心率、血压的改变与Borg疲劳程度评分 | 运动功能/虚弱状况 |
| 坐立试验（sit-to-stand test，STS） | 受试者从坐位完全站起，再完全坐下，重复30秒 | 30秒内完成起立和坐下的次数 | 下肢肌肉肌力与耐力 |
| 起立行走试验（timed get up and go test，TUG） | 受试者坐在专用的椅子上，按照要求站起并向前走3 m，然后转身走回再坐下 | 受试者开始从椅子上站起时计时，回到椅子坐下后结束计时；测量3次，取平均值 | 转移/运动功能 |

\*摘自中国医师协会康复医师分会肾康复专业委员会提出的《我国成人慢性肾脏病患者运动康复的专家共识》。

运动测试应在专业人员的监督下进行，并在过程中监测患者的心率、血压、血氧饱和度、心电图、主观疲劳感觉评分（rating of perceived exertion，RPE）（表3-9-2）及其他临床症状表现，以确保患者运动测试中的安全。

表 3-9-2　Borg 主观疲劳感觉分级（RPE）量表

| 评分 | 疲劳描述 |
|---|---|
| 6 | 毫不费力 |
| 7 | 非常轻松 |
| 8 | |

续表

| 评分 | 疲劳描述 |
|------|----------|
| 9 | 很轻松 |
| 10 | 尚且轻松 |
| 11 | |
| 12 | |
| 13 | 有些吃力 |
| 14 | |
| 15 | 吃力（沉重） |
| 16 | |
| 17 | 很吃力 |
| 18 | |
| 19 | 非常吃力 |
| 20 | 竭尽全力 |

*摘自王正珍等译《ACSM运动测试与运动处方指南》第9版。

## （二）抗阻运动前的评估

在抗阻运动前通常要对运动目标肌群的肌肉适能进行评估。肌肉适能主要包括肌肉力量与肌肉耐力。肌肉适能的评估通常是针对产生某一关节运动的特定肌群，而非针对某一条或某一束肌肉进行评估。

1.肌肉力量评估

肌肉力量指某一肌肉或肌群对抗外力的能力。临床上常用的徒手肌力测试（manual muscle testing，MMT）将肌肉力量分为0～5级共6个等级，可以简单快速地反映某一肌群的力量。但MMT无法为制定抗阻运动处方提供量化的依据，因此通常使用动态肌力测试来量化肌肉力量。动态肌力测试可以反映目标肌群的单次最大重量负荷（onerepetition maximum，1-RM），即在正确的姿势和规则下全关节活动范围内所能承受的最大阻力。简单地理解，1-RM即在抗阻的情况下完成一次关节全范围活动后无法连续再次重复该活动时所对抗的阻力；多次最大重量负荷，如3-RM、5-RM、10-RM同理，即在完成3次、5次或10次全范围抗阻活动后无法连续再重复该动作时所对抗的阻力。同时，3-RM、5-RM、10-RM也可以用来作为评估量化肌肉力量的方法。对于腹膜透析患者来说，通常建议使用3-RM或10-RM甚至重复次数更多的动态肌力评估方式来进行力量评估，以避免过重的负荷引发运动损伤。

2.肌肉耐力评估

肌肉耐力指某一肌群在一定时间内完成重复收缩至完全疲劳的能力，或者维持一定强度收缩的持续时间。常见的方式如完成仰卧起坐、俯卧撑次数来评估腹部或上肢肌群的耐力，或记录平板支撑的持续时间来评估躯干肌群的耐力。对于腹膜透析患者来说，通常采用在某一特定阻力强度（如5 kg或更低的负荷）和频率（如10次/分钟或更慢）下，完成全关节范围活动的次数来评估产生该关节活动肌群的耐力。腹膜透析患者在肌肉适能评估前应进行适量的热身运动，包括5~10分钟的低强度有氧运动、适度牵拉并重复几次低强度的预定测试动作。

（三）柔韧性评估

柔韧性是指关节活动到其最大生理活动范围的能力。关节的柔韧性主要取决于关节囊的伸展性、肌肉的黏滞性、肌腱和韧带的顺应性以及充分的活动准备。由于柔韧性主要是关节的特性，因此目前没有统一的柔韧性评估标准运用于全身关节。通常采用关节活动范围（range of motion，ROM）来量化关节的柔韧性，用度（°）来描述。严格遵循关节ROM的测量方法、正确使用测量器具以及掌握充分的解剖知识对于评估关节的ROM和柔韧性是至关重要的。

## 二、制定运动处方

根据现有文献对腹膜透析患者运动康复的建议，患者的运动处方需要根据患者的基础活动状况来制定。腹膜透析患者的活动状况可能会因文化程度、工作状态、合并症等因素而不同，但患者的运动处方应至少包含运动频率（frequency）、强度（intensity）、时间（time）、类型（type）四个方面，即"FITT"原则。

### （一）运动频率

根据指南建议，腹膜透析患者应在增加日常体力活动的基础上，每周至少进行3次运动训练。目前对腹膜透析患者运动康复的研究中，患者的运动频率为3~5次/周。KDIGO的临床实践指南推荐CKD患者应每周进行5次运动。美国运动医学会（American college of sports medicine，ACSM）推荐肾脏病患者每周进行3~5次有氧运动，每周2~3次抗阻运动与柔韧性运动。

### （二）运动强度

运动强度与通过运动训练获得的健康收益有明确的量效反应关系。腹膜透析患者的运动康复强度需要进行个体评估后，根据运动康复的目标来制定。

在运动测试中直接测量到的能量消耗（即运动做功）、绝对强度［即耗氧量（$VO_2$）与代谢当量（METs）］以及相对强度[即%储备心率（%HRR）、%最大心率（%HRmax）与%最大耗氧量（%$VO_{2max}$）]是常用于描述有氧运动强度的主要方式。此外，RPE分级也作为运动强度的主观评价方式。表3-9-3为有氧运动强度分级，通常推荐腹膜透析患者的有氧运动强度为低至中等强度，身体条件较好的年轻患者可在监督指导下尝试较高强度的有氧运动。

表3-9-3　有氧运动强度的分级

| 运动强度描述方式 | 强度分级 | | | | |
|---|---|---|---|---|---|
| | 低 | 较低 | 中 | 较高 | 高 |
| %储备心率/%HRR | <20 | 20~40 | 40~60 | 60~85 | >85 |
| %最大耗氧量/%VO$_{2max}$ | <20 | 20~40 | 40~60 | 60~85 | >85 |
| %最大心率/%HR$_{max}$ | <50 | 50~64 | 64~77 | 77~94 | >94 |
| 代谢当量/METs | <2 | 2~3 | 3~6 | 6~12 | >12 |
| 主观疲劳感觉/RPE | <9 | 9~11 | 12~14 | 15~17 | ≥18 |

*摘自王正珍等译《ACSM运动测试与运动处方指南》第9版。

抗阻运动强度的方式通常以%1-RM来表示：抗阻负荷<30%1-RM为低强度，30%~50%1-RM为较低强度，50%~70%1-RM为中等强度，70%~85%1-RM为较高强度，>85%1-RM为高强度。ACSM建议肾脏病患者的抗阻运动强度为70%~75%1-RM。

柔韧性运动的强度通常受到肌肉牵拉的力量与持续时间影响。牵拉的力量越大，强度越大，牵拉持续时间越长，强度越大；反之亦然。通常CKD患者在进行柔韧性训练时，建议肌肉有轻微的紧张感即可，持续时间从10~30秒开始，逐渐延长到30秒至1分钟。

（三）持续时间

运动持续时间指在一段时间内进行运动训练的总时间（包括每次运动训练的时间、每天或每周的时间）。通常认为，每次活动时间持续10分钟以上才能使机体从中受益。描述有氧运动的持续时间可以直接用时间单位（分钟）来描述；但在描述抗阻运动的运动时间时，通常使用完成抗阻运动动作的重复次数与组数，例如每组10次，每次2组。柔韧性运动的时间描述可以参照抗阻运动，但每个目标关节或肌肉群的单次拉伸时间通常不超过1分钟；如拉伸2次，每次拉伸30秒。ACSM推荐肾脏病患者每次有氧运动的持续时间为20～60分钟/天，对于那些心肺耐力不足、无法耐受的患者，可以在每次有氧运动中间间歇3～5分钟，每天累计20～60分钟；在抗阻运动时，建议每次选择8个～10个肌群进行抗阻训练，每组动作重复10～15次，每个肌群至少1组；柔韧性训练应涉及全身多个主要关节，每个关节拉伸2～4次，每次10～30秒，累计达到60秒为宜。

（四）运动类型

通常建议腹膜透析患者通过躯体大肌群（如肩部肌群、胸部肌群与下肢肌群）进行有节律的有氧运动来提高心肺耐力；而在进行抗阻运动时，也主要针对躯体的大肌群或重要的功能关节肌群。表3-9-4根据完成运动所需的体能和运动技能水平，列出了部分有氧运动可选择的运动类型。建议腹膜透析患者根据自身情况，选择体适能要求不高、运动技能要求低的有氧运动类型。而休闲运动虽然也可以达到提高心肺耐力的目的，但是建议作为体能训练的辅助手段。

表3-9-4　可以提高心肺耐力的有氧运动类型

| 运动类型 | 推荐人群 | 运动举例 |
| --- | --- | --- |
| 需要最少的体能和运动技能水平的有氧运动 | 所有成年人 | 步行、休闲自行车、慢舞 |
| 需要最少的运动技能和较高的体能水平的有氧运动 | 有规律锻炼习惯或至少中等体适能水平的成年人 | 跑步、划船、健身操、动感单车、爬楼梯、快舞 |
| 需要较高技能水平的有氧运动 | 有较好技能水平或中等体适能水平的成年人 | 游泳、越野滑雪、滑冰 |
| 休闲运动 | 有规律锻炼习惯或至少中等体适能水平的成年人 | 网球、羽毛球、篮球、徒步旅游 |

*摘自王正珍等译《ACSM运动测试与运动处方指南》第9版。

腹膜透析患者实施抗阻运动通常需要肌肉拮抗自身的重力或外界阻力来实现。常见的类型包括自身重力拮抗的活动，如直腿抬高、肩部推举，以及器械抗阻运动，如使用哑铃、弹力带或拉力器进行抗阻运动。

柔韧性运动的主要方式为牵伸肢体关节和牵拉四肢肌肉。这些运动可以利用自身重力或使用辅助器具（如体操球）主动完成，也可以在他人协助下被动完成。

### 三、维持运动训练

一次完整的运动康复训练应包括热身活动、运动训练、整理活动和拉伸四个阶段。热身活动一般由5~10分钟的低至中等强度的有氧运动或肌肉耐力训练组成。热身活动不仅可以促进肌肉活性、增加关节活动度，还能降低发生运动损伤的风险。运动训练阶段主要为根据个体化运动处方进行相当时间和强度的有氧运动、抗阻运动、柔韧性运动或联合运动，是通过运动使机体获益的最主要构成部分。整理活动通常由5~10分钟的低至中等强度的有氧运动或肌肉耐力训练组成，主要目的是使心率和血压平稳地恢复到正常水平，同时促进体内运动代谢产物的消除。由于完成运动训练后肌肉的温度会升高，有利于改善关节的活动范围，因此在整理活动结束后进行肌肉拉伸，可以更好地达到改善关节灵活度、提升躯体柔韧性的目的。此外，虽然柔韧性运动既可以安排在有氧运动训练和抗阻运动训练后，作为整理活动后的拉伸，也可以单独作为运动训练阶段的主要内容进行练习，但在运动开始前的热身运动和运动结束后的整理运动都不能代替拉伸。同时，我们建议患者尽可能地长期维持运动康复训练，因为一旦停止运动训练，机体的生理功能在数周内就可能回复到运动前的水平。

### 四、再次评估

一般情况下，患者通过3~6个月的系统运动康复训练后功能都可以得到不同程度的改善。之前的运动处方可能会随着患者功能和活动水平的改变而不再适合患者当前的状态或不足以使患者更大程度获益，因此通常需要每3~6个月再次对患者进行功能评估并调整运动处方。此外，通过定期的再次评估，对患者当前的功能水平进行再次测量也是对上一个阶段运动康复效果的重要评价方式。

## 第二节 院内运动康复训练指导

腹膜透析患者在医院内的运动康复通常由肾脏内科专科护士或康复治疗师协助指导，在病房或医院环境内完成。住院是患者体力活动下降的重要因素之一，因此在住院期间指导患者进行适当的运动康复训练对维持患者的体力活动和提高运动水平有重要意义。常见的方式包括对运动康复相关的健康教育、床上活动、病房内运动体操，鼓励患者进行室内步行和院内步行活动、爬楼梯等。对于有条件的患者，可以通过与康复医学科的合作，将患者转介到康复科实施进一步的系统运动康复训练。

### 一、安置透析用导管后早期活动

腹膜透析患者的活动实践指南指出，在透析用导管置入后应鼓励患者早期进行活动，如转移、步行等都是安全的。而负重活动（如负重5~10 kg）或可能明显增加腹部压力的活动，如仰卧起坐、肩部推举等则应在术后2~3周（开放手术的患者延迟至4~6周）以后逐渐开始。

对于已经安置透析用导管但伤口愈合延迟的患者，应鼓励他们维持基础日常体力活动或不会明显增加腹压的活动，在伤口完全愈合后4~6周再逐渐开始负重或增加腹压的运动。

## 二、腹膜透析相关并发症

腹膜透析相关并发症是患者再入院的主要原因之一，包括腹膜炎、导管功能不良、出口及隧道感染等。除了并发症本身对患者运动功能的影响外，患者的体耐力和肌肉力量会随着住院期间的卧床和活动减少进一步降低。因此，在患者生命体征平稳的基础上，就可以开始不同强度的运动康复。对于疾病状态不允许下床活动的患者，可以在床上进行如踝泵、直腿抬高或上肢的屈伸活动。对于不受限于卧床的患者，应鼓励其尽可能地维持日常体力活动，并增加一些步行、四肢牵伸、体操等运动康复活动。

## 三、呼吸系统疾病

呼吸系统疾病如肺炎、支气管炎及上呼吸道感染等，是腹膜透析患者再入院的另一大原因。运动疗法特别是有氧运动是呼吸系统疾病康复中最主要的手段之一。因此，呼吸系统疾病再入院的腹膜透析患者可以在感染症状稳定后，从低强度开始进行系统的有氧运动，包括体操、爬楼梯等。

腹膜透析院内康复方案举例见表3-9-5。

表3-9-5　腹膜透析院内运动康复方案举例

| 运动处方内容 | 有氧运动 | 抗阻运动 | 柔韧性运动 |
|---|---|---|---|
| 频率 | 每周3~5次 | 每周2~3次 | 每周3~5次 |
| 强度 | $50\%-70\%VO_{2max}$、50%~70%HRR或RPE（6~20）12~15分 | 75%1-RM | 动作保持肌肉轻微紧张并维持10~30秒，以后逐渐增强到维持30~60秒 |

续表

| 运动处方内容 | 有氧运动 | 抗阻运动 | 柔韧性运动 |
|---|---|---|---|
| 时间 | 30~60分钟 | 每次涉及8~10个大肌群，10~15个/组，2~3组 | 10~20分钟 |
| 类型 | 功率自行车、运动平板 | 等速肌力训练、哑铃或弹力带抗阻训练 | 肌肉牵拉 |

系统的院内运动康复可以依托丰富的医疗资源，使得患者可以迅速地进入运动康复流程。医院内丰富的运动康复器械和场地能够满足患者各种运动类型的需求，各种医疗设备可以客观准确地监测运动强度和患者运动中的生命体征，加上医务人员的督导能够促进患者运动康复的依从性，因此院内运动康复往往可以让患者更大程度地完成运动处方内容，并更好地从中获益。但院内运动康复往往会受到住院周期的影响，难以实现长期的维持。

# 第三节　院外运动康复指导

院外运动康复或社区运动康复是腹膜透析患者实施运动康复的重要部分，也是患者通过运动受益的最主要途径。腹膜透析患者实施院外运动康复时首先需要鼓励患者减少静坐时间，增加日常生活活动，如家务、步行等，并且逐渐增加活动的时间和强度。我国相关的专家共识对腹膜透析患者的基础活动量推荐见表3-9-6。其次，鼓励患者在增加日常生活活动的同时参与各种社区活动，如跳舞、散步等，并按照制定的运动处方，在社区条件下规律进行运动康复训练，如慢跑、练体操、打太极拳等。而那些体能状况相对更好、合并症相对更少的患者甚至可以在正规的社区健身机构循序渐进地进行有氧运动、抗阻运动、有氧联合抗阻运动或者柔韧性活动。

表3-9-6　慢性肾脏病患者推荐的基础活动量

| 患者基础活动量 | 频率 | 强度 | 时间 | 类型 |
|---|---|---|---|---|
| 基本不活动 | 每周3～5次 | RPE9～12分 | 20～30分钟 | 步行3 000～3 500步 |
| 偶尔活动一次 | 每周3～5次 | RPE9～12分 | 30～60分钟 | 步行3 000～4 000步 |
| 每天少量活动 | 每周3～5次 | RPE12～14分 | 30～90分钟 | 步行5 000～8 000步，每周中等强度活动累积＞150分钟 |

*摘自中国医师协会康复医师分会肾康复专业委员会提出的《我国成人慢性肾脏病患者运动康复的专家共识》。

腹膜透析患者在院外进行运动康复时通常缺乏监测运动强度的仪器设备，需要指导患者正确使用RPE来监测运动的强度。一般建议患者通过运动达到呼吸频率和深度略微增加，可以保持正常言语交流，微微出汗，稍有疲惫又不至于精疲力竭的程度，即RPE（6-20）12～15分的程度。

腹膜透析患者社区康复方案举例见表3-9-7。

表3-9-7　腹膜透析患者社区运动康复方案举例

| 运动处方内容 | 有氧运动 | 抗阻运动 | 柔韧性运动 |
|---|---|---|---|
| 频率 | 每周3～5次 | 每周2～3次 | 每周2～5次 |
| 强度 | RPE（6～20）12～15分 | 50%～70%1-RM | 动作保持肌肉轻微紧张并维持10～30秒 |
| 时间 | 30～50分钟；或者每10分钟间歇3～5分钟，累计30～50分钟 | 每次涉及8～10个大肌群，10～15个/组，1～2组 | 10～20分钟 |
| 类型 | 快走、慢跑、骑自行车、跳广场舞、打太极拳 | 哑铃、沙袋或弹力带抗阻训练 | 肌肉牵拉、练体操、瑜伽 |

同时，院外运动康复实施前应告知患者运动中的安全注意事项：

（1）血糖过高（＞250 mg/dL，即13.875 mmol/L）或偏低（＜100 mg/dL，

即5.55 mmol/L）时，不宜过多活动，应考虑暂缓运动。

（2）糖尿病或有低血糖倾向的患者在运动前、中、后检测指血糖，同时准备好升血糖的食物或零食。

（3）有开放性伤口或有未愈合的溃疡时，应避免局部负重或游泳等运动方式，患者可在咨询医务人员后考虑选择其他合适的运动方式。

（4）患者在运动中应尽量避免Valsalva动作（即闭口呼吸），特别是在抗阻运动训练时。

（5）腹膜透析患者在进行如步行、慢跑等不会明显增加腹压的运动时不强调排空腹透液，但在进行负重或跳跃等可能增加腹压的运动时应尽可能排空腹透液后再开始运动。

（6）如果出现运动后低血压或其他不适时，应该及时通知医生。

此外，鼓励腹膜透析患者通过使用计步器、运动日志等工具自我监测院外运动康复的执行情况，不仅能够激励患者保持运动康复的信心和运动依从性，还可以在定期复诊中为患者调整运动处方提供参考。

# 第四节　选择题

## 一、单选题

根据指南和专家共识中推荐，适合持续腹膜透析患者的运动类型包括（　　）

A.有氧运动

B.抗阻运动

C.有氧联合抗阻运动

D.柔韧性运动

E.以上都是

## 二、多选题

1.为腹膜透析患者制定运动处方，至少应包含以下哪些内容
（    ）

A.运动类型

B.运动频率

C.持续时间

D.运动强度

E.患者兴趣爱好

2.以下对运动强度描述中，对应中等强度的包括（    ）

A. $40\% \sim 60\%HRR$

B.$40\% \sim 60\%VO_{2max}$

C. $50\% \sim 70\%1-RM$

D. RPE：$15 \sim 17$分

E. $6 \sim 12METs$

3.运动康复实施流程应包括（    ）

A.运动康复前评估

B.制定运动处方

C.维持运动康复训练

D.再次评估

E.运动康复实施3个月后中间间歇3个月

4.一次完整的运动康复训练应包括哪些步骤（    ）

A.热身运动

B.运动训练

C.整理运动

D.拉伸

E.呼吸训练

◎　选择题答案

一、单选题

E

二、多选题

1.ABCD；2.ABC；3.ABCD；4.ABCD

（李　果）

第十章
# 自动化腹膜透析患者睡眠与社会适应管理

## 第一节　自动化腹膜透析患者睡眠管理

### 一、自动化腹膜透析患者睡眠障碍的临床表现

睡眠是人的基本生理需求，是机体复原、整合和巩固记忆的重要环节，与人的健康息息相关，正常的睡眠状态对维持正常人体生理和心理状态至关重要。而睡眠障碍可影响患者的日间活动时间、生活质量以及认知功能，进而影响到患者的自我照顾，甚至会增加患者的负性情绪。睡眠障碍在腹膜透析患者中很常见。据国内外文献报道，近年来，腹膜透析患者睡眠障碍的发病率均在50%以上。一项关于APD患者的研究显示，有60%的患者存在中度或重度睡眠问题。腹膜透析患者发生睡眠障碍的临床表现复杂多样，常见的睡眠障碍主要包括失眠、日间过度嗜睡、不宁腿综合征、睡眠呼吸暂停综合征、快动眼睡眠行为障碍及梦游等。

## 二、自动化腹膜透析患者睡眠障碍的影响因素

### （一）生理因素

（1）性别。国内有研究报道女性腹膜透析患者睡眠质量较男性差，其调查的平均年龄在60岁以上。女性由于更年期到来导致激素水平波动，致使女性患者生理、心理发生改变从而影响睡眠。

（2）年龄。有研究显示，腹膜透析患者年龄越大，睡眠质量越差，这与老年患者自身生理因素有关。相比年轻人，老年人的睡眠问题多表现为入睡更困难、睡眠时间减少、睡眠质量降低、睡眠中断次数增加、早睡、早醒和白天嗜睡。此外，腹膜透析的老年人往往进入透析的时机较晚，疾病较重，从而会进一步影响睡眠质量。

### （二）透析治疗相关因素

（1）透龄。随着透龄的增加，伴随腹膜透析的各种心脑血管并发症产生，同时随着透龄增加而产生的精神压力和经济负担等都可能是影响患者睡眠状况的重要因素。De等研究显示，透析患者的平均透龄达到75个月时，其睡眠障碍的发生率接近80%，显著高于平均水平。

（2）机械因素。APD机由于各种原因导致的报警、机器运行噪音等可能影响患者睡眠。此外，在治疗过程中，为保持导管功能而保持固定或不适的体位，也会对患者睡眠质量产生不良影响。

### （三）肾脏疾病及腹膜透析相关并发症

（1）营养不良。研究发现低蛋白血症与睡眠障碍明显相关，睡眠障碍的患者白蛋白水平明显低于无睡眠障碍的患者，低蛋白血症及血清白蛋白动态下降是睡眠障碍的独立危险因素，后者影响更大。此外，Pal等研究发现腹膜透析患者睡眠障碍与贫血有关。

（2）慢性肾脏病—矿物质和骨代谢异常（CKD-MBD）。CKD-

MBD是睡眠障碍的一个重要影响因素，可引起全身瘙痒、贫血以及心血管和神经系统损害，严重影响患者的睡眠质量。血钙、血磷和甲状旁腺激素的水平能够一定程度上反映CKD-MBD的程度。

（3）睡眠呼吸暂停综合征。睡眠呼吸暂停综合征是一种睡眠时呼吸停止的睡眠障碍，口和鼻气流均停止10秒钟以上，与打鼾密切相关。在腹膜透析患者中的发生率高达50%，其原因与腹膜透析患者容量负荷和肾脏病矿物质和骨代谢异常有关。

（4）不宁腿综合征。其是一种主要累及腿部的神经系统感觉运动障碍。它的临床表现通常为夜间睡眠时双下肢出现极度的不适感，如麻木、蚁走感、蠕动感、烧灼感、刺痛感、肿胀感等，迫使患者常常要不停地移动下肢或下地行走来缓解症状，导致患者严重的睡眠障碍。

（四）心理因素

焦虑、抑郁是腹膜透析患者中常见的心理状态，是影响睡眠质量的重要因素，且患者的睡眠障碍问题会随着焦虑、抑郁症状的加重而加重。同样，睡眠障碍也会导致焦虑、抑郁等心理问题。

### 三、自动化腹膜透析患者睡眠障碍的测评

（一）客观测评工具

（1）多导睡眠图（polysomnography，PSG）。PSG是临床常用的睡眠监测工具，包括脑电图、眼动电图、口鼻气流、颏肌肌电图、血氧饱和度、周期性肢体运动指数等，对睡眠效率、睡眠潜伏期、总睡眠时间、睡眠呼吸紊乱指数、觉醒指数进行分析。该方法可客观地评价腹膜透析患者睡眠呼吸暂停综合征、不宁腿综合征等睡眠障碍临床表现。

（2）多次睡眠潜伏期试验（multiplesleep latencytest，MSLT）。MSLT是临床用来判断白天嗜睡程度的检测方法，安置电极后，让受试

者试图入睡。若卧床后未能入睡，观察20分钟后即终止；若入睡，则继续观察15分钟，之后保持清醒直到下次检测。如此反复进行4~5次，每次间隔2小时，记录各睡眠周期参数以判断白天嗜睡程度。

（3）微动敏感床垫睡眠监测系统。该监测系统是让被测者在未粘贴电极、无绑缚的自然睡眠状态下，通过人体微动敏感分区床垫式传感器系统获得心搏、呼吸波、体动等信号以完成睡眠中各项生理参数的检测和病症的诊断。

（二）主观测评工具

（1）匹兹堡睡眠指数（pittsburgh sleep quality index，PSQI）。PSQI是一个主观评定自我睡眠质量的量表，用于评估患者近一月内的睡眠情况，已在全球范围内广泛使用，具有较好的信效度。该量表由23个条目组成，包括主观睡眠质量、入睡时间、睡眠时间、睡眠效率、睡眠障碍、催眠药物和日间功能，共7个维度。每个维度按0、1、2、3计分，累计各维度的得分则为PSQI总分，总分范围0~21分，得分在7分以上提示睡眠质量较差，总分越高睡眠质量越差。

（2）Epworth嗜睡量表（epworth sleepiness scale，ESS）。该量表通过询问受试者在8种情景下是否容易入睡进行评估，每个维度按0~3分计分，总分24分。评分在7~9分为可疑过度嗜睡，得分>9分的被认为白天过度嗜睡，需要进一步地评估。多元回归分析表明该量表得分与睡眠呼吸暂停综合征更为密切相关。

（3）不宁腿严重程度自评问卷。其由国际不宁腿综合征研究小组于2003年研制，是调查不宁腿综合征严重程度的问卷。该问卷包含10个条目，评价患者过去1周症状发生的频度和严重程度，根据评分将不宁腿综合征分为轻度、中度、重度和极重度。

（4）失眠严重程度指数（insomnia severity index，ISI）。其用于评估失眠的严重程度，得分越高，失眠越严重。

### 四、自动化腹膜透析患者睡眠障碍管理策略

#### （一）积极识别和纠正诱因

临床医护人员应提高对患者良好睡眠的认知和重视，尽早识别导致患者睡眠障碍的因素，积极采取治疗和应对措施改善患者的睡眠质量。如皮肤瘙痒患者及时使用药物对症治疗；积极纠正患者的贫血，正确使用促红细胞生成素，有效改善患者的营养状态；明确并纠正自动腹膜透析机报警原因，在排除明显影响治疗和患者安全的原因后，根据治疗需要调整机器报警阈值，以减少频繁报警；评估和应对引起睡眠障碍的焦虑、抑郁等心理因素（详见本章第二节）。

#### （二）睡眠障碍的应对策略

**1.睡眠健康教育**

（1）学习、掌握睡眠卫生知识。睡眠遵守自然节律，会受到日照、天气等影响。成年人的睡眠时间一般为7～8小时，但也存在个体差异。判断夜间睡眠是否足够，主要看白天的精力恢复情况，不要过分关注睡眠时间的长短，这样可能会造成焦虑，反而影响睡眠。同时对睡眠要有正确的认识与期望，才能消除对睡眠的焦虑。

（2）睡眠物质保障。睡眠环境温度以15～24℃比较理想，也需要依据个体情况和感受进行调整；营造安静的睡眠环境，消除环境中声、光、气味等刺激；使用舒适的枕头、睡具，养成操作条件反射性睡眠。如果身体有疼痛的地方，选择睡姿时应尽量避免压迫。

（3）建立良好的睡眠习惯。养成好的睡眠生物钟，制定作息时间表，按时起床、按时上床；减少卧床时间，睡眠效率=睡眠时间÷卧床时间×100%，睡眠效率在80%以上可以称为好睡眠，如不能延长睡眠时间，可减少卧床时间以提高睡眠效率；存在睡眠问题的患者不建议午

睡，因为午睡可能会影响晚上的睡眠，其睡眠规律会受到午睡的干扰；此外，床只是用来睡觉，不建议存在睡眠障碍的患者在床上做除睡觉以外的其他事情，如看电视、玩手机、看书等，以建立睡眠和床之间的条件反射，不再让睡眠和玩、思考问题等相关联。

（4）饮食与活动。每天保持适当的体育锻炼有助于睡眠，但睡前要避免剧烈运动或激烈的脑力活动，不过度劳累；建议睡前2小时不进食难以消化的食物或过度摄入含糖饮料，避免睡前饮酒、咖啡和茶等兴奋性饮料以及吃辛辣食品。

2.认知行为治疗

认知行为治疗是目前流行的治疗失眠的心理治疗方法。失眠患者经常在上床后表现极大的忧虑，试图控制入睡时间，总担心失眠会给自己带来一些潜在的危害。他们往往存在不合理的信念和态度，如：不切实际的睡眠期望（每天晚上我必须睡8小时以上）；对造成失眠原因的错误看法；过分夸张失眠的后果，由于失眠我什么事情都做不了，失眠会给自己的身体健康带来器质性损害；每晚试图控制睡眠等。不合理的信念和态度是导致经常性失眠、情绪痛苦、对睡眠恐惧的中间环节。认知行为治疗的核心是改变对失眠的认知偏差，改变对睡眠问题的非理性信念和态度，改变对失眠的恐惧等负性情绪。基本内容包括以下几点：

（1）保持合理的睡眠期望。

（2）不把问题都归咎于失眠。

（3）保持自然入睡，避免过度主观的入睡意图（强行要求自己入睡）。

（4）不过分关注睡眠。

（5）不因为一晚没睡好就产生挫败感。

（6）培养对失眠影响的耐受性。

3.矛盾意向法

这种方法的理论假设是：患者在有意进行某种活动中改变了自己

对该行为的态度，态度的变化使得原来伴随该行为而出现的不适应的情绪状态与该行为脱离开。对失眠者来说，无论是在睡眠开始还是在入睡过程中经常伴随着对睡眠的恐惧和焦虑，情绪的高唤醒水平严重影响了中枢神经系统的自然抑制。此方法就是让患者由原来总想尽快入睡改为有意长时间保持觉醒状态，拒绝入睡。如果患者放弃了入睡的努力，实际上代之以保持觉醒，结果焦虑将得以缓解，入睡便易于发生。

4.身体扫描

身体扫描最早是由美国正念减压创始人乔·卡巴金博士提出的，主要用来培育对身体的觉知力，从而放松身体，能起到很好的助眠效果。失眠的患者晚上上床后可以通过这个练习让自己的身心放松，能有效提升睡眠的质与量。具体练习方法如下：

请躺在床上或舒适的地方，领受此时身体里的所有感觉。通常第一个浮现出的感觉是放松的舒畅感。觉察此时呼吸的状态，刚躺下来时呼吸的速度也许会比较急促，随着躺下来时间的延续，呼吸的速度会逐渐缓和。领受气息的进出所带来的躯干的起伏。

一段时间后，温和地把注意力转移到左脚的脚丫，领受脚丫此时的感觉。

慢慢逐一领受脚趾头的感觉……趾缝的感觉……脚底的感觉……脚跟的感觉……脚面的感觉。

在这个过程中，单纯地领受身体各部位当下所呈现出来的感觉即可，不用寻找什么特别的感觉，也不去创造任何感觉，有什么感觉就领受，没感觉也无妨，不需要刻意做什么让自己有感觉。

从左脚的脚丫慢慢一路往上，觉察脚踝、小腿、膝盖、大腿、骨盆。慢慢领受每个部位的样貌，不论是舒服的或不舒服的感觉。

仿佛身体在旅行般，一个部位接着一个部位地与身体同在。不追逐舒服的感觉，也不被不舒服的感觉绑架，温柔平等，觉察身体的每个部位，这是身体扫描练习的要领。

到了骨盆后，往右脚过去，直到右脚的脚丫，领受脚丫的感觉，包括每一根脚趾头、趾缝、脚底、脚跟或脚面。逐步缓慢地到脚踝、小腿、膝盖、大腿，再到整个骨盆。温柔地引导注意力往上，逐一缓慢领受腹腔、胸腔、肩膀、两条手臂、脖子、头部、脸上的每个器官，在每个部位停留一下，觉察当下所浮现的感觉。

练习中如果有任何不舒服的感觉，试着觉察这不舒服的现象，不对抗、不急着分析不舒服的由来或赶快要恢复，试着温柔地领受不舒服的变化，适度与不舒服同在。

最后把感觉扩展到全身，以一个全面的视角领受整个身体。温和地再把觉察回到呼吸，领受气息的进出所带来的躯体起伏。大部分慢性失眠的患者在躺着完成身体扫描的过程中很容易睡着。

5.接纳失眠

多数人在失眠的情况下会产生很多担心、烦恼、后悔，甚至生气等。因为无法接受失眠，于是想更多方法让自己睡着，但这样经常会让烦恼更多，让自己身心俱疲。而此时的烦恼主要来自不接纳自己失眠这件事情，亦即失眠×抗拒×烦恼×担忧＝很痛苦的失眠（真实的状态×不接纳=引发连锁反应，导致比真实状态更强烈的痛苦）。如果没有因为不接纳失眠所引发的抗拒/烦恼/担忧，失眠充其量就是失眠，亦即失眠=失眠（真实的状态=真实状态本身的痛苦）。如实地接纳，心比较容易回到此时此地，领受当下真实的变化，而当下是唯一可以真正活着与改变的时间点。因此，与一般概念相反的是接纳其实才更有机会带来转变。

6.睡眠障碍的药物治疗

如果睡眠持续得不到改善，就让患者身心受损，无法建立正常、健康的生活状态。了解一些助眠药物知识有助于客观、理性地对待助眠药物。根据临床医生的指导，在合理合规的范围内服用，以改善患者的睡眠状态。

（1）苯二氮䓬类药物是一类使用非常广泛的安眠药物，除可以帮助睡眠外还可以缓解焦虑，总体来说安全性较高，但大剂量服用可能会引起呼吸抑制。苯二氮䓬类药物有一定的成瘾性，应在医生的监控和指导下科学、合理、安全用药。

（2）非苯二氮䓬类药物起效快、维持时间短，对睡眠结构的影响很小，不良反应较轻，与苯二氮䓬类药物没有可比性，主要取决于患者的状态、需求以及对药物的反应。

（3）一些抗抑郁药物有帮助睡眠的功能，既可以抗焦虑、抑郁，又可以助眠，非常适用于因抑郁或焦虑情绪导致的睡眠不好的患者。

（4）褪黑素也是一类助眠药物，它是人体分泌的一种与自然节律有关的激素，天黑时分泌，天亮时停止分泌。对于有昼夜节律性睡眠障碍的患者，褪黑素是一种较好的选择，但它对于睡眠结构出现问题的患者可能没有效果。

（5）其他一些具有镇静安神功能的中药、中成药也都具有一定的助眠作用。

## 第二节　自动化腹膜透析患者的心理、社会适应管理

### 一、自动化腹膜透析患者存在的心理、社会适应不良现象

腹膜透析治疗是一种创伤性治疗，具有长期性、复杂性的特点，这种需要长期依靠机器来维持生命的方法对患者来说是一种沉重的心理负担。同时腹膜透析患者受疾病和治疗的影响，往往难以维持原有的社会角色，面对复杂的治疗、家庭健康模式的转变以及沉重的经济负担等，患者常常处于失控感状态，进而出现生理、心理及社会适应不

良，而适应不良则会进一步影响患者的生活质量、治疗及预后。

疾病适应是指腹膜透析患者因疾病出现负性情绪、透析相关问题、不良事件失控感等消极状态，逐渐构建疾病认知、积极应对疾病所致问题以及主动改变被动局面的动态过程，涵盖生理、心理和社会适应。慢性病包括ESRD成功适应有五个方面：

（1）无心理紊乱，如APD患者保持情感平和及良好的疾病管理。

（2）良好的功能状态，如APD患者非治疗时间段自由活动，积极参与社会活动并回归工作。

（3）成功完成疾病适应任务，如APD患者适应疾病发展状态，维系正常人际交往，提高社会参与度。

（4）低负性影响及高正性影响。

（5）较高的生活质量及内心满足感。成功适应是腹膜透析患者接受疾病、积极寻求心理、社会支持的重要阶段。

## 二、自动化腹膜透析患者常见心理、社会问题及表现

### （一）自动化腹膜透析患者抑郁的症状表现

抑郁是意志消沉的情绪，其典型症状为心境低落、思维迟缓、意志活动减退，即典型的"三低"症状。临床表现主要有四组特征：

（1）抑郁心理、悲观、失愉快感。

（2）自我评价下降、自责、无用感；严重者自罪，萌生自杀之念。

（3）睡眠障碍、食欲下降、性欲下降。

（4）社交退缩，活动减少。

抑郁是腹膜透析患者中最常见的社会心理问题，患者常常表现出悲观、快感缺失及抱怨、无助和绝望等情绪，严重影响生活质量，阻碍患者的康复，导致婚姻、家庭关系、职业活动等出现问题。有研究

表明，腹膜透析患者抑郁发生率达52%。国外一项前瞻性的多中心研究提示有53.8%的APD患者出现了抑郁症状，并且在一年后的随访中多达67.5%的APD患者仍有抑郁症状。

## （二）自动化腹膜透析患者焦虑的症状表现

焦虑是一种常见的情绪反应，它是机体处于威胁情景时的一种情绪状态，常伴有一系列的生理和心理的反应，如心跳加快、注意增强、紧张不安等。焦虑有正常和异常之分，正常的焦虑是面对威胁情景时的一种合适的、持续时间短暂的情绪，并随着现实中的威胁消失而消失。异常的焦虑是与威胁情景不相称的、不合适的或持续时间长久的情绪，异常焦虑的特点是过度担忧。当一个人出现过度或过长时间的不合适的焦虑，并且影响生活时应当考虑是病理性的焦虑。

焦虑也是腹膜透析患者最常见的心理问题之一，透析患者的焦虑主要表现为对死亡威胁的恐惧，对透析成功与否和身体副作用的担忧，以及对家庭经济承受能力的担忧等。国内外报道腹膜透析患者焦虑的发生率为37%～38%。

## （三）自动化腹膜透析患者社会适应不良的表现

患者社会适应受多方面因素的影响，其中社会功能包括患者社会活动参与程度与患病后自身社会角色适应程度两个重要部分。现实中大部分腹膜透析患者面临着许多生理、心理和社会上的压力，容易造成患者消极的情感体验和认知，患者自我否定产生无力感和自卑心理，导致其本身不愿意积极参与社会生活，逃避所面对的社会环境，出现社会性退缩行为；同时长期治疗以及随着病程进展出现的躯体不适会给患者工作与社会生活带来不便，限制各类社会活动，进而造成社会功能缺陷，影响患者的社会适应。有研究显示，腹膜透析患者一半以上处于待业状态，社会功能缺陷占70%，主要表现为家庭内活动过少，家庭外的社会活动和社会性退缩方面。另一项研究显示，农村腹膜透析患者社会参与程度差，社会功能缺陷率为84.93%。

### 三、自动化腹膜透析患者焦虑、抑郁及社会适应不良的诱发因素

#### （一）躯体因素

透析患者常常存在肾病/透析相关的躯体症状以及睡眠质量下降的情况，其中较常见的和较严重的躯体症状主要是皮肤瘙痒、乏力、疼痛和消化道症状等。这些症状给患者带来了不同程度的躯体不适，使患者产生了一定的心理负担，以致造成患者产生焦虑、抑郁情绪，反之焦虑、抑郁情绪也会加重躯体症状和睡眠障碍。

#### （二）个人生活与压力

腹膜透析能延长患者的生存时间，但同时改变了患者的生活方式。当透析成为个人生活的一部分时，患者的社会角色和在家庭中的作用都发生了明显的变化，患者在适应新的生活方式的过程中承受着巨大的心理压力。如腹膜透析患者由于腹部植入的透析导管使得自身形象发生改变，以及毒素沉积而出现的尿毒症面容更加容易产生自我形象顾虑，导致患者回归社会、参与社会活动的意愿减弱。其他方面的压力主要包括：长期严格的饮食控制使患者身心自由受到限制；日常生活和社会生活经常受到限制；长期、反复透析造成的躯体约束感；体能低下及肾功能不全引发的合并症；担心预后及面临死亡的威胁；配偶及其他家庭成员的高龄化或死亡所产生的孤独感；昂贵的透析费用给患者及其家庭造成较大的经济负担。在这些因素的长期影响下，常常引起患者情绪的改变，导致患者出现心理问题和社会适应不良。

#### （三）疾病认知

有调查发现多数腹膜透析患者缺乏疾病相关知识，对居家自我管理知识理解掌握不够，且需求程度较为强烈，患者对腹膜透析治疗的

效果如何、生存率能延长多少、有多少副作用、如果失败是否还有其他有效的治疗手段等问题产生焦虑担忧，而进行认知干预及情绪干预后，患者焦虑情绪显著降低。因此，提高腹膜透析患者疾病认知能有效促进患者不良心理状态的改善。

（四）社会支持

社会支持在腹膜透析患者心理状态形成过程及疾病适应过程中发挥着重要作用。包括客观社会支持和主观社会支持。客观社会支持是指可见的或实际的支持，包括物质上的直接援助，社会网络、团体关系的存在和参与，这类支持是客观存在的现实。主观社会支持是主观上体验到的或情感上的支持，是个体在社会中受尊重、被支持理解的情感体验和主观满意度。有研究发现，抑郁程度有差异的患者社会支持水平也具有相应差异，同时显示患者抑郁程度与社会支持水平及其各维度均呈负相关。焦虑与抑郁患者受社会支持的影响不同，焦虑分值与社会支持总分和客观社会支持呈负相关，焦虑状态正是需求帮助的表现，说明客观社会支持低可能正是这些透析患者产生焦虑的原因之一。

（五）应对方式

APD患者需要借助透析维持日常生活，透析对于患者来说也是一种心理应激，其必定会产生一定的心理应对方式。多数腹膜透析患者面对疾病时多采用回避和屈服两种应对方式。有研究指出，患者的消极应对方式得分高，其焦虑抑郁情绪也随之增高，影响患者生存质量。患者的应对方式同样是疾病适应的重要影响因素，在患者疾病适应过程中，应对方式扮演着重要的角色：一方面作为个体应对资源，是适应的基础；另一方面，在一定程度上影响应对方式的选择。

### 四、常见心理、社会适应问题的测评

目前临床使用较广泛的腹膜透析患者的心理障碍评估工具主要包括贝克抑郁量表、抑郁自评量表、贝克焦虑量表、焦虑自评量表等。

（1）贝克抑郁量表（Beck depression scale，BDI）。由美国心理学家阿隆贝克（Aaron T.Beck）于1967年编制，是最常用的抑郁自评量表，其目的是评价抑郁的严重程度。量表共有21个条目，每个条目代表一个症状—态度类型，以表示抑郁状况。此量表操作简单，应用很广泛。该表0～4分为无抑郁，5～13分为轻度，14～20分为中度，21分以上为重度。

（2）抑郁自评量表（self-rating depression scale，SDS）。SDS为自评量表，操作方便，容易掌握，能有效地反映抑郁状态的有关症状及其严重和变化。SDS的评分不受年龄、性别、经济状况等因素影响。此评定量表不仅可以帮助诊断是否有抑郁症状，还可以判定抑郁程度的轻重。评估结果：抑郁严重度指数=各条目累积分/80：0.5以下者为无抑郁，0.5~0.59为轻微至轻度抑郁，0.6~0.69为中至重度，0.7以上为重度抑郁。

（3）贝克焦虑量表（Beck anxiety inventory，BAI）。由美国阿隆·贝克等于1985年编制，具有良好的信效度，是一个含有21个项目的自评量表，采用4级评分方法。一般将总分≥45分作为焦虑阳性的判断标准。它适用于具有焦虑症状的成年人，能比较准确地反映主观感受到的焦虑程度。

（4）焦虑自评量表（self-rating anxiety scale，SAS）。SAS是一种了解焦虑症状的自评工具，用于评定患者焦虑的主观感受及其在治疗中的变化。SAS适用于具有焦虑症状的成年人，具有广泛的应用性。评估结果：将20个项目的得分相加即得粗分，用粗分乘以1.25以后取整数部分就得到标准分。得分50～59分为轻度焦虑，60～69分为中度焦虑，69分以上为重度焦虑。

（5）疾病心理社会适应量表（self-report psychosocial adjustment to

illness scale，PAIS-SR）。由美国教授Derogatis在PAIS的基础上修订和完善。姚静静等根据我国疾病特点、习俗、文化等进行汉化，可测量患者的心理适应和社会适应能力。其包括卫生保健、工作能力、家庭关系、性能力、交流情况、娱乐情况和心理状况7个维度，共44个条目，每个条目有4个备选答案，得分0～3分，总分0～132分，分别以34分、50分为界将疾病适应分为低度、中度、重度水平，得分越高代表疾病适应能力越差。

## 五、自动化腹膜透析患者心理、社会适应管理策略

（一）如何调节抑郁情绪

（1）建立良好的医患关系，鼓励倾诉。以和谐、真诚、支持、理解的态度耐心地协助患者，使患者体会到自己是被接受的。充分理解和共情患者，以非指责但坚定的态度去激发患者的责任感和调动其动力。鼓励患者向亲近或者信任的人倾诉，尝试和亲近的人分担感受，可令自己获得支持和被接纳。

（2）自我调整，保持希望。尝试走出户外，做一些有氧运动或仅仅只是散步，也可以避免更加沉溺于沮丧和抑郁当中；分散注意力的活动可以减少反复不愉快的思想；保持希望，提醒自己，其他人也曾经历过疾病和抑郁，并在治疗后好转，自己会像其他人一样慢慢康复起来；尝试令人增添信心的活动，不论成功大小，都可以增加成就感和自信心。

（3）关注情绪变化及自杀预防。患者极度抑郁时常常有自杀意念，医务人员及家属应注意观察患者的情绪变化，关注其有无流露出一些轻生的念头。家属应为居家腹透患者营造安全的居住环境，并注意危险物品的检查和管理，防止患者出现自杀、自伤等意外。陪伴、关爱患者，必要时及时寻求专业帮助和治疗，使患者在此期间平稳度过

心理危险期。

（4）认知行为疗法（cognitive - behavioral therapy，CBT）。抑郁患者的认知方式通常是呈现出一种负性的定式，认知行为疗法对治疗抑郁、焦虑等心理问题有明确的治疗效果，目前已广泛应用于临床。该方法通过采用各种认知矫正技术和行为疗法，影响患者的健康信念，增强自我效能，培养良好的心理状态，提升认知的成熟度以产生长期的行为改变。一项Meta分析研究显示，CBT治疗可显著改善透析患者的抑郁状况，减轻患者疾病造成的负面情绪，有利于患者生理心理健康。另有研究证实，认知行为治疗能够有效改善腹膜透析患者的负性情绪，有利于患者的情绪管理。

## （二）如何调节焦虑情绪

（1）认识接受焦虑情绪，提供健康指导。医护人员要积极与患者进行沟通交流，并协助患者识别焦虑情绪及其带来的躯体不适，逐渐接受焦虑情绪并寻找焦虑情绪的应激源。例如患者对疾病知识和APD自我管理相关知识缺乏而诱发焦虑，医护人员应动态评估患者对疾病和自我管理的认知程度，提供适合患者的系统化、规范化的健康教育模式，提高其对自身疾病及APD治疗的认知，提升自我病情监测和管理能力，从而减少焦虑等不良心理的发生。

（2）积极应对与心理自助。鼓励患者回忆描述焦虑的感受及如何应对，对其积极的应对方式给予肯定和强化，发掘并强调患者的能力及优势，提供机会和环境学习新的应对技巧，如听音乐、运动、倾诉、焦虑症状模拟演练以及自我对话等方式。另外，心理自助主要指借助阅读、影视作品、网络资源、互助活动等方式以提升自我、缓解压力、调节情绪及解决心理问题。

（3）心理干预与认知重建。可以采用线下门诊或线上网络平台、电话随访等方式对患者的焦虑情绪进行针对性的心理干预。例如帮助焦虑患者认识到歪曲的认知信念，从不合理的思维模式脱离出来，建立新的认知理念；可以让患者练习同样一件事情可以有不同的想法，体验不同想法出现的情绪和行为变化，从而训练患者建立合理的认知模式。

（三）如何促进患者社会适应

1.鼓励社会参与，增强自我效能

鼓励患者参加社交集体活动，继续从事力所能及的工作，无经济负担的患者可以加入志愿者协会等活动，积极地投入工作、学习和生活从而获得满足、激励和成就感，提升自我价值感。同时也鼓励家属参与，共同面对患者的问题，开展家属的健康教育，协助患者合理安排工作与生活，以帮助患者更好地回归社会、适应社会。

此外，还应注意增强患者的自我效能。自我效能是社会参与的重要潜在决定因素，个体的自我效能使得个体在社交情境中保持某种态度，决定个体是否选择这种社交行为和维持时间，可以认为是形成和维持健康社交行为的激励因素。有研究表明，自我效能高的患者，社会参与度高，进而促进提升自信心和回归社会。

2.接受与实现疗法

接受与实现疗法是由美国心理治疗师Hayes开创的，它围绕导致心理僵化的诱因，调动一切积极因素来帮助个体解决心理问题和提高思维灵活性。有研究表明，接受与实现疗法能够提高腹膜透析患者对疾病的适应能力。其包括六个核心过程及主要内容。

1）接受现实

（1）让患者更加了解自己，接受现实。

（2）引导患者反思自身思想行为习惯。

2）拥抱当下

剖析患者心理问题，激发患者积极应对疾病。

3）明确价值

（1）重塑患者积极的价值观。

（2）根据自身情况，帮助患者制订可行性计划，并强化实践行动的信心。

4）以己为景

（1）让患者理解以己为景的概念和目的。

（2）让患者更加关注自己的内心感受。

5）认知解离

（1）评估现阶段患者的困惑。

（2）增强社会支持力度。

6）承诺行为

（1）制订可行性目标。

（2）对践行目标的承诺。

（3）适应干预与随访

目前，适应干预形式多采用团体干预、个体化干预和网络干预，如社会技能、沟通技巧等方面的功能适应技能训练能够提高患者的日常生活技能和社会技能。利用网络平台对居家APD患者进行健康教育，定期对患者进行随访管理，评估患者心理社会适应情况，并给予针对性的干预与指导，从而提高患者心理社会适应能力。

（四）应对心理、社会适应问题的其他方法

1.调整应对方式

面对是一种积极面对现实、解决问题的应对方式，采取面对这种应对方式的腹膜透析患者常不回避疾病，主动了解病情，积极参与治疗，对透析治疗方案和健康教育能更好地接受和执行，并且能很好地与家人、朋友甚至病友等沟通。积极参与各种社会活动，更好地执行社会角色，对APD患者的躯体健康、生存质量和社会功能均有积极影响。因此，在对APD患者的随访管理中，应及时对他们进行应对方式的评估与训练。

首先，应了解患者对疾病的概念和认识，对其不合理的认知进行重塑，鼓励患者采取乐观的态度对待疾病。其次，鼓励并指导患者采取各种可利用的社会支持资源，减少负面情绪的影响，并得到切实的帮助。再次，在医疗过程中，解决问题式的面对这种应对方式应该被加强，医护人员应该传递积极的、乐观的自我管理信念给患者。此外，患者应主动多向医务人员咨询，得到更多的疾病相关知识，以便更好地参与到疾病管理过程中，如提高健康水平、控制并发症等，并且接受这种透析治疗的状态。这样患者才能更多地采取面对这种应对方式，积极面对透析治疗生活。

2.增加社会支持

良好的社会支持可增强耐受、应对和摆脱紧张处境的能力，减轻患者社会心理压力，提高治疗效果和生活质量。首先，医务人员作为腹膜透析患者重要的社会支持源，不仅可以不断地为患者提供与疾病相关的信息，提高患者对疾病的认知，还可以给予患者情感支持，帮助他们适应社会角色的转变，调整心态，回归社会。其次，医务人员应尽可能帮助患者开发社会支持源。APD为居家治疗方式，家庭支持尤为重要，有效的家庭支持可以提高患者治疗依从性和疗效，减轻身心负担，提高患者生存质量。应积极与患者家属进行沟通，指导家属营造温馨、和谐的家庭氛围，为患者提供经济和生活上的客观支持以及心理和情感上的主观支持。同时，为照护者提供专业指导，提高家属对患者疾病的认知和协助患者自我管理的技能。

鼓励患者参加社会团体活动，或者组织腹膜透析患者的肾友会，让同病相怜的患者之间互相关怀鼓励与帮助，共同战胜病魔。有研究证明，同伴支持能够主动激发与鼓励患者，发挥其参与自我调控的主观能动性，有效缓解患者的焦虑、抑郁负性情绪，提高患者心理、社会适应水平，提高生活质量。而个体对社会支持的利用度存在差异，因此医务人员应帮助患者认识和利用已有的社会支持，以提高其社会支持的利用度。另外，社会支持的给予与获取同样重要，当患者感受到被他人需要时，自身价值得到认可，希望值也随之提高，有利于减少患者抑郁和焦虑的发生。此外，要提高公众对腹膜透析的认识，推广腹膜透析相关知识，使患者得到更多的关心和帮助，有助于加强腹膜透析患者的社会支持系统。

3.情绪与压力管理技巧

1）放松训练

其是一种通过自我调整的训练，是指身体和精神由紧张状态朝向松弛状态的过程。常见的放松训练包括呼吸放松法、渐进性肌肉放松训练、想象放松等。

（1）腹式呼吸放松法。其注意调节自己的呼吸，有意识地控制呼吸的频率和深度，用鼻子缓慢地深呼吸，把手放在腹部，感受深呼吸时腹部的起伏；用鼻子缓慢吸气，吸气时腹部外凸，保证最大吸气量，心里默数5个数，然后屏气；再缓慢用嘴呼气，呼气时腹部内凹，增加出气量。练习10次，每次数数要慢，吸气与呼气之间注意屏气。如果过程中有轻微的头晕，这是正常现象，可以暂停30秒之后继续练习。每10个腹式呼吸循环暂停30秒，采用正常呼吸方式，每次练习时间为3～5分钟。

（2）渐进性肌肉放松训练。它是一种逐渐地、有序地使身体各部分肌肉先紧张后放松的方法，可以有效地放松身体肌肉，减慢呼吸和脉搏，降低中枢神经系统的兴奋，从而达到身心放松，缓解紧张、焦虑、抑郁等负性情绪的目的。放松过程中要均匀呼吸，把注意力专注到身体的各个部位，逐步放松。例如：将双手紧握成拳，感受整个手掌充满紧绷的感觉，接着再慢慢放松，并轻松将手放在腿上，然后感受肌肉的放松，注意紧张和放松之间的感觉差异。

（3）想象放松。它也称冥想，主要通过唤起宁静、轻松、舒适情境的想象和体验来减少紧张、焦虑，控制唤醒水平，引发注意集中的状态，增强内心愉悦感和自信心。例如找出一个曾经经历过的、给自己最愉悦的感觉或有着美好回忆的场景，用多个感觉通道，包括视觉、听觉、触觉、嗅觉、运动觉去感觉和回忆。

2）合理宣泄情绪

倾听患者对于疾病的真实想法，鼓励其表达情绪，并告知患者情绪反应是正常的，情绪管理不是一味地压抑，而更需要疏导与化解，鼓励患者以合理的方法宣泄情绪。例如：哭是一种很好的宣泄情绪的方法；转移注意力，当出现情绪不佳时可以将注意力转移到自己感兴趣的事物上去，如外出散步、找朋友聊天、看电影等都有助于情绪平静下来；写感恩日记，将内心的想法用文字抒发出来，同时帮助自己回忆事实，从中看到积极的一面。

4.正念减压

正念减压（mindfulness-based stress reduction，MBSR）是一套以正念为基础的训练课程，1979年由美国麻省大学医学院前医学教授卡巴金（Jon Kabat-Zinn）博士所创。其目的是：

（1）系统性地培育觉察能力，包括对身体的觉察、对想法的觉察、对情绪的觉察等。

（2）当我们有觉察能力后比较能清晰地看到生活中点点滴滴的惯性反应。

（3）通过不断地练习，我们学习把正念觉察带入日常生活中，在觉察中看到更多不同的可能与选择。

（4）正念减压是一套优良的自我照顾训练，可以增进自我认识，有效减轻压力，增加调节情绪能力，训练既专注又放松的能力等。研究证实,正念减压疗法能够有效减轻腹膜透析患者在疾病治疗过程中所产生的焦虑、抑郁等负面情绪，从心理学方面改善患者生活质量。

5.其他治疗

同样，如果患者的焦虑、抑郁情绪持续得不到改善，应于专科医院就诊，遵医嘱应用药物治疗，并指导患者规律服药，定期复诊，以改善患者心理状态。

# 第三节　选择题

## 一、单选题

1.下列哪项不属于腹膜透析患者睡眠障碍的表现（　　　）

A.失眠

B.日间过度嗜睡

C.睡眠需要量减少

D.不宁腿综合征

E.睡眠呼吸暂停综合征

2.关于失眠，下列说法正确的是（　　　）

A.通常指患者对睡眠时间和（或）质量不满足并影响日间社会功能的一种主观体验。

B.指患者睡眠质量不满足

C.指患者睡眠时间不足

D.睡眠时间和质量都不好

3.下列哪项不属于腹膜透析患者可能会有的负性情绪（　　　）

A.悲观

B.快感缺失

C.焦虑

D.自卑

E.自我效能良好

## 二、多选题

1.下列哪些方式属于积极的应对方式（　　　）

A.找家人或朋友倾诉

B.培养多种兴趣爱好

C.运用放松技巧

D.回避现实，不与他人接触

E.压抑自己

2.下列哪些方式可以促进自动化腹膜透析患者的心理社会适应（　　　）

A.系统化、规范化的健康教育提高患者对疾病的认知

B.教授患者心理调适技能，如放松训练等

C.开展腹膜透析患者肾友会，分享经验，相互鼓励

D.家人的关爱支持

E.患者可以减少外出或辞职，避免他人异样的眼光

## ◎ 选择题答案

一、单选题

1.C；2.A；3.E

二、多选题

1.ABC；2.ABCD

（文守琴　陈娟）

# 第四篇

# 自动化腹膜透析相关并发症管理

# 第一章
# 自动化腹膜透析相关非感染并发症管理

## 第一节　腹透液引出时腹痛

### 一、概述

疼痛是机体对损伤组织或潜在损伤产生的一种不愉快的感觉和情绪上的体验，是临床上最常见的症状之一。APD通常采用主动抽吸或虹吸的工作原理引出腹透液，抽吸力过大或引出速度过快可导致腹痛。有研究报道，在采用APD行IPD模式的紧急起始腹膜透析患者中，腹透液引出相关腹痛的发生率为18.2%。发生腹痛时应首先分析原因，如果是在输入透析液时出现疼痛，一般是透析液温度过低或过高、透析液流入速度过快、腹腔内进入空气等因素所致；而在透析之后出现的持续性疼痛，则腹膜炎的可能性大。

### 二、腹痛类型

腹膜透析引发的非感染性腹痛多为内脏痛和牵涉痛。内脏痛：主要因内脏器官受到机械性牵拉、缺血、扩张或痉挛、炎症、化学性刺激等引起，多为钝痛、酸痛、烧灼痛、绞痛等，定位常不准确，疼痛缓慢而持久。牵涉痛：内脏痛常伴有牵涉痛，即内脏疾病引起的疼痛同时在体表某一部位亦发生。牵涉痛的发生与患病部位有一定解剖关系，都受同一脊髓节段感觉神经元支配，当原发病灶发生疼痛时，其冲动可使该脊髓节段感觉神经兴奋，导致其所支配的皮肤区域亦出现疼痛。

### 三、腹痛预防

（1）合理选择透析方案。有研究表明，APD可安全、有效应用于院内终末期肾脏病患者非计划透析治疗。TPD与IPD相比有较少的机器故障报警和灌注引流痛发生，更适合于住院患者的早期非计划诱导治疗。采用TPD模式，即每次交换时在腹腔内留存一定比如15% ~ 50%的腹透液，可以显著减少腹透液引出相关腹痛的发生。此外，减慢腹透液引出速度可缓解腹痛。

（2）控制好腹透液温度。APD机控温范围：控温范围35 ~ 41℃，控温精度≤±3℃，保证实际灌入液温度<41℃。使用APD机可以有效地控制腹透析液温度，避免由于透析液温度过高或过低引起的腹痛。

## 第二节　腹膜透析导管功能障碍

### 一、概述

患者由于多种原因出现腹膜透析导管功能障碍，如导管移位、导管堵塞。腹膜透析导管移位是由于腹膜透析导管置入位置不当、导管引出时皮下隧道方向不当、便秘或腹泻等致肠蠕动异常等原因导致，严重影响有效腹膜透析治疗，拔管后再置管进行复位，甚至导致终止腹膜透析治疗。腹膜透析导管堵塞是由于血块、纤维蛋白凝块、脂肪球阻塞、大网膜包裹、腹膜粘连、导管受压扭曲等原因所致。有文献报道腹膜透析导管移位发生率为17%~20%，与患者年龄、手术技巧、原发病、术后护理等多种因素相关。紧急起始腹膜透析患者采用APD机进行IPD治疗时，导管功能障碍的发生率可达27.3%。采用TPD模式可以减少腹膜透析管移位或包裹的发生。腹膜透析导管功能障碍可以在腹膜透析置管术后的任何时期，一般多见在置管后2周；另有报道在置管后1年内发生导管移位。目前对于腹膜透析导管移位的处理方法包括内科保守治疗、开腹手术、腹腔镜下手术复位等。

## 二、导管功能障碍诊断

（1）腹膜透析导管移位临床表现：腹膜透析液单向引流障碍，如腹膜透析流出液量减少、流速减慢或停止。

（2）辅助检查：拍摄立位腹部平片，显示腹膜透析导管移位（不在真骨盆内）。

## 三、腹膜透析导管移位的原因

（1）手术相关原因。腹膜透析导管置入位置不当、腹膜透析导管引出时皮下隧道方向不当，腹膜透析置管时腹透管的末端没有常规有效置入膀胱直肠窝或子宫直肠窝；进行荷包缝合固定腹膜透析导管时，荷包打结不够牢固，甚至有时术者选择手术置入口的位置不恰当等都会导致腹膜透析导管移位。手术中术者选择皮下隧道方向、外涤纶套距出口的角度，腹直肌前鞘的缝合技巧及引导导管进入腹腔等操作均是导管移位的独立危险因素。其中大网膜包裹引起腹透管移位的情况是最棘手的，常需要重新进行置管。因而，手术中置入导管时巧妙避开活跃的大网膜区能降低腹膜透析导管移位的风险。

（2）便秘或腹泻等致肠蠕动异常。研究表明，腹膜透析术前采取清洁灌肠处理，可有效减少导管移位的发生，并能降低并发症发生率，患者满意度较高，具有推广价值。腹膜透析导管移位中非常重要的诱因是便秘，便秘时影响正常的肠蠕动，长期便秘引起肠腔内粪块堵塞，会把腹膜透析导管移出下腹部正常位置。尤其是老年人，常存在肠道功能障碍、便秘腹压增加等情况，促进了腹透管移位的发生。此外，各种原因导致的长期卧床也是导管移位常见的诱因，其机制为患者卧床时腹腔液面方向发生改变，液面浮力作用引起腹膜透析导管发生移位。

## 四、腹膜透析导管功能障碍的治疗方法

### （一）非手术复位法

（1）手法复位。患者取卧位，放松腹肌，根据腹膜透析导管移在腹腔的位置设计复位路径，由轻到重在腹壁上通过按、压、振、揉等手法使腹膜透析导管回位。该法仅对部分无网膜包裹的导管漂移有效。手法矫正复位的具体方法：把1.5%腹透液1 000 ml注入腹腔留腹，患者取平卧屈膝位，充分放松腹肌。对于腹膜透析导管末端位于左中下腹的患者，术者在左侧，右手在下双手重叠，让患者配合呼吸运动，患者深呼吸时双手逐渐用力触碰导管，并向右下腹推动。如果患者腹壁较厚，术者右手四指并拢，与腹壁呈45°置于腹透管的左侧，间歇冲击腹壁，将腹透管往右下腹震动，左手垂直置于右手左上角协助下推。对于腹膜透析导管末端位于右中下腹的患者，操作手法方向相反。操作时间每次10分钟，3～5次/天。手法复位等内科保守方法是腹膜透析导管移位的重要复位方法，既安全、经济，又可减少患者痛苦，值得推广。但很多文献报道其成功率较低，不到50%，尤其导管被大网膜包裹缠绕而移位，以及老年、行走不便的患者，难以取得成功。同时，对于新置管切口未愈的患者，过多地运动及手法复位操作会引起不适。

（2）使用生理盐水50～60 ml快速、加压推入导管中，同时使用肝素盐水或尿激酶封管。

（3）使用轻泻剂，促进肠道蠕动，保持大便通畅。

（4）及时排尿。

（5）适当增加活动。

## （二）手术复位法

（1）常规手术复位。腹透管移位的手术复位可以通过传统开腹二次手术处理，也可以进行改良复位方式。方法：原荷包缝合下方切开腹膜进行导管复位法，沿原手术切口下方约1 cm处纵行切开皮肤，常规分离皮下组织、肌肉后切开腹膜，食指进入腹腔进行探查，触及腹透管后将腹透管腹内段钩出，清洗干净管腔内的阻塞物，再用卵圆钳夹持导管尾端送入膀胱直肠窝或子宫直肠窝，依次缝合腹膜、腹直肌前鞘、皮下组织、皮肤。该方法比常规外科拔管重新置管创伤小，而且还能保留原来的导管，降低费用，但对于卷曲管，很难保证导管末端完全到达膀胱直肠窝或子宫直肠窝。尽管二次手术复位效果明确，但是存在一定的手术创伤，而且原来术后的组织粘连较明显、结构欠清晰，发生出血的机会比第一次手术增多，手术难度也增加；此外，二次手术置管等方法给患者带来的痛苦、经济负担及感染风险也较大。

（2）腹腔镜引导下手术复位。1985年，腹腔镜技术第一次应用于腹膜透析导管移位的复位操作。目前腹腔镜下进行腹透管置管和导管复位正在广泛开展。腹腔镜下腹膜透析导管置入术具有定位准确、并发症少、术后恢复快等优点，尤其是术中可在直视下将腹膜透析导管末端置于膀胱直肠窝或子宫直肠窝，还可以把导管固定在腹壁，极大地降低了再次发生导管移位的发生率。采用二孔法腹腔镜引导下置入术比传统的三孔法创伤更小，手术出血等并发症的发生率更低。该改良方法操作更简单，还能处理腹腔粘连。尽管腹腔镜下手术复位的创伤较小、复位成功率高，但是增加了患者的痛苦、心理恐惧。此外，腹腔镜手术要进行全身麻醉，尿毒症患者属于高危风险人群，部分患者不适用腹腔镜下手术复位。同时，采用腹腔镜下手术复位费用高，患者要承受巨大的经济负担。

## 五、腹膜透析导管移位的预防应该注意

### （一）手术注意

（1）术前排空膀胱，置入导管时应避开网膜，并将导管末端置于盆腔处。

（2）注意导管引出时皮下隧道方向正确。

（3）根据导管类型选择恰当的置管位置。

### （二）避免肠蠕动异常及腹腔压力增高

（1）避免电解质紊乱导致肠蠕动异常。

（2）积极治疗慢性肠炎，及时纠正肠功能紊乱。

（3）多食蔬菜，多活动，保持大便通畅。

（4）避免导致腹腔压力增高的因素，如长时间下蹲或剧烈咳嗽、打喷嚏等。

### （三）手术方式选择

研究表明，腹腔镜下腹膜透析导管置入并大网膜部分切除术对预防术后大网膜包裹腹膜透析导管效果良好，具有临床应用价值。方法：常规全麻打孔建立气腹，分别置入超声刀、分离钳及抓钳进行操作。改头低脚高左侧卧位，超声刀距大网膜根部约2 cm自结肠脾曲开始游离大网膜至结肠肝曲，切除部分大网膜置管步骤同常规腹腔镜腹膜透析置管术。

### 六、腹膜透析导管的重要性

血液透析通路是血液透析患者的生命线，同样，腹透导管也是腹膜透析患者的生命线。腹透导管是APD顺利进行的关键环节。严重的导管移位可直接导致腹膜透析技术失败。临床中要针对导管移位的原因进行强化管理，包括患者情况评估、导管管理、手术管理、透析方案管理、护理宣教管理等多靶点、多方面综合管理，减少导管移位的发生率，提高透析质量。早期发现腹膜透析导管移位，及时充分分析导管移位原因，结合患者的自身情况，选择个体化导管复位技术，降低腹膜透析退出率。

## 第三节　透析充分性不达标

腹膜透析主要靠清除体内潴留的代谢产物，纠正电解质和酸碱失衡，超滤过多水分，以达到透析充分的目的。所谓透析充分是患者身心安泰、食欲良好、体重增加和体力恢复、慢性并发症少或消失，尿毒症毒素清除充分，透析剂量足够或透析剂量满意，达到此透析剂量时患者死亡率和发病率不会增加，再增加透析剂量死亡率和发病率也不会下降，低于此透析剂量则死亡率和发病率却会增高。

目前公认的透析充分性标准为$Kt/V \geqslant 1.7$，每周$Ccr \geqslant 50 \ L/1.73 \ m^2$。透析不充分主要是因为当腹膜功能发生改变时，或出现水容量负荷时未及时调整透析方案。透析不充分临床上会出现食欲不振、睡眠不佳、恶心、呕吐、乏力、水肿，严重的还会出现昏迷，导致并发症。首先，长期腹膜透析患者腹膜功能发生变化，残余肾功能下降，病情加重，导致腹膜清除能力下降；其次，发生腹膜炎或者腹腔脏器有其他改变时，使腹膜面积越来越少，清除的物质也越来越少，从而毒素清除能力下降，导致透析充分不达标。

APD可以帮助患者解决长期治疗上的技术问题，实现充分透析和改善生活质量。根据患者临床、营养状态、残余肾功能、腹膜转运功能及透析充分性进行透析处方设定和调整。患者需要定期进行腹膜转运功能及透析充分性的评估，按照充分性检测的操作流程收集患者血、小便和腹透液标本送检，根据检查结果完成Kt/V、Ccr计算。当患者透析充分性不达标的时候，或者出现一系列临床症状的时候，需要调整APD处方，以满足患者的身体需求，根据不同的需求进行个体化的处方调整。调整原则如下：

## 一、增加溶质清除率

APD患者需要增加溶质清除率，可考虑以下方法：

（1）增加夜间腹膜透析液的每次留腹时间。

（2）增加夜间每次腹膜透析换液的剂量；需要考虑患者的体表面积及是否增加腹压等。

（3）增加夜间腹膜透析的换液次数。

（4）增加腹膜透析超滤量。

（5）NIPD模式不能达到理想效果，应改为CCPD模式，如白天可增加1～2袋腹透液手工进行交换，进行长时间留腹，以增加时间依赖的溶质（尤其是中分子溶质）清除率。

## 二、纠正容量超负荷

APD患者需要纠正容量超负荷时，可考虑以下方法：

（1）降低钠盐和水分摄入。

（2）根据PET结果，可缩短白天留腹时间；或根据特殊清除需要增加1～2袋腹透液交换。

（3）增加腹透液浓度，增加超滤。

（4）白天留腹时，可采用艾考糊精腹膜透析液。

（5）对于有尿＞100 ml的患者可使用袢利尿剂增加尿量。

保证透析充分性，最重要的是要提高患者依从性，保证每次完成设定的透析时间及每周的透析计划，注意饮食方面的调控，控制透析期间容量的增长，定期对心血管、贫血、钙磷和骨代谢等尿毒症合并症或者并发症进行评估，并及时调整治疗方案。APD治疗的特点在于处方设置灵活，能通过高超滤量和溶质清除实现透析充分的提升。但是临床上不能采用单一指标评估透析充分性，应根据临床表现、溶质清除和液体平衡状况等指标进行综合评估。

# 第四节　气　腹

气腹是外科急诊手术的重要指征之一，腹部或胸部直立位X线平片发现膈下游离气体被称为气腹。正常人群中，患者出现气腹时常提示腹内脏器穿孔。85%～90%的气腹患者是由于腹内脏器穿孔引起，有4%～15%的患者并非由脏器穿孔引起。

然而当腹膜透析患者这一类特殊人群合并气腹征象时，多是做腹腔镜检查或者手术时由于暴露视野的需要人为注入气体，或者因透析过程中操作不当，使管路中过多气体进入腹腔，导致气腹。有文献报道，腹膜透析患者气腹发生率高达34%。一般认为腹腔有很强的吸收能力，少量气体可以自行吸收，但较多量气体会引起上腹部针刺样疼痛、肩胛部胀痛，这可能与气腹后膈肌受牵拉刺激、膈神经兴奋相关，并且牵拉越强，肩部疼痛发生率越高、程度越重。

气腹在腹膜透析患者中很常见，大部分气腹都是由于更换透析液或者在上机过程中错误操作引起的良性病变，不需要手术治疗。并发气腹的原因主要是机器灌注前忘记冲管或者冲管时未打开引流袋，在折断液体可折柄时未完全折断，液体未充盈管路，导致部分气体吸进腹腔。一旦发生气腹引起不适时，应对机器、导管进行检查，排除机器过量注入后，再进行腹部立位平片检查。如量少，通常机体自行吸收，不需特殊处理；如量多，建议调整手工透析，进行多次放进放出换液，可在换液过程中采用头低脚高位，用枕头抬高患者臀部，使腹腔卧于高位，在反复冲洗管路时，按压腹部，促进空气排出，以缓解腹痛。根据经验总结，大多数患者腹痛在当天缓解，少部分患者在3天内缓解，极少数患者需要通过药物镇痛缓解。通过以上方法处理无效，腹痛未缓解时，必要时建议进行人工穿刺抽取气体。

为了预防气腹发生，预冲排气是关键环节。在进行机器操作的时候，严格按照显示屏提示完成操作步骤。以东泽PDGO机型为例：在预冲流程时，应当确保所有液体的可折柄完全折断，使断开的可折柄两段间拉出一段缝隙，然后用手指轻弹，让液体填满这个缝隙，也可以尝试挤压已悬挂的补液袋和放置在加热托盘上的加热袋，这样可以让液体更充分地充满管路内部，让预冲排气更加高效；折断完成后，点击"确定"，进入到预冲排气步骤。首先预冲人体端管路：将废液端管壁夹闭，确保人体端两个管夹保持打开，按住"M"按钮进行手动预冲的同时，观察管路内的气泡流动，直到所有气泡都已经进入到预冲袋，并且管路内液体均匀填充的时候松开按钮，关闭预冲袋附近的两个管夹；进入到预冲废液端管路：将废液端管夹打开，观察管路卡夹顶部废液端管路的部分，同样按住"M"按钮进行手动预冲的同时观察管路内的气泡流动，直到所有气泡都已经进入废液托盘上的废液袋，并且管路内液体均匀填充的时候松开按钮，点击确定，完成预冲排气，机器顺利进行下一个环节。所以要注意操作中步骤衔接，切忌预冲不严谨或跳过预冲环节。

腹膜透析并发气腹给患者带来身体上的危害及心理上的阴影，发生的主要原因是患者或家属操作不当，因此要加强家属和患者的操作指导，正确掌握机器操作流程和要求，在门诊随访时定期考核，及时纠正操作中出现的错误。气腹发生后立即采取措施引流气体排出体外，并加强患者疼痛护理、心理护理。值得注意的是当患者发生气腹的时候，虽然不能单纯考虑为脏器穿孔而盲目手术，也不能仅仅考虑为腹膜透析操作因素而导致其他漏诊。

# 第五节 选择题

## 一、单选题

1.以下腹膜透析方式中，可有效减少机器故障报警和灌注引流痛发生的APD透析方式是（　　　）

A.间歇性腹膜透析（IPD）

B.潮式腹膜透析（TPD）

C.夜间间歇性腹膜透析（NIPD）

D.持续循环式腹膜透析（CCPD）

E.非卧床持续性腹膜透析（CAPD）

2.患者透析充分的表现（　　　）

A.患者身心安泰、食欲良好

B.体重增加体力恢复、慢性并发症少或消失

C.尿毒症毒素清除充分

D.透析剂量足够或透析剂量满意

E.以上都是

3.腹膜透析患者发生气腹应该采取的体位（　　　）

A.半卧位

B.侧卧位

C.头低脚高位

D.俯卧位

E.以上体位都可以

4.发生气腹的关键环节（        ）

A.预充排气

B.短管连接

C.腹透液温度

D.患者的体位

E.以上都是

## 二、多选题

下列措施中，可以减少腹膜透析导管移位风险的有哪些（        ）

A.术前排空膀胱

B.避免反复牵拉腹膜透析导管

C.避免导致腹压力增高的因素，如长时间下蹲或剧烈咳嗽、打喷嚏

D.行腹腔镜下腹膜透析管置入并大网膜部分切除

E.多食用蔬菜，多活动，保持大便通畅

## ◎ 选择题答案

一、单选题

1.B；2.E；3.C；4.A

二、多选题

ABCDE

（李　阔　欧红春）

# 第二章

# 腹膜透析相关感染性并发症管理

腹膜透析相关感染性并发症包括腹膜透析相关腹膜炎、出口处感染和隧道感染，其中后两者统称为导管相关感染。以腹膜炎为代表的相关感染是腹膜透析最常见的急性并发症，也是造成腹膜透析技术失败和患者死亡的主要原因之一。

## 第一节　腹膜透析相关性腹膜炎

### 一、腹膜透析相关腹膜炎的诊断

（一）诊断

1.诊断标准

腹膜透析相关腹膜炎指患者在腹膜透析治疗过程中由于接触污染、胃肠道炎症、导管相关感染及医源性操作等原因造成致病源侵入腹腔引起的腹腔内急性感染性炎症。具备以下情况中的2项或3项可诊断腹膜炎。

（1）临床特征与腹膜炎一致，即腹痛和/或透出液混浊。

（2）透出液白细胞计数＞100/uL或＞$0.1 \times 10^9$/L（至少留腹2小时后），多形核白细胞比例＞50%。

（3）透出液中培养有病原微生物生长。

2.实验室检查

（1）透出液标本的留取。怀疑患者发生腹膜炎时，应立即取透出液标本送检（以首袋出现浑浊的透出液最佳）进行细胞计数分类、革兰染色和微生物培养，留取过程中注意避免污染。若不能立即送检，透出液袋应存放于冰箱中冷藏，而已行标本接种的血培养瓶应保存在室温或37℃的环境中。若APD患者就医时为干腹，需注入至少1 L腹膜透析液留腹1～2小时再引流留取标本送检。

（2）透出液细胞分类计数。透出液细胞分类计数中透出液白细胞计数＞$0.1 \times 10^9$/L，多形核白细胞比例大于50%，表明存在炎症，腹膜炎的可能性最大。腹膜透析液留腹时间较短的APD患者怀疑发生腹膜炎时，如果透出液多形核白细胞比例超过50%，即使白细胞总数少于$0.1 \times 10^9$/L，仍需高度考虑发生腹膜透析相关腹膜炎，应进一步完善检查以明确诊断。

（3）透出液涂片革兰染色。有助于判断致病源是革兰阳性菌、革兰阴性菌或酵母菌。

（4）透出液微生物培养。可明确腹膜透析相关腹膜炎的致病源并指导抗生素选择。培养的常规方法为将5～10 ml透出液直接注入血培养瓶。该方法的培养阳性率应大于80%。

（5）血培养。当怀疑腹膜透析相关腹膜炎患者出现菌血症或脓毒血症时应进行血培养检查。

（二）鉴别诊断

当腹膜透析患者出现腹痛时首先应排除腹膜透析相关腹膜炎；同时，即使在确诊腹膜炎的情况下，也应排除急性胆囊炎、急性胰腺炎、急性阑尾炎、消化道溃疡/穿孔、肠梗阻、肾绞痛等其他可能引起腹痛的疾病。当出现透出液浑浊时，需与下列情况进行鉴别：

（1）化学性腹膜炎。

（2）嗜酸性粒细胞增多性腹膜炎。

（3）血性腹水。

（4）腹腔内恶性肿瘤。

（5）乳糜性腹水。

## （三）特殊原因腹膜炎

（1）培养阴性腹膜炎。使用腹膜炎诊断标准诊断出腹膜炎，但透出液培养未发现微生物。

（2）导管相关性腹膜炎。与导管感染（出口部位或隧道）同时发生的腹膜炎，并且在出口或隧道部位收集物以及流出物或一个无菌部位发现相同的微生物。

（3）肠源性腹膜炎。来源于肠道疾病的腹膜炎，包括腹腔内器官的炎症、穿孔或缺血。如果在这种情况下发生的腹膜炎培养结果为阴性，建议将其分类/记录为肠性腹膜炎，而不是培养阴性腹膜炎。

## （四）时间特异性腹膜炎

### 1.腹膜透析前腹膜炎

指在腹透导管置入后和开始腹透治疗之前发生的腹膜炎。腹膜透析开始治疗的日期定义为第一次进行腹膜透析治疗交换并从该日起继续进行长期腹膜透析治疗的日期（即首次在医院或家中进行腹膜透析训练或治疗并继续进行长期腹膜透析治疗的第一天）。为了保持导管通畅而对腹膜透析导管进行间歇性冲洗不属于腹膜透析启动。

### 2.腹膜透析导管植入相关性腹膜炎

腹透导管植入相关性腹膜炎定义为在腹透导管置入后30天内发生的腹膜炎。

3.腹膜透析相关腹膜炎

腹膜透析相关腹膜炎需从腹膜透析治疗起始之日起计算（在医院或家中开始长期持续腹膜透析治疗，以发生之日为起算日），而患者保持无论在何种情况下都腹膜透析状态（居家、医院、养老院等）或无论是谁在进行腹膜透析换液操作。

## 二、治疗

在留取足够的生物样本后及早开始腹腔或全身经验性抗生素治疗，原则上需要同时覆盖革兰阳性和阴性菌。应是中心个体化的方案，推荐的经验性抗生素方案包括针对革兰阳性菌的一代头孢菌素或万古霉素联合、针对革兰阴性菌的三代头孢菌素或氨基糖苷类，或者单独使用头孢吡肟作为替代方案。

以下为经验性治疗。

### （一）抗生素的选择

腹膜透析相关腹膜炎经验性治疗所选择的抗生素应覆盖革兰阳性菌和革兰阴性菌，并根据本地区常见的致病菌谱和药物敏感情况，结合患者既往腹膜炎病史选择药物。常用的经验性抗感染方案包括：

（1）第一代头孢菌素+广谱抗革兰阴性菌药物。

（2）万古霉素+广谱抗革兰阴性菌药物。

两种方案在多数情况下等效，但对于耐甲氧西林的金黄色葡萄球菌（methicillin resistant staphylococcus aureus，MRSA）所致腹膜透析相关腹膜炎多见的腹透中心，建议使用后者。

（1）用药途径及用药方式：腹膜炎时推荐腹腔内使用抗生素，采用连续给药（每次腹膜透析液交换时均加药）或间歇给药（每天或每间隔若干天仅在1次腹膜透析液交换时加药）的方式。腹膜透析相关腹膜炎患者使用第一代头孢菌素时建议采用连续给药的方式，使用氨基糖苷类抗生素或万古霉素时建议采用间歇给药的方式。间歇给药时，加入抗生素的腹膜透析液至少留腹6小时。

（2）用药注意事项：长期使用氨基糖苷类抗生素可能具有耳毒性并影响残余肾功能，但短期（≤2周）腹腔内使用安全有效。当此类药物用于腹膜透析相关性腹膜炎的经验性抗感染治疗时，推荐采用间歇给药方式且用药时间应少于3周，如有条件可监测血药浓度。

在同一袋腹膜透析液中加入两种抗生素时，应使用不同的注射器将药物分别注入。透出液较浑浊时，可在腹膜透析液中添加肝素（500 U/L）以避免纤维素凝结阻塞腹膜透析导管，但已知存在配伍禁忌的抗生素和肝素不得加入同一袋透析液中。通常腹膜炎症状在治疗开始后48小时内得到明显改善，治疗过程中应及时复查透出液细胞分类计数。临床症状和透出液细胞分类计数改善不明显的患者应及时获取微生物培养和药敏结果、调整治疗方案。

（3）APD患者腹膜炎治疗注意事项：APD患者发生腹膜炎时可延长单次循环时间或暂时将透析模式转变为CAPD，以满足对抗生素留腹时间的要求。2022年国际腹膜透析协会（ISPD）发布的腹膜透析相关性腹膜炎防治指南不建议将CAPD的抗生素剂量外推至APD，因为一方面APD的药物清除更多，另一方面血清和透析液药物浓度不足24小时，所以抗生素半衰期缩短。APD患者腹膜炎治疗的主要问题在于剂量不足，特别是一些时间依赖性的抗生素，因此建议抗生素使用的剂量应超过其最小抑菌浓度（minimum inhibitory concentration， MIC）的50%。存腹时间应适当延长，以保证足够的抗生素被吸收，但是这方面的研究很有限。有关万古霉素的药代动力学研究表明合理的存腹时间为4~6小时。对于是否有必要将APD转换为CAPD，《2022年国际腹膜透析协会关于腹膜透析相关性腹膜炎防治指南》并不推荐。

（二）后续治疗

在获得透出液微生物培养和药敏试验结果后，应立即据此调整抗生素的使用。抗感染疗程至少需要2周，重症或特殊感染需要3周甚至更长时间。不同致病原导致的腹膜透析相关腹膜炎在病因、抗生素选择、疗效及预后等方面具有各自的特点。

1.金黄色葡萄球菌导致的腹膜透析相关腹膜炎的治疗

（1）病因：此类感染的主要原因是出口处或隧道感染，其他原因还包括接触污染。

（2）治疗：根据药敏结果停用抗革兰阴性菌药物并继续使用抗革兰阳性菌药物，同时需排除导管感染。

2.链球菌或肠球菌导致的腹膜透析相关腹膜炎的治疗

（1）病因：此类感染可由接触污染、消化道炎症、腹腔脓肿、出口处或隧道感染等引起。

（2）治疗：链球菌感染引起的腹膜透析相关腹膜炎通常疗效较好。如致病菌为肠球菌则较为严重。链球菌所致腹膜透析相关腹膜炎疗程一般为2周，肠球菌所致者通常需3周。

3.凝固酶阴性葡萄球菌导致的腹膜透析相关腹膜炎的治疗

（1）病因：凝固酶阴性葡萄球菌（coagulase negative staphylococcus，CoNS）指葡萄球菌属中除金黄色葡萄球菌以外的葡萄球菌，包括表皮葡萄球菌、溶血性葡萄球菌等，通常为皮肤正常菌群，由此导致的腹膜透析相关腹膜炎主要由接触污染引起。应仔细检查患者的操作以预防再发。

（2）治疗：此类感染通常症状较轻，治疗效果较好，根据药敏结果使用敏感药物治疗2周，多可治愈，培养结果证实后可停用抗革兰阴性菌药物。

4.铜绿假单胞菌导致的腹膜透析相关腹膜炎的治疗

（1）病因：铜绿假单胞菌导致的腹膜透析相关腹膜炎多由出口处

或隧道感染引起，通常症状严重，需积极治疗。

（2）治疗：应根据药敏试验结果联合使用2种敏感药物进行治疗，通常治疗疗程为3周。

5.其他单一革兰阴性菌导致的腹膜透析相关腹膜炎的治疗

（1）病因：此类腹膜炎的致病菌包括大肠埃希菌、克雷伯杆菌、变形杆菌、嗜麦芽窄食单胞菌等，由此导致的腹膜透析相关腹膜炎可能由接触污染、导管相关感染、便秘、憩室炎/结肠炎等引起。

（2）治疗：如致病源为嗜麦芽窄食单胞菌，可根据药敏试验结果选择药物治疗，疗程为3~4周；如致病源为其他单一革兰阴性菌，根据药敏试验结果选择药物，通常治疗疗程为2~3周。

6.真菌性腹膜炎的治疗

（1）病因：真菌感染导致的腹膜透析相关腹膜炎多见于近期有采用抗生素治疗细菌性腹膜炎史的患者。

（2）治疗：真菌性腹膜炎预后差，病死率高。透出液涂片或微生物培养结果证实后强调立即拔管，并继续使用敏感药物（如卡泊芬净、氟康唑、伏立康唑）等治疗。

7.培养结果为阴性的腹膜透析相关腹膜炎的治疗

腹膜透析相关腹膜炎的透出液微生物培养阴性率应低于15%，必要时应重复进行培养检查。

（1）透出液微生物培养结果阴性的可能原因：培养方法敏感性低；培养前已使用抗生素；标本量过少；标本存放不正确；特殊致病菌感染；其他原因。

（2）治疗：经验性抗感染治疗后如患者临床症状改善，可继续使用初始方案连续治疗2周。

8.其他致病菌导致的腹膜炎

多种革兰阳性菌混合感染引起的腹膜透析相关腹膜炎通常由接触污染或导管相关感染引起，根据透出液微生物培养及药敏结果选用敏感抗生素治疗2周，通常预后较好。如为导管相关腹膜炎则应拔管，并根据病情变化决定抗感染治疗疗程。

9.腹膜炎的拔管和重置

腹膜炎的治疗原则是挽救生命、保护腹膜，而非保留导管，当抗感染治疗效果不佳时，为避免延长住院时间、进一步损害腹膜功能、增加发生真菌性腹膜炎的风险以及患者死亡应尽早拔管。难治性腹膜炎、复发性腹膜炎、真菌性腹膜炎、药物治疗无效的分枝杆菌或多种肠道细菌导致的腹膜炎等需拔管，拔管后应进行导管残端培养和药敏试验以指导后续用药。

## 三、腹膜炎发生率的计算

### （一）定期监测腹膜炎的发生率

作为持续质量改进（continuous quality improvement，CQI）计划的一部分，腹膜透析计划应定期监测腹膜炎的发生率。应用标准化指标来衡量结果对于基准表现和监测进展是至关重要的。腹膜炎发生率的计算方法为腹膜炎发作次数除以有腹膜炎风险的患者年数（即从开始腹透开始的腹透年数），报告为每患者年的发作次数。在计算腹膜炎发生率时，腹膜透析开始的定义为进行第一次腹膜透析交换并打算继续进行腹膜透析治疗的第一天（即在医院或家中进行腹膜透析训练或治疗并打算长期进行换液的第一天，以先发生者为准），这不包括术后间歇性冲洗以保持导管通畅。

### （二）腹膜炎发生率目标及监测

2022年国际腹膜透析协会建议总体腹膜炎发生率不应超过0.4次/患者年。从来自登记和研究的报告数据进行的全球审查来看，这是一个可以实现的标准，应将其作为一项降低全球腹膜炎发生率的举措。除了总体腹膜炎发生率外，定期监测微生物特异性腹膜炎和相关的抗菌药物敏感性有助于指导当地适当的经验性抗生素治疗方案。将离心腹膜透析流出液中的沉淀物直接接种到培养瓶中已被证明在确定引起腹膜炎的方面是最有效的。

### （三）腹膜炎评估的指标、单位及靶目标

腹膜炎评估的指标、单位及靶目标见表4-2-1。

表 4-2-1 腹膜炎评估的指标、单位及靶目标

| 评估指标 | 单位 | 最低频率 | 靶目标 |
| --- | --- | --- | --- |
| 腹膜炎总体发生率 | 次/患者年 | 每年 | <0.4 次/患者年 |
| 培养阴性腹膜炎 | 占所有腹膜炎发作的% | 每年 | <15% |
| 首次腹膜炎发作时间 | 发作首次腹膜炎的透析时间 | 季度 | — |
| 无腹膜炎的患者比例 | 单位时间百分比% | 季度 | >80% |
| 腹膜透析前腹膜炎 | 占所有腹膜炎百分比% | 季度 | — |
| 置管相关性腹膜炎 | 占所有置管百分比% | 季度 | <5% |
| 腹膜炎临床治愈 | 占所有腹膜炎发作百分比% | 季度 | — |
| 复发性腹膜炎 | 占所有腹膜炎发作百分比% | 季度 | — |
| 再发性腹膜炎 | 占所有腹膜炎发作百分比% | 季度 | — |
| 腹膜炎相关导管拔除 | 占所有腹膜炎发作百分比% | 季度 | — |
| 腹膜炎相关转血液透析 | 占所有腹膜炎发作百分比% | 季度 | — |
| 腹膜炎相关死亡 | 占所有腹膜炎发作百分比% | 季度 | — |

### 四、腹膜炎的预防

### （一）腹膜透析置管

在置管前即刻全身预防性应用抗生素，有四项关于围手术期静脉注射头孢呋辛、庆大霉素、万康霉素和头孢唑林的随机对照试验。对这四项试验的系统评价证实了预防性围手术期静脉注射抗生素的总体益处，但其对出口部位/隧道感染风险的影响尚不确定。尽管第一代头孢菌素的疗效可能略低于万古霉素，由于对万古霉素耐药性的关注，

前者仍然常用。

## （二）出口处护理

正确做好出口处护理，避免出口及隧道感染。中山大学附属第一医院开展了一项纳入2009—2013年1 113例腹透新患者随访1年的研究，研究结果显示，出口处感染率0.13次/年。出口处护理能力差、腹透管未妥善固定、出口处机械性压迫、导管牵拉损伤史是腹透患者发生出口处感染的独立危险因素。基于我国广州的大样本随访经验，正确固定腹膜透析导管并避免出口处的机械应力可能有助于降低出口部位感染风险。

## （三）腹膜透析系统污染

如果腹膜透析换液操作过程中发现污染，需要立即向治疗团队寻求建议。2022年国际腹膜透析协会关于腹膜透析相关性腹膜炎防治指南建议对腹膜透析系统污染中的湿性污染（wet contamination）给予预防性抗生素治疗。所谓"湿性污染"是指污染发生在腹膜透析系统开放的状态，如污染的腹透液灌入腹腔或灌液后持续一段时间未关闭系统。相对应地，干性污染是指污染发生在腹膜透析系统关闭的状态下，如蓝夹子夹闭的远端处于未连接状态。2022年国际腹膜透析协会关于腹膜透析相关性腹膜炎防治指南建议仅在湿性污染的情况下使用预防性抗生素，但并未给出标准的预防治疗方案。一项单中心15年的经验分析，在548起接触污染事件中，有246起干性污染、302起湿性污染。污染后共发生17次腹膜炎（3.1%）；所有事件都发生在湿性污染组（$P<0.001$）；湿性污染后腹膜炎的发生率为5.63%。预防性使用抗生素显著降低了腹膜炎的风险（182次预防使用，仅1次腹膜炎发生，$P<0.001$）。

## （四）侵入性胃肠道和妇科手术

在结肠镜检查和侵入性妇科手术前预防性使用抗生素；在胃肠道内镜检查和侵入性或工具性妇科手术操作前，引流腹膜透析液以保持空腹状态。一项单中心干预性研究对该中心51名接受选择性结肠镜检查的腹膜透析患者进行调查，发现其检查期间保持干腹状态，检查前后行腹腔冲洗，没有患者发生检查术后的腹膜炎。有学者认为，干腹状态增强了宿主防御，可能是因为透析液的存在抑制了腹腔巨噬细胞的吞噬功能，抑制了多形核细胞的功能，削弱了宿主的防御能力；透析液的pH值和渗透压对抑制外周血白细胞的活性有直接作用等所致。

（五）培训计划

最佳腹膜透析培训计划的特征（如何培训，多长时间，在哪儿培训，何时以及由谁进行）目前仍然不确定。腹膜透析培训的具体方法和细节在2006年和2016年ISPD发布的腹膜透析相关性腹膜炎防治指南中有详细描述。由于循证证据有限，2022年国际腹膜透析协会关于腹膜透析相关性腹膜炎防治指南未推荐何种培训方式为优化方案，包括培训的方式、时间、地点、持续时间及由谁实施。腹膜透析预后和实践模式研究（peritoneal dialysis outcomes and practice patterns study，PDOPPS）统计分析了7个国家120家机构的培训实践发现，机构与机构之间的培训差异非常大，而培训开始的时机、培训的时长、再评估的方法和场所与腹膜炎的风险均无显著相关。在新型冠状病毒感染（COVID-19）疫情流行期间，我国武汉的4家腹膜透析中心数据表明，腹膜透析患者个人卫生习惯改变后，革兰阳性腹膜炎发生率大大降低。北京大学第一医院的一项随机对照试验（RCT）研究对150例腹膜透析患者分别以操作监督（50例）、口头培训（50例）和常规教育（50例）三种方式进行再培训，操作监督组患者首次非肠源性腹膜炎风险显著低于常规组。腹膜透析再培训的指征包括：住院时间延长，腹膜炎和/或导管感染，操作的灵活性高，视力或智力发生改变，腹膜透析供应系统或连接系统改变，腹膜透析换液的操作者改变，腹膜透析治疗中断一段时间（如临时转为血液透析治疗）。

## （六）关于家养宠物和宠物引发的感染

考虑到宠物和主人之间的情感需求和生活质量获益，2022年ISPD腹膜透析相关性腹膜炎防治指南并未提出禁止养宠物，但基于多项报道均提示养宠物与发生腹膜炎之间确实存在强相关性，因此建议宠物不能进入换液操作间、透析机和透析物品存放的房间。其风险主要来自两方面：一方面是宠物所携带的人畜共患病原菌可直接污染患者及腹膜透析用品；另一方面是宠物（如猫、仓鼠、鹦鹉等）可能咬抓透析液袋、管路，造成一些非常细微的孔洞而导致腹膜炎。因此，养宠物的患者要更加注意个人和环境的无菌性，换液前、抚弄宠物后都要及时洗手。

## （七）其他可改变的腹膜炎危险因素

基于多项观察性研究的分析结果，持续低钾是腹膜炎发生的危险因素。2022年腹膜透析相关性腹膜炎防治指南新指南建议应预防和纠正低钾血症以预防腹膜炎。作为一种胃酸抑制剂，$H_2$受体拮抗剂被报道与肠源性腹膜炎的发生风险增高相关。2022年腹膜透析相关性腹膜炎防治指南建议应尽量避免或限制$H_2$受体拮抗剂在腹膜透析患者中的应用。

# 第二节　腹膜透析导管相关感染

出口处感染和隧道感染统称为腹膜透析导管相关感染，是导致腹膜炎甚至拔管的主要原因之一。

## 一、出口处感染

### （一）评估和诊断

1.评估

出口处周围未保持干燥、软组织损伤以及细菌定植。金黄色葡萄球菌和铜绿假单胞菌是最常见且最严重的致病菌，其他可能的致病源包括厌氧菌、链球菌、军团菌、类白喉菌、酵母菌和真菌等。对导管出口处感染情况进行评估时，采用"一看二按三挤压"的方法沿导管隧道从内向外按压，同时观察出口处是否有红肿及分泌物的颜色质量，询问患者是否有痛感。如有分泌物应立即采集进行细菌培养及药敏试验，以便针对性应用抗生素。2019年日本腹膜透析最新治疗指南提出，常规监测出口处对预防早期相关性感染有重要作用。但对于出口处感染的常规监测，目前2023国际腹膜透析建议：导管相关感染没有共识。

2.诊断

腹膜透析患者抵抗力低下易并发感染，当无菌操作不严格时，腹膜透析导管出口处皮肤易引起感染，表现为脓性分泌物及伴或不伴管周围皮肤红肿。目前将皮肤出口处状况分为五类，即急性感染、慢性感染、可疑感染、良好出口和极好出口（表4-2-2）。出口评分系统（表4-2-3）有助于鉴别出口感染，通过评估导管出口处水肿，疼痛，出现脓性分泌物，周围皮肤红斑、结痂、出现肉芽组织等，出口处评分4分或以上者为感染，如仅有脓性分泌物也可以诊断感染。4分以下者是否合并感染还需结合临床情况考虑。发生出口处感染时应进行分泌物涂片革兰染色和分泌物微生物培养以指导用药，微生物培养方法应涵盖需氧菌和厌氧菌。

表 4-2-2　导管出口的评估

| 急性感染 | 出口处出现疼痛、红肿，皮肤充血部位直径大于腹膜透析管直径2倍以上，皮肤变硬，有脓性或血性引流物和外生性肉芽组织，窦道表皮收缩；炎症持续时间＜4周 |
| --- | --- |
| 慢性感染 | 窦道内渗液，肉芽组织长出出口或在窦道内异常生长，出口可被肉芽组织覆盖，有较大的硬壳或血痂，可无疼痛、红肿；炎症持续时间＞4周 |
| 可疑感染 | 窦道内渗液，出口周围和窦道内肉芽组织轻度增生，引流物黏稠，每天结痂1次，常无疼痛和皮肤变硬，皮肤充血部位直径大于腹膜透析管直径2倍以上 |
| 良好出口 | 窦道内潮湿、无渗液，窦道内可见肉芽组织，并部分被上皮覆盖，引流物黏稠，2天以上结痂1次，出口颜色呈浅橘红色 |
| 极好出口 | 出口形成6个月以上，窦道内完全由上皮覆盖，窦道内干燥，偶有潮湿和少量黏稠分泌物，7天以上结痂1次，出口颜色正常或微黑 |

表 4-2-3   出口处评分系统

| 评估内容 | 0分 | 1分 | 2分 |
|---|---|---|---|
| 痂 | 无 | <0.5 cm | >0.5 cm |
| 发红 | 无 | <0.5 cm | >0.5 cm |
| 疼痛 | 无 | 轻微 | 严重 |
| 分泌物 | 无 | 浆液性 | 脓性 |

注：总分≥4分表示存在出口处感染；只要出现脓性分泌物即可诊断。<4分可能代表感染，也可能没有感染。

## （二）出口处感染的治疗

（1）出口处感染的一般治疗主要包括加强局部护理和使用抗生素乳膏。

感染严重者可将纱布用高渗盐水浸湿，缠绕在导管周围15分钟，每天1~2次。

（2）出口处感染的经验性抗感染治疗应选择金黄色葡萄球菌敏感的抗生素，如果患者既往有铜绿假单胞菌导致的出口处感染史，所用抗生素的抗菌谱也要覆盖这种细菌。

抗感染治疗应持续至出口处完全恢复正常，通常至少需要2周，铜绿假单胞菌出口处感染通常需要3周。金黄色葡萄球菌和铜绿假单胞菌导致的出口处感染易复发，因而需严密随访。对于难治性出口处感染，可在抗感染的同时更换隧道和出口位置重新置管，对于铜绿假单胞菌导致的难治性出口处感染尤其强调早期拔管并重新置管。出口处感染后继发腹膜炎，或同一种致病菌同时导致出口处感染和腹膜炎的患者通常需要拔管。

## 二、隧道感染

## （一）诊断

隧道感染是发生于腹膜透析导管皮下隧道周围软组织的感染性炎

症，通常伴发于出口处感染，很少单独发生。其临床表现隐匿，可出现红斑、水肿或皮下隧道触痛等。金黄色葡萄球菌和铜绿假单胞菌导致的出口处感染常伴有同种细菌引起的隧道感染。隧道超声检查有助于评估隧道感染范围和疗效，为选择治疗方案提供依据。

### （二）治疗

难治性隧道感染通常需要拔管；剥除皮下涤纶套可能有利于治疗难治性隧道感染，在皮下涤纶套剥除后应继续抗感染治疗。

总之，定期对外出口进行规范的评估、分级和护理是非常重要的。同时，加强培训是减少腹膜透析相关感染的有效方法。因此，在一个成熟的腹膜透析中心，一方面要加强护士对外出口护理的理论和实践能力，另一方面还要对患者的外出口换药技巧进行持续的再培训，其最终的目的是通过加强外出口的观察评估与常规护理，从而预防外出口感染的发生。

## 第三节　选择题

### 一、单选题

以下哪一项不属于腹膜透析导管出口处状况分类？（　　　）

A.急性感染

B.亚急性感染

C.可疑感染

D.良好出口

E.极好出口

### 二、多选题

1.特殊原因腹膜炎包括以下哪些腹膜炎？（　　　）

A.培养阴性腹膜炎

B.导管相关性腹膜炎

C.肠源性腹膜炎

D.腹膜透析前腹膜炎

E.腹膜透析导管植入相关性腹膜炎

2.当腹膜透析患者出现透出液浑浊时，需与下列情况进行鉴别（        ）

A.化学性腹膜炎

B.嗜酸性粒细胞增多性腹膜炎

C.血性腹水

D.腹腔内恶性肿瘤

E.乳糜性腹水

◎ 选择题答案

一、单选题

B

二、多选题

1.ABC；2.ABCDE

（周雪丽　罗承宜）

# 第五篇

# 自动化腹膜透析机机械性相关问题与处理

# 第一章

# 引流/灌注不畅

## 第一节　常见原因及临床表现

透析早期出现的引流或灌注不畅可分为单向堵塞或双向堵塞。而单向阻塞最为常见，主要表现为透析液灌入腹腔通畅、引流困难；双向堵塞常表现为灌入及引流均不通畅，常见原因为透析管位置不当，管路出现扭曲、打折，腹透管开关处于关闭状态，管路上夹子处于关闭状态，预充液体时管路中气体未排净，或因体位致腹透管位置偏高或腹腔内腹透管"漂管"，贴近腹壁或肠管，患者膀胱充盈或结肠充盈导致压迫导管腹腔段末端，导管中有蛋白凝块、血块或纤维块等阻塞物，以及腹腔出现炎症导致腹膜粘连、大网膜包裹缠绕导管等。

在APD预先的方案设定中需设置最低引流量（一般零周期引流阈值为50%，其他周期为75%），当引流液体量少于设定的最低引流量时，机器会报警并显示"引流量不足"。若出现悬挂透析液量不足、触碰托盘、加热板上放置其他物品影响称重等情况，导致加热板上透析液不能得到补充时，机器会报警并显示"灌入量不足"。

## 第二节　预防和处理

APD机出现报警时，点击"消音"后应首先排除机械性梗阻，如灌入或引流的管道是否受压或扭曲、夹子或旋钮是否处于开放状态、卡夹管路是否交叉及高度合适、管路内是否有空气。协助患者改变体位，因仰卧位时透析液将分布于整个腹腔，而在坐位和立位时腹透液主要积聚在脐下区域，当腹部发生震荡时，腹透液混合充分，破坏了腹腔内不能流动的液体层，可促进液体通畅引流。

对于经常便秘的患者，指导其改变饮食及生活习惯，鼓励患者多走动，并适当按摩腹部，刺激肠蠕动，必要时使用口服缓泻剂，排出大便；如果膀胱充盈，尽可能地在使用自动腹透机前排空膀胱。

当透析液出现引流不畅，而引流液内又含有肉眼可见的纤维蛋白时，极可能为纤维蛋白凝块阻塞所致。处理方法：用5～10 mg肝素溶解于20 ml生理盐水中加压注入腹腔，有时可使导管内凝块冲走，也可以将肝素5～10 mg/L的浓度加入透析液中，再挤压透析袋，达到高压灌注的冲洗效果。如以上方法无效，可采用尿激酶10万～20万U，用生理盐水20 ml稀释后，注入管内并封管5～10小时。

如果是大网膜阻塞导管，导致导管不畅，可能与新的腹膜透析导管相容性有一定关系，这种情况常发生在新置管手术后不久。当腹膜透析导管植入腹膜后，经过一段时间，导管外表的蛋白生物薄膜形成后，可减少大网膜对导管的包裹缠绕，导管不畅将得到改善。

腹膜透析管漂移到上腹部时也会引起引流不畅，尤其在坐位时明显，如果怀疑导管移位，可通过腹部X光明确腹透管位置，调整体位后仍不能缓解引流不畅的情况，考虑重新置管；若隧道内透析管扭曲，多因皮下隧道疤痕收缩所致，也可考虑重新置管。

排除上述因素后APD机若仍显示"引流量不足"，可能提示患者接近于体重，长按"结束当前引流"，使机器继续运转；若仍显示"灌入量不足"，可能是加热板上透析液剂量不足，查看加热板上是否有其他物品予以清除，若因悬挂透析量不足，可长按"结束当前灌注"，使机器继续治疗。

第二章

# 补液不畅

　　补充袋腹透液量不足时，首先检查处方设置量是否大于实际腹透液灌入量。再检查腹透液折断（阀/塞/折头）处是否完全折断，并尝试用力挤压补液袋，查看补液管夹是否打开。

　　提示补液不畅时，如果是纤维蛋白的堵塞或透析导管扭曲及移位等原因，可参照引流/灌注不畅的处理方法，采取适当改变体位、腹部按摩、调整导管位置或用肝素生理盐水冲洗透析导管等方式，使补液情况得到改善。

　　确认无补充液可以长按"跳过"，继续进行下一步操作。

# 第三章

# 温度异常

在APD机温度调控系统正常工作的情况下，因北方天气更为寒冷，春秋季节室温偏低，加热后液体流经管路进入腹腔前散热较快，灌入透析液后患者感觉温度偏低。加上不同患者对温度感觉略有不同，存在个体差异，可根据自身实际情况，在加热透析液时进行温度调整。或利用空调或取暖器等设备调整室温为20～23℃。

当设置入液量大于每袋透析液剂量时，流入加热板上透析袋里液体未能及时加热，导致温度过低，机器会自动停止灌入，发生报警；为缩短加热时间，可将使用的透析液提前加热，使透析机能在短时间内开始循环工作。温度过低的原因也可能是腹透液位置摆放不正确，未能完全与加热面板充分接触，影响加温效果，或自动腹透机的参数设置错误或故障，温度过低，可能导致腹膜血管收缩，使清除率降低。相关文献报道，腹透温度为37℃较20℃时提高清除率35%。

温度过高的原因可能是APD机参数设置错误或自动腹透机故障，温度过高则可能引起发热、腹痛和大汗。当腹透液温度超过41℃时，APD机出现文字提示，将停止当前工作，呈保护性暂停状态，待温度恢复到适宜范围后文字提示消失，自动腹透机恢复正常程序。

为防止高温导致患者不适，首先检查机器的参数设定，将温度设定在（37±1）℃范围内，并正确放置腹透液，使其与加热面板充分接触。温度报警主要是指透析液温度没有达到标准而产生的报警，通常原因为透析液摆放不正确进而影响加温效果，所以在放置透析液时就要确保透析液和温度感应钮充分接触。

第四章

# 发生腹胀、腹痛、疑似过量注入

## 第一节 腹 胀

APD是利用机器自动持续地进行腹膜透析液交换，自动控制透析液循环进出腹腔，主要在夜间进行治疗。当患者在治疗前会按照医生给予的透析方案通过机器设置治疗参数，每个人的腹腔所能接受的容积是有差异的，腹腔容积比较小，如儿童、老年人、瘦弱（50 kg以下）等特殊人群中，如果设置成年人统一的参数，会导致腹腔容积比较小的患者有明显的腹胀感，所以需要针对特殊人群给予个体化的治疗方案，如初始处方设置每个循环1/3~1/2的治疗量过渡给入，待患者适应后逐步增加留腹量，密切关注透析过程中患者的主观感受，有不舒适感及时调整透析液量。

此外，在患者设置治疗参数的时候，未按照实际情况设置腹腔的留腹液量，导致机器不会完全排空液体，或者机器完全没有排空腹腔液体，致使新鲜的腹透液又放进腹腔，容量过多，从而引起腹胀。针对该问题，一方面在允许的情况下，手动修改上次最末留腹量，也可以考虑减少留腹透析液量，另一方面应该基于患者实际情况设置透析液液量，保证在治疗前先将腹腔中残留的透析液排空，避免过多的液体导致患者腹胀。

多数患者反映腹胀会导致食欲低下，进食量少，便秘也会引起腹胀，主要是因为缺乏运动和饮食造成的，所以建议患者在白天多运动，保持大便通畅，尽量多吃一些易消化的食物，如优质蛋白及富含维生素的水果、蔬菜等，平常也避免摄入一些辛辣刺激的食物，在机器连接治疗前嘱患者排空大小便，以免在治疗中液体进入腹腔，同时伴有便意而造成腹胀不适。

# 第二节　腹　痛

在机器自动进行换液过程中造成腹痛的原因多种多样，其影响因素包括疾病因素、环境因素、机械因素、自身因素等，正确分析引起腹痛的原因，及时进行处理。

疾病因素主要包括腹腔实质脏器炎症性疾病，比如腹膜炎。腹痛是腹膜炎的典型症状之一，当出现此症状时，首先观察透析液的颜色，呈清亮淡黄色并排除其他腹膜炎症状时，可以继续治疗，以观察为主；如果液体呈混浊状态，提示有可能发生感染性，建议暂停机器透析改手工治疗，及时就医。

环境因素主要是室内温度过低，特别是北方春秋季节室内温度偏低导致患者感觉灌入透析液温度比较低，另外，透析液加热的温度未能达到加热标准，温度过低，或者加热时间过长导致温度过高，灌进腹腔产生不良刺激，引起患者腹痛。为避免类似情况，操作人员在放置透析液时要确保透析液和温度感应探头位置的准确性，检查机器参数，加热温度调控在（$37 \pm 1$）℃，同时注意室温的舒适，调整室温为 $20 \sim 23$℃，为确保腹透液适宜温度进入腹腔，需要注意腹透液温度的把控及室温的调节。

机械因素主要是在机器透析过程中出现引流不畅、空气进入腹腔、腹透液引流时出现腹痛等。若出现上述情况，患者可以通过改变体位活动来进行处理，或者患者根据情况判定腹腔里剩余的液体，可以点击"长按跳过引流"按钮来终止引流，以缓解腹痛；机器上机过程中进入排气环节，注意人体端及废液端的排气情况，确定管路无空气后与短管对接，避免空气进入；对于合并有透析液入液或出液速度太快导致的腹痛，建议采用潮式模式（TPD），以减慢腹透液引出的速度来缓解疼痛，也可以控制腹膜透析短管蓝色开关大小，或者降低透析机器与床位的高低来控制腹膜透析液流速。在患者治疗结束时，设置小剂量留腹液量，避免腹腔呈"镂空状态"引起的腹痛。

自身因素主要是患者在治疗过程中，夜间睡觉翻身时牵拉腹膜透析管，出现牵扯痛，在治疗前应做好患者管路的健康指导，在翻身起床时避免牵拉管路，并预留出患者活动时管路的长度范围。部分患者大网膜的活跃程度及耐受程度不同，腹部过于膨胀以及置管位置过深等也可引发患者腹痛，针对该问题找出原因，然后针对性解决。

## 第三节　疑似过量注入

注入过量指的是注入腹透液超过适当的限度，以过多、过剩、多余为特征或超量。当患者灌入的液体超过腹腔所能接受的限度。感到腹胀不适时，首先应确保腹腔是否有残留腹透液未及时排空，以免加倍的腹透液量进入腹腔，或者在引流液体时检查引出量，若与注入量相差过大，则停止后面循环治疗，及时排除腹透液。操作人员根据实际情况，针对不合理的处方和参数进行调整，可以在机器开机后点击"参数设置"进入"灌注参数设定"，根据腹腔容积大小，调整灌注警戒上限值，当超过灌注警戒量报警时，若仍在继续灌注，可以点击强行跳过"灌注窗口",进入"留腹"状态,以避免液体过量灌入。如果患者主诉腹胀明显时,再强行跳过"留腹"进入"引流"状态,直至过量的腹透液排出体外,腹腔内剩余的腹透液达到预设的灌注量。

在操作之前,操作人员严格按照个体化处方,准确设置处方参数,发现零周期设置不合理或处方不合理的时候,需检查机器设置参数或调整处方,同时规范操作避免过量液体进入腹腔。

# 第五章
## 治疗过程中如厕

APD使用机器代替手工可以利用睡眠时间进行自动化腹膜透析，夜间治疗时间一般在8~10小时，透析时间比较长，透析时有一部分患者会出现想上厕所的情况，患者常反映上厕所难的问题，并且因长时间的卧床治疗，体力活动水平降低，使患者胃肠蠕动减慢，容易导致便秘的发生，故患者在APD治疗过程中还存在抵触或者拒绝现象。

针对该问题，建议患者在机器连接之前排空大小便，指导患者养成按时排便的习惯，或者备用大小便器于床旁，条件允许，患者可以选择居住在有独立卫生间的卧室，方便就近如厕，同时可以备用一个较长的插线板，长度可以达到卫生间为宜，并且在购买机器设备的同时配备移动推车及专业配备蓄电池，这样患者在断电的情况下可以推着载有机器的移动车进出厕所，还可以小范围活动，透析场所不仅仅局限在床上，也被称为"移动式的腹透机"，这样患者就能自由、方便、灵活地活动，以满足各种不同的需求。

如果有腹泻或频繁上厕所现象，可以先调整为人工透析，减少频繁推拉APD致电源脱落或出口牵拉。少部分患者在急需上厕所时，直接断开管路，然后再连接，但这样会增加感染的机会，所以不建议在治疗过程中断开管路。如果确实紧急情况需要断开管路，那应该重新启动机器，按照操作流程评估剩余透析液量，重新设置方案，继续完成未完成的治疗方案。

# 第六章
## 治疗过程中供电中断

APD机的外部结构由主机、控制单元、加温单元、电源等组成，电源模块就是一种小型的开关电源，主要作用为电压转换，为系统供电，具备充电功能。

任何仪器都面临停电的问题，为避免治疗过程中突然停电，首先要检查家里线路情况，若存在线路老化，要及时维修更换，并且避免家中超负荷电器集中使用，导致突然断电现象，尽量购买带储备电池的机器设备，保证断电时电力供应。储备电池使用时间有限，要避免储备电池报警、长时间断电，应调整手工透析，应定时对APD机电路设备及储备电池进行修检维护，有问题及时联系工程师。

若透析过程中出现突然停电，应保持镇定，不要紧张，先检查机器电源是否接触不良，如果是电源接触不良导致断电，建议在插头插上电源之后，可以用胶布进行固定。以东泽PDGO重力型APD机型为例，如果断电在2小时内通电，机器可以继续治疗，开机后显示屏会出现"是的，继续未完成的治疗"或者"不！我要重新开始治疗"的提示，根据提示患者选择相应的模式进行透析治疗，断电在2小时以上，那应该重新启动机器，按照操作流程评估剩余透析液量，重新设置方案，继续完成未完成的治疗方案。

如果遇到特殊情况需要临时停电，根据停电时间长短重新安排患者的透析时间，以免在停电时措手不及，出现手忙脚乱。突然出现停电或电路出现问题，会直接影响患者的透析治疗，因此使用机器透析之前，应该正确评估电源及透析机是否正常使用，排除故障的风险，以保证治疗顺利进行。

第七章
# 废液袋超重

APD是替代手工进行腹膜透析液加热、灌注、补液以及排放等操作，是一种采用全封闭管路系统的机器设备。在透析过程中使用的一次性管路和废液袋是一次性的无菌医疗器械，而废液袋通常是半透明的袋状容器，主要用于透析时进行废液的收集。它与管路废液端连接后放于透析液托盘上。透析液托盘是计量废液排出重量的感应秤，托盘内勿放置任何物品以免称重出现异常。

在进行透析的时候体内的废液通过管路排放到废液袋中，感应秤会识别废液袋的重量，所有的废液袋都有容量上限，排除空气占用袋内的空间，废液袋内都有保守上限的容量，当引流量达到上限容量时，托盘感应秤会识别成重量超重，会出现废液袋超重的报警，机器显示屏上会出现"系统提醒"字样，提醒更换废液容器，一般系统会每5分钟提醒一次。

当废液袋出现超重报警时，要及时进行处理，建议在机器"留腹或灌注"状态时，关闭引流管处卡夹进行废液袋的更换，或者将管路和废液袋分离倾倒废液后继续使用，多数情况选择更换新的废液袋，以便更换前和更换后的废液重量不受影响。切勿在机器进行"引流"状态中更换废液袋，以免废液到处飞溅也影响废液的准确计量。在更换引流袋的过程中需要检查废液袋的密封性，旋紧白色塑料盖避免液体溢出，并尽快与管路废液端连接。

对于心衰、高钾、透析不充分需要大剂量透析的患者，应特别注意废液的排出情况，提前评估废液引流量，提前更换废液装置。废液袋超重可能会导致废液引流计量不准确，甚至破坏称重传感器，所以在透析过程中应及时关注引流液的情况，避免废液袋超重的发生。

# 第八章

# 超过灌注警戒量报警

目前，最新型的APD机可以根据医生的腹透处方对患者自动进行床旁治疗，并且可以对透析液的温度、灌注量以及流量等参数进行实时监测，除了液晶触屏控制外还配备了完整的控制监测报警系统，保证腹膜透析能够安全顺利进行。

灌注量是机器每次灌入腹腔的剂量，灌注警戒量报警是指当灌进腹腔的剂量已达到设置的上限值时，机器会给出警示，发出报警。在平常治疗中，为防止灌注过量液体而不适，机器可设定安全量，例如：设置3 000 ml为灌注上限值，如上次灌注2 000 ml而只引流出500 ml机器自动进入"灌注"状态，当灌注量达到1 500 ml的时候机器就会出现报警。

灌注警戒量报警可能会出现在以下几种情况：

（1）当机器引流不畅时，体内过多的液体未排出，下一个循环又在继续灌注，使液体过多导致灌注量超量而报警。处理：提前做好引流参数设定，设置0周期或其他周期引流阈值数据为灌注量的50%~75%，以避免未引流完全即进入灌注阶段。如果机器出现引流不畅，应当及时处理，使液体及时排出。

（2）治疗过程中，引流还未结束，机器意外跳过"引流"状态，进行灌注，也可导致报警。处理：可以根据引流的情况，在灌注到一定量的时候，点击"暂停灌注"，进入留腹阶段，使机器继续治疗，也可以再跳过"灌注、留腹"，又进入"引流"状态，完成上次未完成的液体引流，要注意的是，这个时候需要点击处方界面，手动修改处方，在此基础上增加一个循环治疗才能达到完整的治疗量。

（3）在设置处方的时候，上次留腹剂量设置的参数远比实际留腹的剂量少很多，或者未设置上次留腹的剂量，未完全引流出液体，直接进入液体灌注。处理：在设置处方的时候注意严格按照操作流程进行，根据患者实际情况设置透析液液量，如有液体留腹应该准确设置留腹液量，以保证机器顺利将残留的液体排空。

在APD治疗中难免会出现机械问题和各种原因的报警，其主要来源于患者操作和机器两个方面。一方面可针对报警原因进行处置，并且在以后尽量规避这些问题；另一方面，可在不影响治疗和安全的前提下根据治疗需要，调整机器报警的阈值减少频繁报警，以保障治疗的顺利开展。

# 选择题

## 一、单选题

1.在自动化腹膜透析治疗过程中引起腹痛的原因（　　　）

A. 腹膜炎

B. 腹透液温度过高

C. 气腹

D. 置管位置过深

E. 以上都是

2.合并有透析液入液或出液速度太快导致的腹痛，建议采用的模式（　　　）

A. TPD模式

B. CCPD模式

C. NIPD模式

D. IPD模式

E. CFPD模式

3.东泽PDGO自动化腹膜透析机治疗过程中断电（　　　）h内恢复，可以继续完成上次的治疗

A. 1 h

B. 2 h

C. 3 h

D. 4 h

E. 5 h

## 二、多选题

1.APD机引流不畅的原因（        ）

A.“漂管”

B.导管贴近腹壁或肠管

C.导管中有蛋白凝块

D.腹膜粘连

E.网膜包裹缠绕导管

2.自动化腹膜透析更换废液袋，下面说法正确的是（            ）

A.在机器留腹状态更换

B.在机器引流状态更换

C.在机器灌注状态更换

D.以上都可以更换

E.以上都不能更换

## ◎ 选择题答案

一、单选题

1.E；2.A；3.B

二、多选题

1.ABCDE；2.AC

（何学勤　蒲丽嘉）

# 第六篇

# 腹膜透析中心管理

# 第一章
## 腹膜透析中心功能与建立条件

### 第一节  腹膜透析中心功能

腹膜透析是目前治疗终末期肾病的方法之一，主要用来治疗急、慢性肾功能衰竭。腹膜透析中心作为医疗单位开展腹透的场所，主要有以下几个功能：

（1）对腹膜透析患者的培训和宣教；

（2）置入腹膜透析导管[二级（含）以上医院]；

（3）腹膜透析治疗以及随访患者；

（4）实施腹膜平衡试验。

### 第二节  腹膜透析中心的建立条件

**一、腹膜透析室（中心）的资格认证标准**

（1）开展腹膜透析治疗的医疗单位必须是经过县级或县级以上卫生行政部门批准的医疗机构，并接受该级卫生行政部门的检查和校验；医疗单位应当对卫生行政部门的检查指导、数据统计和质量评估予以配合，不得拒绝和阻挠，不得提供虚假材料。

（2）新建腹膜透析室（中心）应向县级或县级以上卫生行政部门提出申请，由该级卫生行政部门检查验收、确认满足建立标准并经审批之后方可开业。

（3）拟建立腹膜透析培训中心的医疗单位应经省或直辖市级卫生行政部门认可的专家委员会审核，合格后方可建立。

## 二、一体化管理团队

腹透中心应配备有符合资质要求的医师和护士，并建立一支专业的一体化管理团队。

根据工作任务分工不同，腹膜透析中心医师分为专职医师、负责置管医师和责任医师。

### （一）医师

1.腹膜透析室（中心）的专职医师

（1）应持有医师资格证书和医师执业证书，执业范围为内科专业，受过肾脏病专科培训及腹膜透析专项技术培训。

（2）掌握常用腹膜透析模式处方设定，能独立制定和调整腹膜透析方案。

（3）了解APD透析处方的设定和调整。

（4）掌握腹膜透析常见并发症的诊断和处理。

2.负责腹膜透析置管的医师

经过培训合格的肾脏病专业医师或熟悉腹膜透析置管技术的外科医师可作为置管医师施行腹膜透析导管置入和拔除术。

3.腹膜透析室（中心）的负责医师

（1）符合腹膜透析专职医师的资质要求。

（2）具备中级以上专业技术职称。

（3）具有丰富的腹膜透析专业知识和工作经验，能指导和培训下级医生完成对腹膜透析患者的随访和透析处方的设定和调整。

（4）熟悉腹膜透析各种相关并发症的诊断和处理。

## （二）护士

腹膜透析室（中心）护士由专职护士和责任护师组成。

1.专职护士

（1）应持有护士资格证书和护士执业证书，经过系统的腹膜透析理论和临床培训3个月以上。

（2）了解腹膜透析处方的设定和调整。

（3）熟悉腹膜透析常见并发症的护理。

（4）能够对患者进行腹膜透析和APD操作培训。

（5）能够对患者进行个体化的健康宣教与指导。

2.责任护师

（1）符合腹膜透析专职护士的要求。

（2）具备护师以上专业技术职称，具备较丰富的腹膜透析护理经验和管理能力。

（3）能指导下级护士完成对腹膜透析各种相关并发症的护理。

## （三）医师和护士与患者的比例

开展腹膜透析的单位须配备腹膜透析专职医师和专职护士。腹膜透析室（中心）门诊随访患者在 20～30 例以上要求配备1名腹膜透析专职医师和1名专职护士，每增加50例患者需增加专职护士1名，每增加80例患者需增加专职医师1名，应根据腹膜透析住院患者的数量酌情增加专职医师与护士人数。

### 三、腹膜透析中心结构、布局和功能区域应符合标准

腹膜透析中心应该布局合理，功能分区明确，符合功能流程合理和洁污区域分开的基本要求，能达到医院感染控制标准。腹透中心必须具备接诊区、培训区、操作治疗区、储藏区、污物处理区和医护人员办公区。二级（含）以上医疗单位的具备腹膜透析导管置管资质的腹膜透析室（中心）可以设置手术室。

### 四、腹膜透析中心建立质量管理体系

腹膜透析室（中心）应建立质量管理体系，制定各项规章制度、人员岗位职责、相关诊疗技术规范和操作规程。规章制度至少包括医院感染控制及消毒隔离制度、医院感染监测和报告制度、设备设施及一次性物品的管理制度、患者登记和医疗文书管理制度、医务人员职业安全管理制度等。

### 五、医疗单位具备的基本实验条件

开展腹膜透析的医疗单位必须具备血常规、血生化、体液细胞计数、微生物检测和培养、X 线片等基本实验室检验与辅助检查。

第二章

# 腹膜透析中心日常管理

## 第一节　管理制度

### 一、腹透室的消毒隔离制度

（1）操作治疗区应保持安静，光线充足。环境标准应达到《医院消毒卫生标准》（GB15982-1995）中规定的Ⅲ类环境要求。

（2）透析间应保持安静、通风、采光良好，每日空气消毒2次，每次不少于30分钟。

（3）无菌、清洁、污染物品分别放置，分类管理。

（4）不得检出乙型溶血性链球菌、金黄色葡萄球菌及其他致病性微生物，在可疑污染情况下立即进行相应指标的检测。

（5）应当按照《医院感染管理办法》，严格执行医疗器械、器具的消毒工作技术规范，并达到以下要求：

a.进入患者皮下组织、腹腔或血液循环的医疗器械、器具和物品必须达到灭菌水平。

　　b.接触患者皮肤、黏膜的医疗器械、器具和物品必须达到消毒水平。

　　c.各种用于注射、穿刺、采血等有创操作的医疗器具必须一用一灭菌。

　　d. 使用的消毒药械、一次性医疗器械和器具应当符合国家有关规定。一次性使用的医疗器械、器具不得重复使用。

　　e.患者使用的床单、被套、枕套等物品应当一人一用一更换。

## 二、病历管理制度

　　为了加强腹膜透析室（中心）病历管理，保证病历资料客观、真实、完整，便于医疗、科研、教学查阅，特制定腹膜透析病历管理规定。

　　（1）腹膜透析病历内容包括病历首页、术前评估、手术记录、腹膜透析导管出口情况、腹膜透析处方执行情况、处方调整、腹膜透析随访（电话）记录、腹膜透析家访记录、实验室辅助检查、用药情况及腹膜平衡试验、透析充分性和残余肾功能记录、营养状况评估、生活质量评估、腹膜炎记录、培训考核记录及腹膜透析操作考核评价记录等内容。

　　（2）腹膜透析室（中心）应使用本标准操作规程（SOP）中制定的病历，由腹膜透析医师和护士共同负责病历书写、保存与管理工作。腹膜透析病历记录应及时、正确、全面、连续，不得泄露患者隐私。严禁任何人涂改、伪造、隐匿、销毁病历。腹膜透析室（中心）应定期检查腹膜透析病历记录情况。

　　（3）腹膜透析室（中心）必须对腹膜透析病历信息进行网络登记，将患者基本信息和随访情况及时录入国家卫生部全国腹膜透析网络登记系统。

（4）除涉及对患者实施医疗活动的医务人员及医疗服务质量监控人员外，其他任何机构和个人不得擅自查阅患者的病历。因科研、教学需要查阅病历的，需经腹膜透析室（中心）或相关责任人同意后查阅，阅后应当立即归还。

（5）腹膜透析病历因医疗活动或复印等需要带离病区时，应当由腹膜透析室（中心）指定专门人员负责携带和保管。

### 三、随访制度

腹膜透析随访是腹膜透析治疗的重要环节，可为患者提供科学、专业、便捷的技术服务和指导，以提高患者对治疗的依从性、生活质量和长期存活率。各腹膜透析室（中心）应遵循随访制度，确保腹膜透析疗效以及减少并发症的发生。

（1）开始腹膜透析治疗的患者要求在规定时间内建立患者档案，并指定专人负责填写。

（2）腹膜透析患者病历信息必须录入国家卫生部全国腹膜透析网络登记系统。

（3）严格按照预约期限定期对患者进行随访，随访方式包括电话随访、家访、门诊随访、住院随访等形式。随访的内容包括了解患者的一般情况，评估腹膜透析疗效，腹膜透析相关并发症和处理情况，用药和处方调整情况，腹膜透析导管出口情况，透析充分性、残余肾功能以及实验室辅助检查，对腹膜透析医疗咨询给予指导等。

（4）随访频率应根据患者病情和治疗需要而定，新入腹膜透析患者出院后可2周至1个月回院完成首次随访；病情稳定患者每1~3个月随访1次（包括电话随访），病情不稳定患者随时住院治疗或家访，实行分级管理。

（5）负责随访的医务人员包括腹膜透析室（中心）负责医师、腹膜透析专职医师和专职护士，腹膜透析专职医师为第一责任人，日常随访工作可主要由专职护士完成，并按要求及时、如实填写相关随访记录，并及时向腹膜透析专职医师反馈。

（6）周末及节假日随访工作可由值班腹膜透析护士负责处理，严格执行请示汇报制度，做好随访登记（包括急诊电话随访），并定期汇报随访情况。

（7）腹膜透析专职医师和专职护士共同负责定期随访总结、病历整理、病例（死亡）讨论工作，由腹膜透析专职护士负责患者信息反馈及预约下次随访时间。

（8）腹膜透析专职医师应对随访工作进行监督，护士对随访情况应至少每月检查1次。

（9）腹膜透析资料专柜和电子资料管理库应由专人管理，定期维护，防止数据丢失。

# 第二节　腹膜透析技术医疗质量控制指标

## 一、腹膜透析治疗室消毒合格率

### （一）定义

腹膜透析中心治疗室消毒合格的月份数量在当年所占的比例。

合格标准为：空气平均菌落数≤4.0 CFU/皿（5分钟）和物品表面平均菌落数≤10.0 CFU/cm$^2$。

### （二）计算公式

腹膜透析治疗室消毒合格率计算公式如下：

$$\text{腹膜透析治疗室消毒合格率} = \frac{\Sigma \text{治疗室消毒合格月份数量}}{12} \times 100\%$$

（三）意义

反映腹膜透析中心感染控制情况。

## 二、腹膜透析患者的血常规定时检验完成率

### （一）定义

每3个月腹膜透析患者完成血常规检验的比率。

### （二）计算公式

腹膜透析患者的血常规定时检验完成率计算公式如下：

$$腹膜透析患者的血常规定时检验完成率 = \frac{\Sigma 3个月内完成血常规检验的腹膜透析患者数量}{\Sigma 腹膜透析患者数量} \times 100\%$$

### （三）意义

反映腹膜透析中心对患者医疗质量管理情况。

## 三、腹膜透析患者的血液生化定时检验完成率

### （一）定义

每3个月腹膜透析患者应完成血液生化（项目应包括肝肾功能、电解质、血脂等）检验的比率。

### （二）计算公式

腹膜透析患者的血液生化定时检验完成率计算公式如下：

$$腹膜透析患者血液生化定时检验完成率 = \frac{\Sigma 3个月内完成血液生化检验的腹膜透析患者数量}{\Sigma 腹膜透析患者数量} \times 100\%$$

### （三）意义

反映腹膜透析中心对患者透析状态和并发症评估情况。

## 四、腹透透析患者的全段甲状旁腺激素(iPTH)定时检验完成率

### （一）定义

每6个月腹透透析患者完成 iPTH 检验的比率。

### （二）计算公式

腹透透析患者 iPTH定时检验完成率计算公式如下：

$$腹膜透析患者iPTH定时检验完成率 = \frac{\Sigma 6个月内完成iPTH检验的腹膜透析患者数量}{\Sigma 腹膜透析患者数量} \times 100\%$$

### （三）意义

反映腹膜透析中心对患者透析状态和并发症评估情况。

## 五、腹膜透析患者的总 Kt/V记录完成率

### （一）定义

每 6 个月腹膜透析患者完成 Kt/V 记录的比率。

### （二）计算公式

腹膜透析患者的总 Kt/V完成率计算公式如下：

$$腹膜透析患者的总Kt/V完成率 = \frac{\Sigma 6个月内完成Kt/V记录的腹膜透析患者数量}{\Sigma 腹膜透析患者数量} \times 100\%$$

### （三）意义

反映腹膜透析患者透析充分性和质量管理。

## 六、腹膜透析患者的总内生Ccr记录完成率

### （一）定义

每6个月腹膜透析患者完成Ccr记录的比率。

### （二）计算公式

腹膜透析患者的总Ccr记录完成率计算公式如下：

$$腹膜透析患者的总Ccr记录完成率 = \frac{\sum 6个月内完成Ccr记录的腹膜透析患者数量}{\sum 腹膜透析患者数量} \times 100\%$$

### （三）意义

反映腹膜透析患者透析充分性和质量管理。

## 七、腹膜平衡试验记录完成率

### （一）定义

每6个月腹膜透析患者完成腹膜平衡试验记录的比率。

### （二）计算公式

腹膜平衡试验记录完成率计算公式如下：

$$腹膜平衡试验记录完成率 = \frac{\sum 6个月内完成平衡试验记录的腹膜透析患者数量}{\sum 腹膜透析患者数量} \times 100\%$$

### （三）意义

评价腹膜透析患者溶质和水的清除能力，是腹膜透析方式和透析方案制定的依据。

## 八、腹膜透析患者 $\beta_2$ 微球蛋白定时检验完成率

（一）定义

每6个月腹膜透析患者完成 $\beta_2$ 微球蛋白检验的比率。

（二）计算公式

腹膜透析患者 $\beta_2$ 微球蛋白定时检验完成率计算公式如下：

$$\text{腹膜透析患者}\beta_2\text{微球蛋白定时检验完成率} = \frac{\Sigma \frac{6个月内\beta_2微球蛋白定时检验的腹膜透析患者数量}{\Sigma腹膜透析患者数量}}{} \times 100\%$$

（三）意义

反映腹膜透析患者的透析治疗充分性管理。

## 九、腹膜透析患者血清前白蛋白定时检测完成率

（一）定义

每6个月腹膜透析患者完成前白蛋白检验的比率。

（二）计算公式

腹膜透析患者血清前白蛋白定时检测完成率计算公式如下：

$$\text{腹膜透析患者血清前白蛋白定时检测完成率} = \frac{\Sigma \frac{6个月内完成前白蛋白检验的腹膜透析患者数量}{\Sigma腹膜透析患者数量}}{} \times 100\%$$

（三）意义

反映腹膜透析中心对患者营养状况的管理情况。

## 十、腹透中心腹膜炎发生率（患者月）

（一）定义

腹透中心患者总透析患者月与腹膜炎发生次数的比值，即为每2次

腹膜炎发生的间隔（月）。

（二）计算公式

腹膜炎发生率计算公式如下：

$$腹膜炎发生率 = \frac{\Sigma 所有腹膜透析病人透析时间}{\Sigma 腹膜炎次数} \times 100\%$$

（三）意义

腹膜透析中心质量评估的重要指标。

## 十一、退出患者治疗时间

（一）定义

退出患者的平均腹膜透析时间。

（二）计算公式

退出患者治疗时间计算公式如下：

$$退出患者治疗时间 = \frac{\Sigma \dfrac{退出患者（除外移植和肾功能恢复）腹膜透析病人月}{}}{退出患者人数}$$

（三）意义

反映腹膜透析中心腹膜透析技术生存的关键指标。

# 第三节 腹膜透析持续质量改进管理

## 一、持续质量改进的定义及在医院管理中的应用

持续质量改进（CQI），起源于20世纪50年代的日本，最初应用于工业质量的改进，要求在注重在提高产品质量的同时，也应重视过

程的持续改进，是一种以追求更好的效果和更高的效率为目标的活动。狭义的CQI是指1999年由美国医疗机构评审联合委员会（The Joint Commission on Accreditation of Health care Organization， JCAHO）定义的"CQI是实现一个新水准运作的程序，而且改进后的质量是超前水平的"。广义的CQI定义本质是指为满足或超过消费者的期望值所提供的一个与高品质商品或服务相关的质量改进过程。

CQI在医院管理中多应用于对临床护理工作的指导，多是运用发现问题、分析问题、采取相应措施的程序来指导护理工作，以达到提高护理质量的目的。护理工作的CQI是指对医疗护理过程与结果进行螺旋式上升的不断循环的评价，护理持续改进设计并实施的目的是改进护理工作的过程，并重新评价结果以判断对护理质量的影响，强调通过持之以恒的努力实现改进整个医疗组织的目标，包括护理过程的有效组织、最佳的团队工作、员工的责任感以及医疗组织内质量观的改变等。在实际的质量管理活动中，应用PDCA循环是质量持续改进的基本模式。PDCA护理质量改进模式包括4个阶段8个步骤。4个阶段：计划（plan）、实施（do）、检查（check）、处理（act）。8个步骤：①分析现状并找出问题；②分析导致问题的各种影响因素；③找出各种因素中最主要的因素；④采取措施，制订计划；⑤执行制订的措施计划；⑥检查计划实施后的结果；⑦进行标准化；⑧将遗留下来的问题转入下一个PDCA循环。PDCA循环作为开展质量管理活动的一种科学工作程序已广泛应用于各项护理工作中并取得了良好的效果，逐步受到护理人员的关注与重视。

## 二、持续质量改进在腹膜透析质量管理中的应用

CQI在腹膜透析质量管理中的应用也受到大量研究者的报道。腹膜透析是治疗多种肾脏疾病的重要手段，长期维持性腹膜透析不但使患

者生活方式改变，而且会使腹膜透析并发症的发生会增加患者再入院率，给患者及家庭带来负担，影响患者生活质量。CQI能够提供符合甚至超过初始期望值的高质量服务模式，通过持续质量改进对腹膜透析患者进行管理，能有效改善患者的营养状况、减少腹膜炎等并发症的发生率、降低腹透患者DOR掉队率，改善患者长期预后，有助于提高患者的生活质量。

目前多数腹透中心进行CQI的方法为：

1.明确现存的问题

在制订CQI计划前，寻找腹透随访管理中现存的问题，如随访完成率低、对发生腹膜炎的腹透患者的评估及再培训不够规范等。

2.确定可行的目标

根据问题确定可行的目标，如降低患者的掉队率、腹膜炎发生率，延长腹透退出患者治疗时间、患者年度技术生存率及生存率。

3.组建CQI团队

建立一支专业的团队。专业团队由腹透专职护士、门诊医生为主体，联合肾内科病房医生及护士组成，营养科医生参与会诊。其中专职护士在透析中心质量管理中扮演多种角色，如临床护理实践者、健康教育者、科研者、咨询者等。

4.CQI过程

设立核心管理目标。针对本腹透中心存在的管理质量问题，通过运用CQI的PDCA四步法，提出随访管理的改进措施。

（1）确定改进措施：腹透患者的随访，包括电话及门诊等随访，由腹透中心12名专科护士负责；每周开展CQI腹透工作例会，查找随访管理中出现的问题并制定解决方法；抓住各种随访时机对患者进行有针对性的再培训等。

（2）实施措施：加强对患者的随访，每月至少电话随访1次，有特殊病情变化的患者增加电话随访次数；利用电话或者门诊随访及时解答患者及家属在腹透治疗中遇到的问题，有针对性地评估与再培训；每周开展CQI例会，一方面提出当前工作中包括在院患者的护理中需要重点关注的问题，另一方面针对当前随访管理中出现的问题，制定解决方案；利用微信、QQ等平台为患者提供咨询服务；通过CQI团队的讨论，对反复发生腹膜炎的市内患者提供家访。

（3）检验：检验实施措施的可行性及效果，对有效及可行的措施坚持执行。

（4）应用：科室将各项措施长期应用于临床工作之中。

总的来讲，将CQI应用于腹膜透析中能够持续对腹透质量进行改进，改善腹透患者随访管理质量，但是质量的改进也不是一朝一夕可以实现的，需要在临床中不断发现问题，解决问题，逐步改善才能对患者进行更好的随访管理，提高患者的生活质量。

第三章

# 腹膜透析中心智慧化管理

## 第一节　远程医学概述

### 一、远程医学定义

远程医学作为一门新兴的学科，其概念发生了一系列改变。不同时期国内外学者对远程医疗概念进行了不同的阐述。

1992年勃兰斯敦首先对远程医疗作出了描述，"远程医疗是利用远程通信技术，以双向传送数据、语音、图像的方式开展的医学活动"。

1995年，格雷格斯比认为"远程医疗是利用远程通信技术和信息技术向一定距离以外的患者提供的医学服务"。

20世纪90年代中期，美国远程医疗协会（American Telemedicine Association，ATA）和美国国防部卫生事业处（U.S. Department of Defense Office of Health Services）对远程医疗做出明确定义：远程医疗是以计算机技术，卫星通信技术，遥感、遥测和遥控技术，全息摄影技术，电子技术等高新技术为依托，充分发挥大医院或专科医疗中心的医疗技术和设备优势，对医疗条件较差的边远地区、海岛或舰船上的伤病员进行远距离诊断、治疗或提供医疗咨询。

2014年，我国《国家卫生计生委关于推进医疗机构远程医疗服务的意见》明确：远程医疗服务是一方医疗机构邀请其他医疗机构，运用通信、计算机及网络技术，为本医疗机构诊疗患者提供技术支持的医疗活动。

总的来讲，远程医学是指使用远程通信技术和计算机多媒体技术提供医学及有关信息服务，包括远程病理诊断、远程医学影像（含影像、超声、核医学、心电图、肌电图、脑电图等）诊断、远程监护、远程会诊、远程门诊、远程病例讨论等。

## 二、远程医疗发展及现状

医疗卫生是社会发展事业的重要方向，目前我国医疗服务体系虽然有了很大发展，但与人民群众的健康需求相比，还有很大差距。我国医疗资源总体不足，分布不均衡，全国80%的医疗资源都集中在城市，而城市中80%资源集中在大医院。随着信息技术、网络技术的迅速发展，远程医疗应运而生。远程医学集远程通信技术、信息学技术和医疗保健技术于一体，形成了医疗、教育、科研、信息一体化的网络系统。远程医学可实现远程音视频的传输和临床信息采集、存储、查询、比较、显示及共享，改变了患者必须亲自去医院看病的单一传统模式，解决医疗资源分布不均衡的问题，边远、贫困山区及更多的人能经济、高效地共享医学教育资源、专家资源、技术设备资源和医药科技成果资源。

远程医疗最初的模型出现于20世纪50年代的美国，是双向电视系统在放射学中的应用。此后，越来越多的电子技术和通信技术被运用到医学活动中。与发达国家相比，我国的远程医疗起步较晚，1988年解放军总医院通过卫星与德国一家医院进行的神经外科远程病例讨论算是我国首次现代意义上的远程医疗活动。近10年来，我国远程医疗进入实际应用阶段。2011年，我国首家急诊远程监护室在武警总医院急救监护中心启用，通过GPRS技术实时远程心电监护，呼救者可以通过"护心宝"检测器与医生进行交流。2015年，我国第一家互联网医院乌镇互联网医院成立。2012—2016年，全国互联网医疗年复合增长率为38.7%。2019年全年开展远程医疗服务覆盖人数超过2172.3万人次，截至2019年底全国已有900家互联网医院，远程医疗协作网覆盖所有地级市2.4万余家医疗机构。2021年6月，我国互联网医院数已超过1600家。

由此可见，我国远程医疗发展迅猛，在优化医疗资源配置、带动基层医疗机构发展、降低患者医疗成本、提升患者就医体验方面发挥了巨大优势。此外，根据远端连接对象，我国远程医疗可分为两种模式，一种是医疗机构之间的远程医疗，即医—医模式，也称D2D（doctor-to-doctor）模式，如医联体内基层医疗机构通过远程医疗协作网向核心医疗机构专家寻求医疗帮助服务，包括远程诊断类、远程会诊类、远程病例讨论及远程医学教育类等，此种模式是远程医疗的初始模式。另一种是医疗机构利用信息化技术直接向患者提供医疗服务，即医—患模式，简称D2P（doctor-to-patient）模式，如医疗机构依托互联网医院直接向患者提供的慢性病复诊、远程监测、远程随访等服务。目前，远程医疗服务模式已逐渐由D2D模式向D2P模式发展。

## 第二节　慢病管理云平台的建设

### 一、慢病管理云平台的定义及功能

慢病管理（chronic disease management，CDM）是指组织专业的慢性病医师、药师、护师和营养师等作为一个医疗团队，为慢病患者提供全面、连续、主动的管理，以达到促进健康发展、延缓疾病进程、降低伤残率、提高生活质量并减少医药费用的一种科学管理模式。目前，国内的慢病管理模式主要可以分为慢病信息监测系统模式、社区慢病健康管理模式和社区慢病临床路径管理模式。尽管我国在慢病管理模式的构建方面已初见成效，但由于我国相较于发达国家慢病管理工作起步较晚，在慢病管理模式的运行中仍存在需要克服的难题。有研究者通过对我国慢病管理现状进行分析指出，我国的医疗资源分布不均，给予基层医疗机构的卫生资源支持较少，在基层医疗机构提供卫生服务的人员水平参差不齐。我国慢病管理服务的供需不平衡，基层医疗机构提供的慢病管理服务内容少，不能满足我国慢病患者的健康需求，针对以上问题，《中国互联网慢病管理行业洞察报告》指出，我国的互联网技术发展迅速，结合云平台技术建立居民电子健康档案，实现数字化慢病管理，可提高慢病管理的工作效率。加强医疗机构间的资源共享，帮助上级医院的专家对基层医务人员进行监督指导，提升慢病管理的科学性与安全性。慢病管理云平台是将信息化云平台建设应用于慢病管理中，通过电子信息的形式，将患者的健康档案更好地收集和存储，自动化地分析健康信息内容，并且通过现代应用频率较高的社交软件与患者进行沟通。应用慢病管理云平台，可保证患者档案信息的完善，采用网络信息平台沟通，并有助于预防信息丢失的问题。

## 二、慢病管理云平台应用现状

近年来，越来越多的研究者将管理云平台应用于慢病管理中。2019年，苏逸飞等研究者设计并应用了基于大数据的区域慢性病综合管理平台，汇总了南京区域内各医疗卫生机构的医疗健康数据，通过大数据、人工智能等技术研究，建立了专病档案调阅、知识库、管理系统等慢病管理工具等，并在现有的医疗、公共卫生管理中，应用慢病管理工具反馈相关应用效果，形成数据采集、分析、应用与反馈优化的闭环式。2020年，陈强等研究者将语音机器人及云平台应用于社区慢性病自我管理计划项目。将健康互联网＋物联网连接辖区内卫健委、疾控中心、各级医疗机构（慢病保健机构）、社区卫生服务中心、患者及语音机器人，实现区域内外系统互联互通、信息共享，搭建慢性病健康自我管理云平台。该平台可提供就医、支付、分级诊疗、共享护理、共享药事、高危管理、社交、人工智能、监管及产业云等云服务。通过语音机器人与患者实时交流，实现运动、膳食与心理干预、任务推送及效果评估等自我管理，提升慢病患者自我管理意识，促进其形成健康生活理念，提高慢性病患者自我健康管理成效。

由此可见，随着大数据、人工智能技术的不断发展，汇集和分析真实世界全人群的多维医疗卫生数据，以此辅助和支撑区域慢病管理业务的开展，已具备了实践的可行性。通过慢病管理平台可实现区域内慢病相关数据的共享，强化各医疗卫生业务之间的联动，提高各医疗卫生机构的管理服务能力，有利于对慢病患者的长期跟踪和多维度管理。

## 第三节 自动化腹膜透析远程智能化管理目标和原则

近年来，慢病管理云平台在腹膜透析管理中的应用也逐渐广泛。2020年11月发布的《自动化腹膜透析中国专家共识》提出基于互联网的APD远程智能化管理，有助于优化医疗资源配置，推动分级诊疗建设。自动化腹膜透析远程管理（remote monitoring of automated peritoneal dialysis，RM-APD）具有远程监测患者生理指标、传输患者医疗数据、实现医患实时交流、提供专业医疗服务、进行必要的健康教育等功能。多项研究显示，RM-APD具备易于操作、保持患者与透析中心的实时通信，提高患者依从性；改善预后结局，提高患者生活质量；降低患者住院率及住院天数，降低整体医疗支出等功能，有助于提升基层医疗机构腹膜透析的治疗质量。

## 一、提升患者依从性

PD患者依从性差的问题不容忽视，目前临床工作中发现相当大比例患者并未遵守处方，如出现改变饮食结构，减少PD次数，更改PD方案，以及自行减药或停药的情况等。导致这种情况的原因之一可能是PD患者居家透析期间缺乏及时的临床监督。RM-APD应通过实时的信息交互，及时改善患者与医疗团队之间的协作护理，在每次机器警报发生时，医护人员能及时与患者联系，得到医护人员的帮助和指导，确保透析治疗不因紧急事件而中断。此外，RM-APD应易于操作，使患者对与诊疗组进行高水平互动和PD技术问题的及时处理感到满意，才能提高患者治疗依从性。

## 二、改善患者预后

RM-APD将城市地区及基层农村地区进行科学地划分，打破关于医疗资源的地理和经济障碍，借助远程医疗平台带动基层医疗机构共同帮助患者进行科学治疗和自我管理。RM-APD可以提高透析充分性，增加超滤，清除体内多余水分，使PD患者用更少的降压药来更好地控制血压，减少容量超负荷对预后的不利影响。减弱影响PD患者预后的因素包括容量超负荷、电解质紊乱、感染、蛋白质—能量消耗及营养不良相关的并发症等。

## 三、降低患者医疗支出

RM-APD应通过实时监测治疗参数和及时调整透析处方有助于降低PD患者发生不良事件的概率，从而降低医疗成本，节约医疗资源。特别是在计划外的医院就诊次数、急诊室就诊次数、家访次数、电话交流次数、转为血液透析例数等事件中。

# 选择题

## 一、单选题

1.腹膜透析中心的主要功能区不包括（　　　　）

A.医护办公室

B.患者更衣室

C.治疗区

D.培训区

E.手术区

2.腹透室操作治疗区环境标准应达到《医院消毒卫生标准》（GB15982–1995）中规定的（　　　　）类环境要求

A.Ⅰ类

B.Ⅱ类

C.Ⅲ类

D.Ⅳ类

E.Ⅴ类

## 二、多选题

远程医学包括（　　　）

A.远程病理诊断

B.远程医学影像诊断

C.远程监护

D.远程会诊

E.远程病例讨论

◎ 选择题答案

一、单选题

1. B；2. C

二、多选题

ABCDE

（李　幸　雷欣瑶）

第七篇

# 自动化腹膜透析临床案例

第一章
# 自动化腹膜透析在紧急起始腹膜透析患者中的应用

　　慢性肾脏病是全球范围内公共卫生的重要问题，高达60%的患者在没有明确透析方案的情况下紧急开始透析，而腹膜透析是ESRD患者替代治疗的主要方式之一。近年来，腹膜透析已成为一种紧急透析的新方法。APD是用机器代替手工进行腹膜透析操作的一种治疗方式，其优势是可减少人工频繁换液的操作次数，继而减少感染发生率，可加强超滤及溶质的清除。其在发达国家使用已非常广泛，使用率超过50%，而在发展中国家的使用率则偏低，为15.8%。我国2019年全国血液净化病例信息登记系统报告显示APD使用率仅为1.9%，但随着经济水平的提高及接受腹膜透析治疗的患者增多，APD的需求也日益增多，因此有必要结合具体实际情况使用。近年来，紧急起始腹膜透析（USPD）在临床工作中得到应用，国内紧急起始腹膜透析的患者中常见腹膜透析置管后2周内伴有出血、血栓事件且血流动力学不稳定的危重症AKI患者，而APD可以实施动态监控的治疗，也为术后过渡透析治疗提供了有效的救治手段。有文献报道，腹膜透析置管术后伴有充血性心力衰竭、尿毒症症状重的患者应及时使用APD治疗，APD在清除毒性物质、改善患者食欲等方面优于传统人工操作，且耐受性好，值得推广及使用。

## 一、案例分享

### （一）病历资料

患者，女，37岁，因"反复心悸3+年"入院，3+年前无明显诱因出现心悸不适，阵发性发作，伴胸闷，气促，活动后心累，头晕，上腹部不适，持续1～2天自行缓解，无心前区压榨感、胸痛、咳嗽、咯痰、咯血、夜间阵发性呼吸困难，无眩晕、黑矇、晕厥、意识障碍，无反酸、恶心、呕吐、呕血、黄疸、黑便、食欲缺乏，无皮肤皮疹、关节疼痛、水肿等症。患者初未予以重视，未诊治。上述症状反复出现，与活动、情绪变化、进食等无确切关系。7+月前，患者于当地医院就诊，行心电图检查提示心房纤颤，口服华法林抗凝治疗1个月后自行停药，心悸症状仍反复出现。

初步诊断：心律失常，心房纤颤，先天性心脏病，右心室双出口行肺动脉下心室旷置术（Fontan）后室间隔缺损、房间隔缺损。

### （二）入院查体

体温36.2℃，脉搏158次/分，呼吸22次/分，血压106/77 mmHg，心率120次/分，神志清楚，自主体位，呼吸平稳，皮肤巩膜无黄染，浅表淋巴结无肿大，双肺呼吸音对称，未闻及干湿性啰音，心律不齐，S1强弱不等，肺动脉瓣听诊区闻及收缩期杂音，腹软无压痛，肝脾肋下未闻及，双下肢无水肿。

### （三）辅助检查

行心脏手术前血常规、凝血风险、肝肾功、血糖、血脂、甲功、电解质检查，均未见明显异常，尿钠素1 542 ng/L；术后检查总胆红素73.6 μmol/L，直胆红素19.1 μmol/L，间接胆红素54.5 μmol/L，总蛋白48.1 g/L，肌酐109 μmol/L，尿酸488 μmol/L，葡萄糖12.79 mmol/L，门冬氨酸氨基转移酶109 IU/L，碱性磷酸酶20 IU/L，肌酸激酶655 IU/L，乳酸脱氢酶691 IU/L，羟丁酸脱氢酶556 IU/L，尿素8.4 mmol/L，胆固醇0.41 mmol/L，钙2.67 mmol/L，无机磷0.04 mmol/L，钠163.9 mmol/L，估算肾小球滤过率 29.54 ml/（min·1.73 m²），红细胞计数$2.77 \times 10^{12}$/L，血红蛋白89 g/L，血小板计数$22 \times 10^{9}$/L，白细胞计数$16.85 \times 10^{9}$/L，甲状腺素38.50 nmol/L，凝血酶原时间21.0秒，国际标准化比值1.96，活化部分凝血活酶时间48.7秒，纤维蛋白原1.34 g/L，抗凝血酶Ⅲ30.9%，纤维蛋白及纤维蛋白原降解产物22.3 mg/L。腹部超声提示肝脏：因敷料遮盖胰腺、肝左外叶无法探查，可显示部分肝脏实质回声均匀，未见占位。胆道系统：胆囊横径约3.8 cm，囊壁未见增厚，囊腔内未见异常回声，肝内外胆管未见扩张。胰腺：胰腺形态大小正常，回声均匀，未见占位，主胰管未见增粗。脾脏：脾脏形态大小未见异常，实质回声均匀，未见占位。肾脏：双肾形态大小未见异常，实质回声稍增强，集合系统未见明显分离及强回声。输尿管：双侧输尿管未见异常。膀胱：膀胱不充盈，内可见球囊回声。下腹部查见小片状无回声区。

（四）既往史

患者出生后发现心脏杂音，口唇、肢端发绀，确诊先天性心脏病，右心室双出口，房间隔缺损（继发孔型）肺动脉瓣狭窄。13+年在全麻体外循环下行改良Fontan术，术后患者恢复良好。

（五）治疗方法及转归

在全麻体外循环下行"改良Fontan术+单极射频消融术+临时起搏导线安置术"。术后转入ICU治疗，因术后返回ICU后持续中心静脉压（CVP）高，乳酸上涨，尿量少，大量血管活性药物维持循环稳定，氧合差，考虑为心脏术后肺循环阻力增加，限制液体入量，维持较高予以一氧化氮吸入，维持循环稳定同时加用床旁血液透析，关注胸腹腔引流量，关注是否存在胸腔积液，必要时穿刺以引流。持续CRRT治疗血小板低，有出血倾向，及时输注血小板，关注INR及抗X因子结果，调整抗凝药物，调整超滤，维持循环稳定，间断血液透析，尝试撤机，考虑腹膜透析治疗，因此在局麻下行腹膜透析置管术，置管顺利，使用APD进行治疗，治疗过程顺利，治疗方案详见（表7-1-1）。患者好转出院后至当地医院继续腹膜透析治疗，期间监测肾功能提示肌酐逐渐降至正常，每日尿量1 000～1 500 ml，无颜面及肢体水肿，无肉眼血尿及泡沫尿，无腹痛、发热，无胸闷、胸痛、气紧、心慌，再次入院后拔出腹膜透析管，手术顺利，出院后定期在肾内科、心脏内科定期随访。

表 7-1-1　紧急起始 APD 治疗方案

| 治疗天数（天） | 治疗处方 | 超滤量（ml） | 尿量（ml） |
|---|---|---|---|
| 1～2 | 1.5%腹膜透析液6 000 ml，APD治疗首剂900 ml/循环，之后850 ml/循环，共6个循环，每个循环留腹90分钟，最末留腹量0 ml | 156～232 | 0 |
| 3～5 | 1.5%腹膜透析液10 000 ml，APD治疗1 250 ml/共7个循环/每个循环60分钟，最末留腹400 ml | 921～1 133 | 0 |
| 6～7 | 1.5%腹膜透析液6 000 ml+2.5%腹膜透析液4 000 ml，其中每袋加入10%氯化钾3 ml，APD治疗1 100 ml/共8个循环，每个循环60分钟，最末留腹量0 ml | 836～1 364 | 0～130 |
| 8～10 | 1.5%腹膜透析液4 000 ml+2.5%腹膜透析液6 000 ml，其中每袋加10%氯化钾 3 ml，APD治疗1 200 ml/共7个循环，每个循环60分钟，最末留腹1 000 ml | 1 102～1 512 | 200～300 |
| 11～13 | 1.5%腹膜透析液6 000 ml+2.5%腹膜透析4 000 ml，其中每袋10%氯化钾3 ml，APD治疗1 200 ml/共7个循环，每个循环 60分钟，最末留腹1 000 ml | 1 085～1 311 | 350～500 |
| 14 | 1.5%腹膜透析8 000 ml+2.5%腹膜透析液2 000 ml，APD治疗1 200 ml/共7个循环，每个循环60分钟，最末留腹1 000 ml | 832 | 560 |

## 二、护理思考

问题1：紧急起始APD的优点有哪些？

问题2：腹膜透析术后紧急起始APD的护理要点有哪些？

问题3：紧急起始APD治疗过程中需预防哪些并发症发生？

## 三、护理要点

### （一）紧急启动自动化腹膜透析的优点

世界自动化腹膜透析的共同经验表明：紧急腹膜透析是一种高效、安全、经济的替代方法，并且紧急启动腹膜透析的短期效果与计划性腹膜透析和紧急血液透析（hemodialysis，HD）相当，能给所有在紧急情况下需要肾脏替代治疗的患者提供一个新的选择。更重要的是，与使用中心静脉置管的紧急HD相比，紧急腹膜透析显著减少导管相关性感染和透析相关机械并发症的发生率。紧急起始腹膜透析治疗中有文献推荐采用APD治疗模式进行，APD具有操作简单方便、处方调整灵活多样、腹膜渗漏等并发症低等优点，能使个性化处方设置、连续性治疗方式有效地达到预期效果。

### （二）腹膜透析术后紧急起始APD的护理要点

**1.一般护理**

危重患者需要密切监测患者血压、心率、心律、呼吸、血氧饱和度的变化，及时发现病情变化并认真准确记录，为精准化治疗提供依据。

**2.APD护理**

（1）开始使用APD治疗时，由于患者病情危重，血流动力学及内环境多不稳定，常伴有电解质紊乱及酸碱平衡失调等，在操作前应充分了解患者的电解质及血气分析等实验室结果，根据各项检查结果判断适当的腹膜透析液类型、腹膜透析处方及腹膜透析液中是否需要加入相应的药物。

（2）根据患者的临床表现、残余肾功能、容量负荷等因素制订透析方案，对于残余肾功能较好的患者，可以减少透析剂量，但是在残余肾功能下降时应增加透析剂量。APD初始腹透液浓度选择取决于患者的容量状态和残余肾功能。有文献研究表明，短期使用APD可以显著增加超滤，减轻水肿，改善左心功能。针对残余肾功能良好的患者，若采用葡萄糖腹透液，应遵循从低浓度开始的原则，但是在透析过程中应密切观察患者超滤量与容量状态的变化，若容量超负荷不能通过其他方法纠正，可以适当提高腹透液的葡萄糖浓度。

（3）APD治疗过程中严格执行无菌操作，注意各部位管路紧密连接，治疗过程中定时巡视，减少由于管路压力问题引起的机器报警次数，如遇机器报警及时分析报警原因并妥善处理，确保治疗过程的连续性及安全性。治疗过程中注意观察引流腹膜透析液的颜色、性状、引流时间和引流量，严格准确记录腹膜透析出超量及尿量并做好24小时总结，根据超滤量及尿量情况及时调整腹膜透析治疗处方。

（三）紧急起始 APD 治疗过程中预防并发症发生

预防腹膜透析置管术后并发症的发生是紧急腹膜透析起始及顺利进行的保障。患者在行APD治疗中应注意以下方面：

（1）在APD治疗前应进行冲管，观察有无腹痛、渗漏、管路移位的表现，初步判断患者对腹膜透析的耐受性。

（2）术后卧床休息，从而减少腹部用力的情况，保持大便通畅，为促进肠蠕动可服用肠道动力药物。

（3）由于使用APD治疗的患者不能入住单间病房，治疗前应严格进行病室的空气消毒，减少人员走动，避免腹膜炎的发生。有文献报道，相较于常规腹膜透析患者，紧急起始腹膜透析患者的腹膜渗液率、导管贴壁或移位、导管堵塞、网膜包裹等发生率较高，但是做好充分的术前准备、个体化的透析处方和规范细致的置管技术是可以预防术后早期并发症的最有效手段。

## 四、小结

近年来，针对APD治疗方式的作用，APD治疗在保持患者的体液平衡、清除毒素保存残余肾功能、减少腹膜感染以提高生活质量、延长生存时间等方面具有一定的优势，从而能弥补常规腹膜透析方式的一些不足，有益于提高患者的生存质量。通过观察，在腹膜透析危重症患者中使用APD治疗可以有效改善患者的临床症状，改善临床预后。因此在治疗中需要制订严格细致的护理措施，实施有效的整体护理，熟练掌握APD护理措施及预防并发症发生，从而确保患者安全，提高APD治疗的效果。

（刘 霞 王怡兰）

第二章
# APD在腹膜透析患者腹壁疝修补术后过渡透析中的应用

  PD是重要的肾脏替代治疗方式，具有保护残余肾功能，提高生活质量、心血管系统功能稳定性等优势。腹壁疝是腹膜透析患者常见的并发症，是患者退出腹膜透析的重要原因之一。疝气，即人体组织或器官一部分离开了原来的部位，通过人体间隙、缺损或薄弱部位进入另一部位，俗称"小肠串气"。文献报道，腹膜透析腹壁疝患病率为9%～32%，发病率为0.05～0.08次/患者年。多数文献报道，脐疝是腹膜透析患者最常见腹壁疝类型，所占比例为40.0%～61.5%，其次为腹股沟疝，所占比例为26.9%～36.0%。有指南建议在腹膜透析置管之前或者在透析期间进行疝气的修补，减少术后并发症如透析液漏液、局部肿胀疼痛和嵌顿的发生。腹壁疝可通过临床表现、查体、浅表组织彩超、腹部CT造影、亚甲蓝试验等确诊。腹壁疝的治疗一般需要外科手术修补，过渡期的透析改行HD、CAPD或APD。目前APD作为腹膜透析患者腹壁疝修补术后过渡期透析方式的一种，有相关研究报道了其可行性。

### 一、案例分享

#### （一）病历资料

男，53岁，因"发现肾功能不全7+年，维持性腹透2+年，发现阴囊水肿2天"入院。既往诊断慢性肾脏病（CKD5D期）、维持性腹膜透析、左侧腹股沟疝、阴囊渗漏、肾性贫血、肾性骨病、高血压性心脏病。腹膜透析处方为持续性非卧床腹膜透析：1.5%腹膜透析液2 000 ml一天4次（留腹），隔日2.5%腹膜透析液2 000 ml替换1袋1.5%腹膜透析液，每日超滤70~1 200 ml，尿量200 ml。

#### （二）入院查体

体温36.1℃，脉搏 80次/分，呼吸19次/分，血压164/94 mmHg*，神志清醒，慢性病容，全身皮肤未见皮疹，无皮下出血，全身浅表淋巴结未扪及肿大。双肺叩诊呈清音，双肺呼吸音清，未闻及干湿啰音，心界正常，心律齐，各瓣膜区未闻及杂音。腹部外形正常，全腹软，无压痛及反跳痛，腹部未触及包块，肝脏肋下未触及，脾脏肋下未触及，双肾未触及，肾区无明显叩击痛，双侧阴囊水肿明显伴胀痛，双下肢凹陷性水肿。

#### （三）辅助检查

Cr1 347 umol/L，BUN29.2 mmol/L，估算肾小球滤过率2.52 ml/min/1.73 m²，白蛋白35.9 g/L，B型钠尿肽前体4 851 ng/L，肌钙蛋白-T65.0 ng/L，血红蛋白106 g/L，红细胞计数$3.38\times10^{12}$/L，白细胞计数$15.48\times10^{9}$/L，中性分叶核粒细胞百分率89.6%，血小板计数$146\times10^{9}$/L，铁9.6 umol/L，总铁结合力46.80 umol/L，血清转铁蛋白饱和度 20.5%，无机磷1.59 mmol/L。浅表组织彩超：左侧腹股沟疝（疝内容物为系膜）见图7-2-1。CT全腹部

---

* 1 mmHg≈0.133 kPa。

平扫，腹膜腔造影：左侧腹股沟疝，造影剂经左侧腹股沟进入左侧阴囊见图7-2-2。

（四）治疗方法及转归

入院后请胃肠外科医疗会诊示患者左侧腹股沟疝诊断明确，有手术指征，拟行手术。入院第二天行浅表组织彩超及腹部CT检查，第四天转入胃肠外科后在局麻下行左侧腹股沟疝无张力修补，左侧精索脂肪瘤切除术。手术发现：左侧为斜疝，疝囊位于腹壁下动脉外侧，疝囊大小约4 cm×7 cm，疝缺损约2 cm，疝内容物可还纳，远端未突入阴囊。手术顺利，术后诊断为：左侧腹股沟斜疝。第六天转回肾脏内科。

术后第二天开始APD治疗，选择潮式腹膜透析（TPD），1.5%腹膜透析液6 000 ml，首次剂量750 ml，之后每个循环剂量650 ml，留腹60分钟，共8个循环，最末留腹200 ml，超滤量为460～700 ml/d，尿量350～480 ml/d。

术后第五天患者出院，居家透析模式继续夜间潮式腹膜透析（NTPD）：1.5%腹膜透析液8 000 ml，首次剂量1 000 ml，之后每个循环剂量900 ml，留腹60分钟，共8个循环，最末留腹200 ml，超滤量为800～1 100 ml/d，尿量280～350 ml/d。

术后第八天继续NTPD：1.5%腹膜透析液8 000 ml，首次剂量1 500 ml，之后每个循环剂量1 200 ml，留腹90分钟，共6个循环，最末留腹200 ml，超滤量为800~1 100 ml/天，尿量220~360 ml/天。

术后第三周透析模式调整为连续非卧床腹膜透析（CAPD）治疗：1.5%腹膜透析液2 000 ml一天4次（夜间留腹），隔日2.5%腹膜透析液2 000 ml替换1袋1.5%腹膜透析液，超滤800～1 200 ml/d，尿量350 ml/d左右。

部位：浅表组织

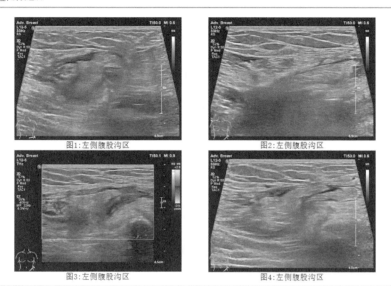

图1：左侧腹股沟区　　　　　图2：左侧腹股沟区

图3：左侧腹股沟区　　　　　图4：左侧腹股沟区

图7-2-1　浅表组织彩超：左侧腹股沟疝（疝内容物为系膜）

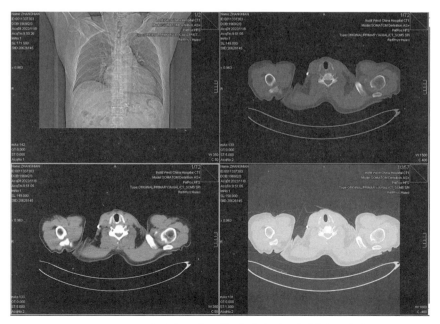

图7-2-2　CT全腹部平扫，腹膜腔造影：左侧腹股沟疝

## 二、护理思考

问题1：腹膜透析患者疝气术后护理要点？

问题2：腹膜透析患者疝气术后不同透析方式的护理要点有哪些？

问题3：行CT全腹部平扫使用造影剂检查的护理要点有哪些？

## 三、护理要点

### （一）一般护理

#### 1.术前指导

针对准备行疝修补术的患者建议患者避免咳嗽、喷嚏、用力过度、用力排便等，保证充足的睡眠。指导患者术前1天以半流质饮食为主，避免牛奶、豆类等产气类食物的摄入，减少术后腹胀的发生。术前禁食禁饮8小时。

#### 2.术后指导

腹壁疝术后外科医生建议避免咳嗽、便秘及做增加腹压的动作。观察疝修补处伤口情况，保持局部敷料清洁干燥。根据患者残余肾功能情况评估透析时机，初始小剂量卧床透析，评估是否存在透析不充分及容量负荷过多的表现，关注电解质、超滤和尿量，透析过程中减少下床活动。手术后规律透析1个月后行充分性检测，根据结果调整腹透方案。

### （二）透析方式的护理

#### 1.手工TPD治疗腹壁疝术后的护理

腹壁疝术后可以暂停CAPD改为临行血透治疗，或者行小剂量TPD透析模式，避免液体进入腹腔以减轻腹腔压力。临床持续小剂量TPD透析模式中腹透液双联系统与短管常常一直连接，阻碍患者活动且容易牵拉导管导致出口处渗血，出口处局部发生炎症。

2.APD治疗腹壁疝术后的护理

既往为降低腹腔内压力、促进切口愈合，腹壁疝修补术后常采用临时中心静脉置管行血液透析作为过渡期的透析方式。然而使用临时中心静脉导管是透析患者发生感染、脓毒血症和血栓的重要危险因素，可增加患者再次入院、退出透析和死亡的风险。APD具有血流动力学稳定、无需抗凝、操作简便、避免行临时中心静脉置管导致感染和血栓的风险等优势，尤其适用于一般情况较差、操作困难、不能耐受过高腹腔内压力的腹壁疝修补术后的患者。APD能够精确控制腹腔内腹膜透析液流量，同时患者采用仰卧位透析，保证透析充分性的同时最大限度减少腹腔内压力。其疝气术后常使用NIPD模式，或者使用TPD模式。TPD模式优点可应用于NIPD、CCPD、IPD 等模式中，而TPD指在透析开始时，向患者腹腔内灌入一定容量的腹透液留腹后，只引出腹腔内部分腹透液，并用新鲜腹透液替换，这样使得腹腔内腹膜组织始终与腹透液接触，直到透析治疗结束后再将腹腔内所有的液体尽可能引流出来。TPD适用于：

（1）腹膜高转运患者；

（2）急性肾损伤（AKI）；

（3）紧急起始腹膜透析患者；

（4）引出腹透液时伴有疼痛的患者。

术后APD治疗，第3～4周起恢复术前透析方案。记录患者术后1个月、6个月、12个月内发生疝复发、腹膜炎等并发症的发生情况。

（三）定期随访

腹壁疝患者术后应遵医嘱规范透析，定期随访复查生化指标、透析充分性。居家透析如果出现腹膜透析超滤量不明原因减少、双下肢水肿及会阴水肿等临床症状体征时，及时联系腹膜透析护士给予相应指导，避免长期做增加腹压的动作。

### （四）使用造影剂检查的注意事项

在临床中维持性腹透患者常常通过临床表现、查体、浅表组织彩超确诊患者的腹壁疝。有文献研究表明，腹膜透析患者在确定疝气中使用造影剂检查使其提供的无创和节省时间的诊断特性而受到称赞。不能明确疝气部位及大小时，可采用亚甲蓝试验以明确诊断，亚甲蓝试验操作简单，创伤小，费用低，一般腹腔注入一定剂量的亚甲蓝，腹膜透析液造影后腹部CT检查，则可确诊。患者使用亚甲蓝常出现明显腹痛不适，部分患者甚至会出现亚甲蓝诱导的化学性腹膜炎，予温凉的腹透液反复冲洗腹腔直至透出液颜色清亮为止；也可用碘海醇注射液（欧乃派克），同亚甲蓝试验操作一样，但费用较高，其优点是无腹痛或其他不适。仍需注意的是在使用任何一种造影剂后，都需观察患者生命体征、有无腹痛情况或者其他不适，关注腹透液常规结果。

### 四、小结

疝气是腹膜透析中常见的并发症，多数在透析后半年内发生。腹膜透析患者一旦发现疝气应以手术修补为主，做好患者围手术期的护理，采用APD作为腹膜透析患者腹壁疝修补术后过渡期的透析方式，在保证透析充分性的同时，有效避免临时中心静脉插管行血液透析发生菌血症和血栓的风险，同时不增加腹壁疝复发、切口相关并发症、渗漏等并发症的发生率，具有良好的应用前景。

（刘　霞　彭宇浩）

第三章

# 自动化腹膜透析在住院强化腹膜透析患者中的应用

近年来，腹膜透析患者的生存率及生活质量不断提高，但心血管并发症发生率并没有下降。容量超负荷是腹膜透析常见的临床问题，长期容量超负荷会导致左室肥厚、高血压、心力衰竭等心血管系统并发症，这些心血管疾病是腹膜透析患者死亡的最常见原因。因此，早期识别容量超负荷的危险因素并采取有针对性、积极的干预措施显得尤为重要。APD较人工腹膜透析能进行大剂量透析，给予频繁的液体交换，从而增加超滤量，使水分清除量能相对准确，可短期内排除体内的水分，从而成功应用于容量控制欠佳的腹膜透析患者中。留腹时间在容量清除与溶质清除的充分性上存在一定矛盾性，短留腹有利于容量清除，对小分子毒素清除的影响较中分子毒素清除小，长留腹有利于毒素清除。因此提高腹膜透析充分性要同时考虑到溶质和溶液的清除。传统APD方案多采用固定的交换量和留腹时间，因此存在溶质清除和超滤量不能兼顾的矛盾，该矛盾在心功能不全的患者中尤为突出。改良型强化腹膜透析是在患者住院期间通过小剂量短时增加透析超滤，同时给予大剂量长时透析增加溶质清除，进而达到兼顾超滤和溶质清除的目的，而出院后序贯周末强化腹膜透析治疗，以巩固疗效。

　　为在APD治疗过程中增加超滤量的同时加强钠清除，Fischbach等人根据腹膜钠水转运的机制，提出了一种改进的APD模式，即自适应APD（adapted-APD，A-APD）。与传统APD每次交换的时间和体积均恒定不同，A-APD在保证总透析时间和总腹膜透析溶液体积与传统APD一致的情况下，对每次交换的时间和体积进行个体化调整。A-APD由2部分组成，即2个连续的短时间小体积交换和3个连续的长时间大体积交换。初始的2个短时间的小体积交换促进了超小孔对钠自由水的转运，使血液浓缩，血钠浓度上升。同时，腹腔内钠浓度由于自由水增加而稀释性下降。这两种效应显著加大了跨腹膜钠浓度梯度，从而促进小孔在随后3个长时间的大体积交换过程中对钠的清除。Fischbach等人在1项小型多中心随机交叉研究中称，与传统APD相比，A-APD的钠去除率几乎增加了1倍，尽管腹膜超滤量只增加了15%～20%。最近，Zaloszyc等人对4例腹膜透析患者实施的初始交叉性研究也表明，A-APD的钠去除量、腹膜超滤量均较传统APD明显增加。同时，A-APD对葡萄糖的重吸收率也显著下降。A-APD在腹膜透析患者钠水平衡控制方面可能较传统APD更有优势。

## 一、案例分享

### （一）病例资料

　　患者女，43岁，2021年05月12日因"发现蛋白尿10+年，维持性腹膜透析9+年"入院，诊断为"慢性肾脏病（CKD5期）、肾性贫血、维持性腹膜透析状态、高血压3级很高危、恶性高血压、甲状旁腺切除术后、慢性心力衰竭、心功能Ⅲ级"。患者自诉血压控制欠佳，最高达240/130 mmHg，感后背疼痛，心脏阵发性隐痛，偶有刺痛，难以忍受，夜间为甚，伴干咳、头晕、恶心，偶有夜间端坐呼吸及高枕卧位，双下肢水肿。入院时，透析方案为2.5%腹透液2 000 ml 经腹腔灌注一天2次，1.5%腹透液 2 000 ml 经腹腔灌注一天2次，超滤量约7 00ml/d，尿量约200 ml/d。

## （二）入院查体

体温：36.3℃，脉搏：108次/分，呼吸20次/分，血压240/119 mmHg，慢性病容，双肺叩诊呈清音，双肺呼吸音清，未闻及干湿啰音，心界向左扩大，心律齐，各瓣膜区未闻及杂音。腹部外形正常，全腹软，无压痛及反跳痛，腹部未触及包块，肝脏肋下未触及，脾脏肋下未触及，双肾未触及，腹膜透析管通畅在位，腹透液清亮，导管出口处皮肤无红肿渗液及分泌物。双下肢重度水肿。

## （三）辅助检查

血红蛋白113 g/L，白细胞计数 $3.94 \times 10^9$/L，Cr674 μmol/L，BUN12.6 mmol/L，无机磷1.26 mmol/L，尿钠素＞35 000 ng/L，肌钙蛋白-T59.1 ng/L，甲状旁腺素1.24 pmol/L，估算肾小球滤过率5.93 ml/min/1.73 $m^2$。超声心动图示：左心稍大、左室肥厚；升主动脉增宽；左室收缩功能测值正常，舒张功能减低；心包积液（微量）。

## （四）治疗方法及转归

患者入院后立即给予强化APD治疗。具体透析方案为：夜间2.5%腹膜透析液8 000 ml，共4个循环，前2个循环每次1 000 ml保留60分钟，后2个循环每次2 000 ml，保留180分钟，最末留腹1 500 ml；白天增加1.5%腹膜透析液2 000 ml换液。辅以药物治疗：注射用硝普钠50 mg静脉缓慢泵入，托拉塞米注射液20 mg静脉注射1次。通过人体成分分析评估患者容量负荷情况。使用饮食和生活问卷、水盐相关知识问卷，评估患者可能导致过量摄入盐和液体的日常饮食和习惯，提出建议，以避免过量摄入盐和液体，改变已确定的不需要的习惯，并促进持续的生活方式改变。入院第一天，净超滤量1 537 ml，24小时尿量400 ml，胸痛较前缓解，夜间睡眠好，咳嗽缓解；入院第二天，净超滤量1 677 ml，24小时尿量450 ml，胸痛明显缓解，可平卧休息；入院第三天患者自诉无胸闷、心累、气紧不适，血压降至167/98 mmHg，停用硝普钠，继续强化APD治疗；13天后，患者血压131/80 mmHg，体重下降约7 kg，双下肢水肿消退，无胸闷、气紧、心前区疼痛不适，予出院。

### 二、护理思考

问题1：如何判断腹膜透析患者容量负荷过重？
问题2：使用APD强化治疗的患者该如何护理？
问题3：如何有效控制患者水钠的摄入？

### 三、护理要点

#### （一）评估腹膜透析患者容量负荷状态

1.临床评估方法

（1）临床症状体征：临床上常根据一般症状和体格检查中显性体征初步判断容量负荷状态，当患者出现短期体质量增加、显性水肿、胸闷喘憋、颈静脉怒张、肺部湿啰音增加、肝大或积液（胸腔、腹腔、心包）时，可以判定为容量负荷过重。当患者透析过程中出现体质量骤减、肌肉痉挛、透析后口干、声音嘶哑、耳鸣、皮肤黏膜干燥、皮肤弹性减退时，可以判定为容量负荷不足。但通过症状、体征判断容量负荷状态较为主观，而且初期时症状、体征多不明显，因此敏感性较差。

（2）体重：确立患者的目标体重或理想体重，即机体容量负荷处于正常生理状态时的体重，也就是患者处于正常血压，正常心脏大小，并且没有水肿状态时的体重。当腹膜透析患者的体重超过目标体重时，提示可能有容量负荷过重。

（3）血压、中心静脉压（central venous pressure，CVP）：血压、CVP是临床医师评估患者容量负荷最简单、最直观的指标。血压通常指动脉血压或体循环血压，透析中影响血压的因素很多，单用血压高低来判断容量负荷并不可靠。CVP指右心房及上、下腔静脉胸腔段的压力，反应心脏对周围回心血量的容纳能力，反应外周血容量及心脏回纳全身血液的功能状况，可用于判断患者血容量、心功能和血管张力，但此方法具有创侵入性，且容易受到胸腔内压力、心脏功能、导管位置等因素的影响，在临床应用于判断容量负荷受到限制。

2.影像学检查

某些影像学检查有助于客观判断患者容量状况，如胸部X线、心脏彩超等。可通过X片测心胸比例，增宽则提示容量过多。腹膜透析患者还可根据下腔静脉的宽度判断体内容量状态，但这种方法准确性差，若持续动态观察，有助于提高诊断的准确性。

3.生物学标志物

目前尚无准确、特异评估容量超负荷的生物学标志物。血N端脑钠肽（NT—DroBNP）水平是提示左室肥厚和左室功能的独立预测指标，可反映了长期血管内容量刺激，也是非肾脏病患者评价心功能的很好指标。有研究证实 NT—proBNP 水平与生物阻抗分析法呈负相关，即与容量负荷呈正相关，能反映机体的容量负荷状态，可作为评价腹膜透析患者心功能和容量负荷的生物学指标之一。

4.人体成分分析

生物阻抗分析法（bioelectrical impedanceanalysis，BIA）等技术可以通过检测人体成分分析来判断体内容量情况。生物阻抗分析法主要是由组织细胞外液容量变化引起，如果体液负荷过多，则组织细胞外液含量高，这时生物阻抗分析法就减少。反之，如果体液负荷减少，则增大。由于生物阻抗分析法是通过对比分析不同组织及细胞的生物阻抗来判断体内的容量状态，不仅敏感而且无创伤，有很好的应用前景。

（二）一般护理

（1）容量超负荷可引起咳嗽、胸闷、气喘、水肿及血压升高等临床症状，这也是患者住院的主要原因。有心衰临床症状的患者，遵医嘱安置心电监护，严密监测生命体征；予氧气吸入，缓解胸闷气紧症状，改善呼吸功能；不能平卧患者，协助半卧位休息。

（2）准确记录患者24小时的超滤量、尿量，每日体质量、血压的变化。卧床患者需监测腿围、腹围。

（3）观察APD强化治疗前后的相关指标。

a.客观指标：BNP、血清钾、血肌酐、左室射血分数（LVEF）。

b.主观指标：心功能NYHA评级。

（4）观察APD强化治疗前后患者呼吸困难程度、发绀程度、水肿程度、肺部听诊情况等症状的变化。

（5）加强用药护理，治疗期间遵医嘱予以利尿、扩血管、强心、纠正水和电解质紊乱等基础治疗。

（三）APD 的护理

1.常用APD强化治疗方案

（1）方案一（常规方案）：夜间8 000 ml腹透液，共4个循环，前2个循环为小剂量短时透析（每个循环注入1 000 ml腹透液，留腹60分钟），后2个循环为大剂量长时透析（每个循环注入2 000 ml腹透液，留腹180分钟），最末留腹1 500 ml；白天增加1～2次腹透液交换，每次2 000 ml。

（2）方案二（容量负荷较重的患者）：夜间8 000 ml腹透液，共5个循环，前4个循环为小剂量短时透析（每个循环注入1 000 ml腹透液，留腹60 min），最后1个循环为大剂量长时透析（每个循环注入2 000 ml腹透液，留腹180～210 min），最末留腹1 500 ml；白天增加1～2次腹透液交换，每次2 000 ml。

（3）出院后在根据腹膜平衡试验调整腹透方案的基础上，每周进行2天强化透析：体重≤50 kg者，在原有透析基础上增加1袋腹透液；体重≥50 kg者，在原有透析基础上增加2袋腹透液。

2.透析前护理

（1）心理护理：患者因自身疾病及症状容易产生焦虑、抑郁、恐惧等消极情绪，应主动与患者沟通和交流，为患者及其家属讲解疾病进展过程、APD治疗的必要性、优势、治疗期间可能出现的不适症及应对措施、注意事项等内容。介绍成功病例比空谈更有说服力。积极争取家属支持，家庭成员的情感支持与有效帮助能使患者维持一个良好状态，提高生活质量。理解尊重患者，与其建立平等信任的人际关系，耐心解答问题，要比患者想得更多，做得更细，使患者减轻紧张、恐惧情绪，正确认识疾病，积极对待治疗。

（2）患者准备：在治疗前向患者及家属说明治疗的目的及方法，向患者宣教上机后的注意事项，使患者能够接受并配合；了解患者排便情况，对便秘患者在治疗前遵医嘱给予服用缓泻剂或者进行灌肠，减少肠道内粪便；因APD治疗时间较长，协助患者如厕，并在床旁准备如厕用具。

（3）环境准备：选择一间面积＞5 m²，光线充足空气流通的房间，操作前房间进行紫外线消毒30分钟，关闭门窗，用含氯消毒剂擦拭APD机，地面每日湿式清洁，消毒完毕病室内所有人员均佩戴口罩，减少不必要的人员流动，防止交叉感染。

3.透析中护理

（1）严密监测患者生命体征变化，观察患者症状改善情况，及时发现异常情况，对症处理是保障强化透析治疗的前提。

（2）观察记录每个治疗周期的数据，准确记录超滤量、尿量、入量，动态观察患者腹透情况。

（3）关注患者是否有腹痛、腹胀、引流不畅、灌入量不足等情况，及时发现腹透相关并发症，并作出相应处理。

（4）关注腹膜透析液进出是否通畅，妥善固定管道，顺着导管出口自然走势向下向外固定导管，距离出口5 cm处使用胶布固定，注意检查置管外局部有无敷料污染脱落、渗血情况发生，及时清洁，保证出口处清洁、干燥。

（5）密切关注APD治疗的运转情况，定时巡视，机器报警时要及时查找原因并处理。保证电源连接紧密，如断电超过2小时，需要结束治疗，必要时进行手工替代治疗。

（6）积极监测控制患者血糖，腹膜透析患者血糖要求控制在正常水平，即使有糖尿病史，空腹血糖要维持在7.0 mmol/L，餐后10.0 mmol/L。大剂量的2.5%腹透液、频繁的交换使腹腔吸收了大量的糖分，易导致APD治疗期间血糖升高。高血糖不利于腹透患者的超滤。为了实现超滤目标，治疗期间需保持血糖平稳。

（7）长期卧床患者应预防坠积或吸入性肺炎的发生，患者应头偏向一侧，保持呼吸道通畅，定时协助翻身预防压疮，在翻身过程中手法轻柔，避免拖、拉、推。

4.饮食护理

控制液体入量，限制钠盐及水的摄入，建议少食多餐，宜食用高纤维素、高维生素、优质高蛋白、清淡、易消化的食物。避免进食产气食物，禁食刺激性食物，禁烟酒。

（四）控制水钠的摄入

真正的容量平衡是指维持患者液体摄入和清除的平衡，避免出现水钠潴留或脱水的状态。限制水盐的摄入是改善腹膜透析患者容量负荷的首要措施，尤其是针对已合并高血压及存在其他容量负荷过重体征的患者。

容量负荷过重的患者建议每天食盐摄入量为2~3 g，即半个啤酒瓶盖量，相当于我们平时饮食中盐摄入量的1/2或1/3。建议使用标准汤匙计算每餐的食盐量，精确控制食盐摄入。将每天可摄入的盐分量分别分配到早、中、晚三餐中去。避免食用加工类食物、腌制食物，谨慎食用酱油、豆瓣、鸡精等调味用品。改变长期养成的吃咸的食物的习惯，可以用下列调料增加食物的味道，如丁香、辣椒、芥末、姜、新鲜的大蒜、胡椒粉、柠檬、醋、洋葱等。此外，可以在炒好的菜中先不要放盐，将透析患者需要食用的菜盛出来，再将定量的盐撒上去。不建议选择低钠盐。

液体的控制原则为量出为入、保持平衡，避免过度脱水。出量包括尿量、腹膜透析超滤量、汗液、吐泻量，入量包括饮水量、食物含水量、输液量、体内新陈代谢生水量总和。每天水分摄入=前一天的尿量+透析超滤量+500 ml。饮水以白开水为佳。保持清淡饮食，尽量少食腌制及加工制品，最好不要用味精，以免口渴。口渴时用凉水漱口，不要咽下。所有食物都是含水分的，不要过度饮水，先将一日饮用水用固定容器装好，并且将这些水平均分配饮用，放弃咖啡、茶、软饮料等。分一部分一日可饮用的水混合柠檬汁结成冰块，口渴时含一粒在口中，让冰块慢慢融化。尽可能用进餐时的液体服药。每天早晚称体重，控制血糖，高血糖会增加口渴感。

使用饮食和生活问卷、水钠相关知识问卷，定期对患者一周的饮食记录回顾，识别不良食物，识别可能导致患者过量摄入盐和液体的日常习惯，评估患者对水钠相关知识的掌握，为患者量身制订计划，强化宣教，改变患者不良饮食和生活习惯，避免过量摄入盐和液体，提高患者容量管理相关知识水平，提高透析治疗。

（五）远程管理，定期随访

接受远程监控居家APD患者可以依托远程数据联网，实时监测患者每日灌入量、引流量、超滤量、24小时尿量、血压、每日水和盐摄入量等容量相关指标，腹膜透析护士每日查看相关结果，可及时、准确发现患者容量控制需求，可对不同患者给予个性化、有重点的教育，推送有针对性的健康教育资料，且可远程监督患者查看、学习相关资料，对未学习者及时督促，进而提高患者容量管理相关知识掌握程度。居家透析时，若出现不明原因体重增加、高血压、低血压、水肿、胸闷气促、夜间端坐呼吸、咳嗽、咳粉红色泡沫痰等临床症状体征时，及时联系腹膜透析护士，给予相应指导。

## 四、小结

良好的容量平衡是腹膜透析充分性的重要指标之一，容量超负荷是腹膜透析常见的临床问题，与患者的不良预后密切相关。早期识别及采取积极的干预措施尤为重要。目前临床与实验室诊断尚缺乏金指标，可通过多个方面综合分析和判断。APD是肾脏替代治疗中的一种透析方式，该治疗方式在改善容量负荷过重、减少腹膜炎的发生、提高透析充分性、保护残余肾功能、改善患者生存质量等方面都有重要的作用和意义，对传统腹膜透析方式中的缺点进行了纠正。改良型强化腹膜透析在传统APD方案上，通过小剂量短时透析增加超滤和大剂量长时透析增加溶质清除，进而达到兼顾超滤和溶质清除的目的，同时也为增加APD钠清除提供了新的可能。为了能更好地居家腹透，医护、患者、家属三方应共同努力，通过远程监控和随访管理，定期监测、及时调整、加强对患者的宣教，做好容量指标的监测、严格液体管理、加强超滤、限制水钠摄入量、加强患者及家属的健康教育，可以更好地解决患者容量超负荷问题，进而提高患者生活和生存质量。

（李　阔）

# 第四章

# 自动化腹膜透析在高钾血症患者中的应用

　　高钾血症指患者血清钾大于5.5 mmol/L，是腹膜透析患者中一种少见的并发症，发生率为3%。高钾血症主要危害为对心肌和骨骼肌的抑制作用，严重时可引起心搏骤停而危及生命。临床上透析出现了血钾升高，说明透析不充分或者摄入外源性血钾物质过多造成。透析是目前治疗高钾血症最有效的方法，可以在4小时内使血清钾的中位浓度<5.0 mmol/L。CRRT治疗费用高，大大增加了治疗费用，对维持性腹膜透析患者后续的治疗带来不利的远期影响。近年来随着APD技术的广泛应用，APD治疗达到快速超滤脱水、降低血钾、减轻心脏负荷进而纠正心衰及高钾的有效治疗效果，可根据患者病情灵活调整灌入量、透析剂量及留腹时间等，使治疗方案个体化，大大减少了操作次数，提高了透析效能。

## 一、案例分享

### （一）病历资料

　　患者，女，57岁，因"肌酐升高6+年，维持性腹膜透析1+月"入院。既往诊断"慢性肾脏病5期、维持性腹膜透析、肾性高血压、继发性甲状旁腺功能亢进、肾性骨病、肾性贫血、高磷酸盐血症、高尿酸血症、痛风"。腹膜透析处方为CAPD：采用青山利康腹膜透析液（钙离子浓度为1.75 mmol/L）1.5%腹膜透析液 2 000 ml，一天3次，腹膜超滤100 ml/d，尿量1 300 ml/d。

（二）入院查体

患者体温36.4℃，脉搏70次/分钟，呼吸20次/分钟，血压132/86 mmHg，神志清楚，贫血貌，颜面、眼睑无水肿，腹软，无压痛、反跳痛，导管出口处皮肤无红肿、分泌物，双下肢无浮肿，无胸闷、气促等。

（三）辅助检查

血红蛋白101 g/L，白细胞计数$8.99 \times 10^9$/L，尿钠素569 ng/L，甲状旁腺素37.94 pmol/L，铁蛋白40.3 ng/L，总铁结合力56.5 μmmol/L，Cr1 042 μmol/L，无机磷2.09 mmol/L，BUN24.60 mmol/L，葡萄糖53.94 mmol/L，白蛋白41.5 g/L，尿酸460 μmol/L，AST/ALT1.50，钙2.15 mmol/L，钾6.05 mmol/L，肾小球滤过率4.40 ml/min/1.73 $m^2$。心电图示窦性心律，T波高尖，见图7-4-1。

（四）治疗方法及转归

加强腹膜透析治疗，遵医嘱予改为APD治疗。治疗方案：1.5%腹透液4 000 ml+2.5%腹透液6 000 ml采用CCPD，共治疗4个循环，每次剂量1 800 ml，每次循环120分钟，最末留腹2 000 ml，留腹4~6小时引流出来，超滤量800~1 000 ml；静脉注射10%葡萄糖酸钙10 ml+5%葡萄糖注射液10 ml，以拮抗高钾对心肌的毒害；5%葡萄糖250 ml+3 IU胰岛素注射液、5%碳酸氢钠注射液250 ml静脉滴注，以促进血清中钾离子转入细胞内；口服聚苯乙烯磺酸钙散10 g，以降钾、利尿排钾治疗。次日复查生化示钾5.25 mmol/L，相关检查示Cr1 080 μmol/L，BUN26.4 mmol/L，周肌酐清除率（总）97.96 ml/min/1.73 m², 24小时总蛋白丢失7.67 g/d, 4 hD/Pcr 0.52, 超滤0.12 L/24 h, 继续予以聚苯乙烯磺酸钙散降钾、降血压、腹膜透析等治疗, 继续观察尿量、超滤等变化。入院第7天复查电解质: 血钾4.45 mmol/L, 患者病情平稳, 无不适, 予安排出院。

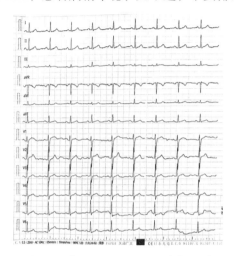

图7-4-1 患者入院第一天心电图示窦性心律、T波高尖

## 二、护理思考

问题1: 高钾血症患者APD治疗过程中的注意事项有哪些?

问题2: 高钾血症患者如何进行用药护理?

问题3: 高钾血症患者饮食护理要点有哪些?

## 三、护理要点

### （一）一般护理

患者发生高钾血症时, 嘱患者取平卧位, 持续心电监护, 密切观察患者生命体征, 加强对血钾浓度的检测, 对于高钾血症的处理应根据患者具体情况而定。根据患者血钾浓度, 应用对抗高血钾、促进钾排泄的方式调整患者血钾水平。对于无症状患者血钾浓度应维持在3~3.5 mmol/L，服用地高辛或有心律失常的患者血钾浓度应维持在3.5 mmol/L以上。及时关注患者超滤、尿量、临床生化及电解质的变化，根据结果调整腹透方案。

### （二）高钾血症患者 APD 治疗的护理

做好患者上机透析前的准备、透析中的护理及透析后下机护理。首先，患者上机透析前做好患者、物品、环境的准备，包括向患者及家属介绍APD治疗的目的及意义，以取得合作，打消患者的恐惧或排斥心理；嘱患者家属备好坐便椅等如厕用物，避免透析期间患者受管路长度限制不便如厕；APD机放置高度与患者床单位差幅不超过30 cm；根据患者血钾浓度及病情合理、个性化地调整患者的腹膜透析治疗方案，包括腹透液灌入量、透析剂量及留腹时间等，可采取无钾透析液以2 L/h的速度透析4~8个循环。上机前病室进行空气消毒30分钟，关闭门窗，上机时戴好口罩，确保APD管路和无菌物品包装完整、无菌。

透析过程中观察患者生命体征及病情有无改善；观察APD机器运行情况，依据运行程序进行相应的操作；定时巡视，观察管路有无打折，引流及灌入过程是否顺利；观察患者一般情况，如有无出现腹痛、腹腔内容物增加现象等特殊不适。透析后下机时，根据无菌操作原则关闭所有管夹，断开外接短管与APD患者端管路，将新碘伏帽套在外接短管末端并旋紧，关机；记录透析方案及超滤量；监测患者生命体征及血压、体重、水肿程度评估。

### （三）高钾血症患者的用药护理

1.高钾血症患者口服聚苯乙烯磺酸钙散的护理

聚苯乙烯磺酸钙散是腹膜透析高钾血症患者常使用的降血钾药物。在使用过程中，应指导患者足量、足疗程应用，不能轻易减量、停药。避免与抗酸药、缓泻剂、血管紧张素Ⅱ受体拮抗药、血管紧张素Ⅰ转化酶抑制药、洋地黄等合用以影响疗效、增加中毒作用。同时，为防止过量给药，应在给药同时检测血清钾和血清钙的浓度，当血清钾浓度低于4~5 mmol/L时应停药。服用聚苯乙烯磺酸钙散期间偶可引起高钙血症，在肠内易形成团块，产生便秘，因此应加强对患者电解质水平、胃肠道症状的观察。

2.高钾血症患者口服混悬液的护理

Veltassa（patiromer口服混悬液）是2015年美国食品药物监督管理局（Food and Drug Administration，FDA）批准用于治疗高钾血症的药物。相比于因具有严重不良反应而不适合长期使用的降钾药物如利尿药和降钾树脂，Patiromer不仅能有效降低慢性肾病患者的血钾浓度，还能安全且长效地维持患者的血钾浓度，得到研究者的推荐。但是Patiromer在体内通过$Ca^{2+}$–$K^+$交换的原理降低血清$K^+$浓度，还可结合$NH_4^+$及$Mg^+$，长期使用可能导致患者产生轻度低镁血症，体内$Ca^{2+}$紊乱或异位钙化。因此，在患者用药过程中应关注患者有无食欲不振、恶心、呕吐、乏力等表现，加强对患者电解质的监测。此外，Patiromer主要在消化道发生作用，有研究证实其会使14种药物（包括缬沙坦和罗格列酮）的生物药效率降低超过30%。因此，按FDA的建议，指导患者将初始剂量控制在8.4 g/d（限单次服用），并与其他口服药物间隔6h使用。

3.高钾血症患者口服锆硅酸钠（ZS–9）的护理

ZS–9是一种对于$K^+$和$NH_4^+$具有高选择性的微孔硅酸锆无机化合物，能够选择性地移除体内过多的$K^+$，其作用贯穿整个胃肠道，是一种能快速且有效治疗急性高钾血症的药物。其最常见的不良反应为轻度水肿、腹泻。因此，应加强对患者皮肤及胃肠道症状的观察，加强对患者电解质变化的监测。

### （四）高钾血症患者的饮食护理

1.控制饮食中的含钾量

指导患者减少含钾高的食物的摄入，包括草莓、小番茄、樱桃等含钾高的水果。同时，指导患者学会减少食物钾的方法，如水果可煮后弃水食果肉可减少钾含量的1/2，罐头食品不食其汁水；蔬菜不食其汁；对于特别喜欢但含钾量较高的食品，可少量低温冷藏后食用，以减少1/3的含钾量摄入。发给患者1份食物含钾分量图谱表，指导患者专用饮食记录本记录每天的饮食，每周1次对照图谱查对，减少含钾高的食物。每月查1次血钾，根据血钾结果进行饮食评估，协助患者制定适宜的食谱。

2.避免使用盐替代品

腹膜透析患者常被推荐低盐饮食，但鉴于低盐饮食食而无味，许多患者使用盐替代品以达到增加食欲，减少钠摄入量的双重好处。然而这些盐替代品中大多为了增加咸味使用钾代替钠。对于肾功能衰竭或糖尿病患者、低肾素性低醛固酮增多症患者和服用血管紧张素转化酶抑制剂的患者可能无法排出多余的钾负荷，导致高钾血症的发生。因此，为了防止滥用盐代用品导致危及生命的高钾血症，应加强腹膜透析患者在低盐饮食中避免使用盐代用品的健康教育。

## 四、小结

高钾血症在腹膜透析患者中是一种少见的代谢性并发症，可引起疲乏、心律异常、心搏骤停，影响患者生存质量，危及患者生命。因此，减少和避免引起高钾的因素，做好临床观察，早期发现，及时治疗，指导患者用药，做好APD护理具有重要的现实意义。

（李　阔　李　幸）

# 第五章

# 自动化腹膜透析在胸腹瘘腹膜透析患者中的应用

随着腹膜透析患者的增加，腹膜透析相关并发症也逐渐增多，胸腹瘘是腹膜透析患者严重的并发症之一。1967年国外学者首次报道了腹膜透析相关性胸腹瘘，是由腹膜腔内的液体经胸膜瘘进入胸腔引起胸腔积液，临床主要表现为透析液超滤量减少伴渐进性呼吸困难，其发生率为1.6%~6%，女性多于男性，好发生于右侧。通过临床表现、查体、X线平片等可发现胸腔积液，对胸腹瘘或胸腹交通的诊断多通过胸腔积液葡萄糖浓度测定、亚甲蓝试验、核素检查、CT或MRI腹腔造影、吲哚菁绿荧光显影试验等检查。治疗方法包括手术修复、改行血液透析、使用APD进行小剂量透析。

## 一、案例分享

### （一）病历资料

患者，女，41岁，因"维持性腹膜透析2+月，活动后胸闷、气促15+天"入院。既往诊断"慢性肾脏病（CKD5d期）、肾性贫血、肾性骨病、维持性腹膜透析、银屑病、不宁腿综合征"。透析方案为CAPD，采用1.5%腹膜透析液2 000 ml经腹腔灌注3次/天，超滤量500 ml/d，尿量500 ml/d。15天前患者出现胸闷、气促，血压175～185/102～110 mmHg，尿量减少至300 ml/d，超滤量每日减少为200～300 ml。

（二）入院查体

患者体温36.5℃，脉搏105次/分，呼吸21次/分，血压165/94 mmHg，慢性病容，贫血貌，双肺呼吸音减弱，叩诊呈浊音，心界正常，各瓣膜区未闻及明显杂音，腹部平坦，腹透管位置正常，导管出口处未见渗血渗液，颜面及双下肢轻度水肿。

（三）辅助检查

血红蛋白93 g/L，白细胞计数 7.47×10⁹/L；尿钠素＞35 000 ng/L；甲状旁腺素21.74 pmol/L；铁蛋白70.70 ng/ml，总铁结合力42.60 μmol/L；白蛋白27.4 g/L，尿素26.0 mmol/L，肌酐1 360 umol/L，葡萄糖3.68 mmol/L，钙2.06 mmol/L，无机磷2.67 mmol/L，估算肾小球滤过率2.59 ml/（min·1.73 m²）。

常规超声心动图示左房增大，二尖瓣反流（轻度），左室收缩功能测值正常，心包积液（少量）；CT平扫示双侧胸腔积液（图7-5-1），心包积液；胸腔彩超示双侧胸腔积液；2019年12月6日行胸腔穿刺置管引流术并留置胸腔引流管，胸腔积液生化示胸腔积液葡萄糖5.94 mmol/L，同时血糖4.93 mmol/L，不除外胸腹漏可能；在2 L腹透液中加入亚甲蓝20 mg灌入腹腔平卧2小时后，经胸腔引流出淡蓝色胸腔积液（图7-5-2），诊断为腹膜透析相关性胸腹瘘。

（四）治疗方法及转归

入院时透析方案为1.5%腹膜透析液2 000 ml一天4次，超滤量500 ml，尿量300 ml，化验结果显示尿钠素＞35 000 ng/L，暂停CAPD，立即遵医嘱予APD治疗1.5%腹透液4 000 ml+2.5%腹透液4 000 ml，1 000 ml透析液留腹60分钟，共7个循环，最末留腹500 ml（留腹4小时后放出），平均每日尿量200~300 ml，超滤700~900 ml。

　　3天后CT平扫示双侧胸腔积液，行右侧胸腔穿刺术抽取胸腔积液并留置胸腔引流管，持续留置胸腔引流管3天引流出胸腔积液约846 ml。入院治疗7天后患者尿量100 ml，超滤1 047 ml，遵医嘱在原透析方案基础上减少透析总剂量2 000 ml，继续关注尿量及超滤变化。

　　入院治疗11天后患者胸闷气促缓解明显，予安排出院，居家APD治疗，持续门诊跟踪随访。1个月后门诊随访CT扫描显示右侧胸腔积液减少（图7-5-3）。1年后患者门诊随访，CT扫描显示右侧胸腔积液较前基本吸收（图7-5-4），超滤量波动在400~800 ml/d，小便200~300 ml/d，无心慌胸闷等不适。

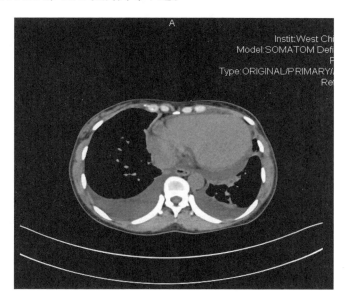

图7-5-1　入院第3天，CT扫描显示双侧胸腔积液明显

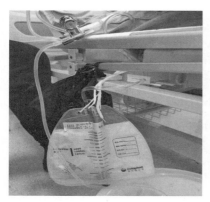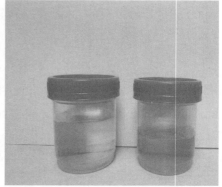

图7-5-2　入院第3天，亚甲蓝试验胸腔引流出淡蓝色胸腔积液

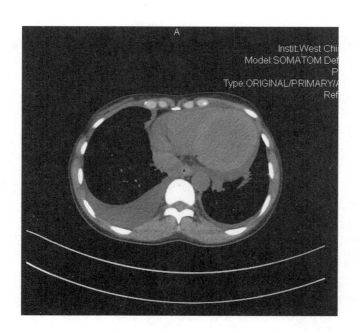

图7-5-3　出院1个月后，CT扫描显示右侧胸腔积液减少

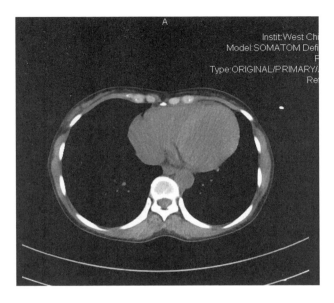

图7-5-4　出院1年后，CT扫描显示右侧胸腔积液较前基本吸收

## 四、护理思考

问题1：胸腹瘘腹膜透析患者调整方案后如何关注透析效果？

问题2：胸腔穿刺引流液生化检查如何指导临床护理？

问题3：胸腹瘘患者APD治疗过程中的护理要点有哪些？

## 三、护理要点

### （一）一般护理

当患者发生胸腹瘘时，暂停常规的CAPD，使用APD设置小剂量的透析模式。由于胸腹瘘影响患者的心肺功能，导致胸闷气短、呼吸困难，遵医嘱给予患者低流量吸氧，缓解呼吸道症状；使用利尿剂促进液体排出体外，减轻胸腔积液症状。密切监测患者生命体征，关注超滤、尿量、临床生化及电解质的变化。病情稳定1个月后返院行充分性检测，根据结果调整腹透方案。

## （二）胸腔引流护理要点

胸腔穿刺引流放液是迅速改善胸腹瘘患者临床症状的重要措施。临床中患者的胸腔积液为漏出液，且葡萄糖浓度显著升高，胸腔积液葡萄糖与同期血糖的比值大于1时，胸腹瘘的可能性非常大。采用胸腔积液葡萄糖水平与同期血糖水平比较的方法来诊断胸腹瘘具有快速、准确、简便、易行、价格低廉等优点，基层医院也可实施，且诊断明确后可及早干预，减少患者痛苦，值得临床推广运用。

观察患者生命体征和胸闷气促有无改善；记录24小时胸腔引流液的性状、颜色和量，并遵医嘱送实验室检查；观察局部皮肤有无感染，及时更换引流管局部敷料；指导患者勿牵拉、反折管路，妥善固定，防止管路滑脱。

## （三）胸腹瘘 APD 治疗的护理

暂停常规透析模式，小剂量半卧位透析。当患者确诊胸腹瘘后暂停常规的CAPD，调整为小剂量半卧位透析，减小腹腔压力并减少透析液继续进入腹腔的可能。胸腹瘘患者临床推荐使用APD治疗，传统小剂量透析模式患者常常将1 000 ml透析液放入腹腔2～3小时后放出，存在腹透管路一直与腹透短管相连接的临床弊端，易出现导管牵拉且患者活动不便。

APD透析操作的简易性是居家便利性的前提，个性化腹透处方应用于胸腹瘘患者时，可个性化设定小剂量透析，根据腹透充分性评估和患者残余肾功能设置留腹时间，在家里由患者自己或家人进行床旁操作，白天患者和家属均可不受约束地安排日常活动或参加力所能及的工作，促进患者社会回归和康复，白天干腹可降低腹内压并有助于膈肌修复。胸腹瘘患者在实施APD治疗过程中，依据运行程序进行相应的操作，避免管路打折，关注引流及灌入过程是否顺利，关注有无腹痛等不适，准确记录透析方案及超滤量。依据院感要求将一次性治疗管路及透析液袋进行处置。APD具有完整的检测报警系统，在出现报警后能自动中止工作保障患者透析安全。

### （四）强化患者培训，定期随访

强化置管术后患者的培训，若居家透析时出现腹膜透析超滤量不明原因减少，咳嗽、胸闷、呼吸困难，不能平卧，伴有不同程度的双下肢浮肿等临床症状体征，应及时通过腹透中心热线联系腹膜透析护士给予相应指导。确诊胸腹瘘患者按医嘱规范透析，定期随访复查生化指标、透析充分性及做CT检查。

## 四、小结

胸腹瘘是一种少见但有潜在巨大风险的腹膜透析并发症，胸腹瘘不但会影响腹膜透析患者的透析效果，还会影响患者的心肺功能，甚至危及生命，因此对于此类患者，应加强出院宣教与随访，做好临床观察，早期发现、准确诊断、及时治疗胸腹瘘，制订护理计划，完善护理措施，促进其康复。

（周雪丽　马登艳）

第六章

# 小剂量潮式自动化腹膜透析救治心肾综合征危重患者

心肾综合征（cardiorenal syndrome，CRS）是指由心肾功能障碍结合而成的病理生理情况，患者发病率和病死率高。CRS通常伴有由低心排血量、肾灌注减少和静脉充血引起的肾功能损害。I型CRS主要与有效心排血量降低、静脉压升高导致肾灌注不足等有关。这些患者中很大一部分最终将需要肾脏替代治疗，通常是由于利尿剂容量超负荷所致，腹膜透析已作为这些患者的治疗方式。与CRRT相比，腹膜透析不需建立体外循环，对血流动力学影响较小，无须全身抗凝，减少出血风险，可避免中心静脉置管及导管相关并发症。与手工腹膜透析相比，应用APD可降低腹腔内压力（intra-abdominal pressure，IAP）、减少护理操作和感染风险等。经济节约也是该例患者选用APD的原因之一。在代谢控制或预后方面，既往文献报道高容量腹膜透析（high volume peritoneal dialysis，HVPD）和延长血液透析在生存率上并无差异，尽管延长血液透析有更快的代谢控制、更高的透析剂量和超滤；HVPD和每日血液透析的生存率也无差异。此外，腹膜透析可能减轻炎症负担，因为它从循环中去除细胞因子和其他促炎分子，同时保留残留的肾功能，使腹膜透析可更加便利地应用于重症急性肾损伤患者，除血管通路受限外，安全性更好是该类患者应用APD的主要原因。

## 一、案例分享

### （一）病历资料

患者，女，24岁，因"先天性心脏病、频发晕厥24年"入院。

### （二）入院查体

患者体温36.2℃，血压95/64 mmHg，体重33 kg，神志清楚，慢性病容，口唇发绀，心律齐，胸骨左缘第二、三肋可闻及收缩期喷射样杂音。双侧手指和脚趾呈"杵状指"改变。彩超示先天性心脏病三尖瓣闭锁合并房间隔缺损（继发孔型）、室间隔缺损，右位主动脉弓；体肺侧支形成；射血分数（ejection fraction，EF）：51%。肝肾功能、凝血功能、尿钠素、尿常规均未见异常；入院后行"右室流出道疏通术+临时起搏导线植入术"。术后3周患者因肺部感染出现呼吸衰竭，进而心力衰竭，且血压低（85/50 mmHg），遂转ICU病房。行气管插管后予呼吸机辅助呼吸。

### （三）实验室检查

凝血酶原时间102.7秒，活化部分凝血活酶时间107.0秒，国际标准化比值9.98，凝血酶时间50.1秒；白细胞计数32.8×10$^9$/L，中性分叶核粒细胞89.4%，血小板计数24×10$^9$/L；总胆红素58.9 μmol/L，直接胆红素52.8 μmol/L，丙氨酸氨基转移酶562 IU/L，门冬氨酸氨基转移酶1 327 IU/L，尿钠素＞35 000 ng/L，肌钙蛋白629.7 ng/L；大便暗红色及隐血试验阳性。

### （四）治疗方法

予强心、大剂量血管活性药物及抗生素、生长抑素、输血、冷沉淀、血小板、血浆、人体白蛋白等治疗，效果不佳。3天后出现少尿（尿量200 ml/d）、全身水肿、皮肤淤斑，血肌酐上升达480 μmol/L，血压仍低（74/47 mmHg）。诊断：充血性心力衰竭、急性肾损伤（AKI）、败血症、呼吸衰竭、肝衰竭和血小板减少。因患者肢体血管纤细和一侧股静脉血管通路保留给静脉输液，加之严重低血压和凝血功能障碍，难以实施CRRT。患者在输注冷沉淀后床旁行经皮穿刺腹膜透析置管术，并立即开始行APD治疗，每次循环500～900 ml（平均600 ml），留腹30～45分钟，每日16～24次循环（10～18 L/d），每日超滤1 200～1 400 ml。3天后因腹透液流出障碍，改为TPD，并加用肝素500 U/L，因消化道出血加重，改为200 U/L好转，透析顺利。APD治疗后患者因病情好转，水肿减轻，血pH值、血钠和血钾基本恢复正常，血乳酸水平由7.6 mmol/L逐渐降至1.7～2.3mmol/L，肝功能各指标、凝血指标好转接近正常，血肌酐维持于350 μmol/L左右，尿量400～580 ml/d。11天后拔除气管导管。腹膜透析期间平均每天Kt/V为0.35，相当于周Kt/V为2.45。每日腹透液蛋白丢失为6.4～10.6 g。

## 二、护理思考

问题1：如何有效清除溶质并达标？

问题2：如何选择APD透析模式避免IAP过高？

问题3：连续性APD治疗如何避免机械性阻塞风险？

问题4：如何保证酸碱平衡和电解质平衡？

## 三、护理要点

### （一）溶质清除达标

本例患者的并发症更多、更重，治疗上面临更严峻的挑战。国际腹膜透析协会（ISPD）推荐成人周Kt/V目标值为3.5，大多数为2.1即可。然而个体最佳Kt/V目标仍不确定，高分解代谢患者可能需要更高的小溶质清除率。本例未采用ISPD推荐的HVPD方案（2 L/循环，总量36~44 L）。患者体重仅33 kg，采用小剂量（500~900 ml/循环），每日16~24次循环（10~18 L/d）。虽然单次剂量低，但通过适当增加循环次数，溶质清除仍可达周Kt/V2.1的目标。

## （二）小剂量 TPD 模式，避免 IAP 过高

除因患者体重轻，还考虑减轻IAP以尽量减少渗漏风险，以及对膈肌活动和呼吸的影响。腹膜透析剂量与腹内压有关，腹膜透析可增加IAP，影响膈肌活动，降低肺顺应性和通气量，加重原有的呼吸衰竭。另一报道中，接受机械通气的AKI患者进行HVPD治疗时，虽然IAP于腹透液输注后显著升高，但引流后（干腹状态）可降低接近基础值，对肺顺应性和呼吸系统阻力没有不利影响。但与该研究不同，我们采用TPD（70%），引流后并非干腹，故引流后IAP仍可能较高。所以选择较小剂量循环，可以降低对危重患者肺功能的不利影响。

## （三）避免机械性阻塞

1.TPD模式避免液体抽吸致导管机械性阻塞

本例患者在透析初期出现引流障碍，改TPD后透析顺利。当腹腔液体引流接近结束时，液体抽吸可能加重导管机械性阻塞。使用TPD时，在腹腔保留少量液体，不仅增加溶质清除率，还可降低机械性并发症发生率。TPD在引流效果不佳时，也可以最小化引流时间。TPD可减少液体排空或注入时的腹痛。

2.TPD模式保护肾功能、改善心功能

在一项针对I型心肾综合征的研究中，TPD在保存肾功能、改善心功能、净超滤方面比缓慢连续超滤（slow continuous ultrafiltration，SCUF）更有优势。TPD较连续平衡腹膜透析（chronic equilibrated peritoneal dialysis，CEPD）有更高的肌酐、尿素氮钾和磷清除率，超滤和耐受性更好。

3.低剂量肝素使用降低蛋白堵塞腹透管风险

腹腔内使用肝素可降低蛋白堵塞腹透管的风险。动物实验发现肝素也有可能改善腹膜的转运功能。Del Peso等研究提出在腹透液加入低分子肝素是安全的，与对照组相比，无大出血或腹腔感染事件增加。ISPD推荐腹透液予肝素500 U/L。但本例患者使用肝素后曾有消化道出血加重的情况。部分肝素也许仍能被腹膜吸收，对于凝血功能障碍者，应考虑使用低剂量肝素。

（四）合理选择腹膜透析液

在有休克和肝衰竭时，乳酸向碳酸氢盐的转化可能受到影响，使用乳酸透析液可加重乳酸酸中毒和代谢性酸中毒。使用碳酸氢盐可直接产生治疗作用，很少诱发一些全身性不良反应。接受碳酸氢盐缓冲溶液治疗的休克患者，血清碳酸氢盐浓度和血液pH值恢复较快，乳酸水平较低。也有报道显示，乳酸透析液和碳酸氢盐透析液在重要的临床结局如病死率、不良反应事件上没有差异。随机对照试验（randomized controlled trial，RCT）研究结果提示，基于碳酸氢盐腹透液的TPD组更有优势，较CRRT组的生存率高且并发症低。目前我国的商用腹透液陆续出现碳酸氢盐腹透液。本例患者使用乳酸透析液后乳酸水平明显下降。对效果不佳者，也许使用自配碳酸氢盐透析液是一个不得已的选择。总之，在该例危重急性肾损伤患者中使用APD，采用传统乳酸腹透液小剂量循环的TPD，仍可以在稳定酸碱和电解质平衡的同时改善预后。

四、小结

应用APD可扩大需要肾脏替代治疗的急性肾损伤危重患者适应证，尤其在CRRT治疗有相对禁忌证时。在有心力衰竭、凝血功能异常和血流动力学不稳定等合并症的危重患者中，采用个体化的小剂量TPD方案有其独特优势。

（周雪丽）

# 第七章

# 自动化腹膜透析在创伤硬膜下出血患者中的应用

尿毒症患者合并高血压等慢性基础疾病，较普通人群血管硬化脆性增加，容易发生脑出血。而脑出血是当前尿毒症患者死亡的主要原因之一，此类患者多处于少尿或无尿状态，脱水治疗十分困难国。目前腹膜透析和血液透析是治疗尿毒症的两大主要治疗方式，而血液透析所需抗凝剂又可加重出血。近年来，APD治疗作为一种可以持续、等渗、缓慢地清除水分，且不会引起颅内压增高的透析方法，已被广泛应用于临床，其有利于维持循环和内环境的稳定，十分适用于尿毒症透析脑出血治疗的患者。

## 一、案例分享

（一）病例资料

患者，男，50岁，发现肌酐升高6+年，维持性腹膜透析2+年，既往诊断："慢性肾脏病（CKD5d期）、腹膜透析相关性腹膜炎、肾性高血压、肾性贫血、低蛋白血症"。腹膜透析处方为CAPD：采用青山利康

（钙离子浓度为1.75 mmol/L）1.5%腹膜透析液2 000 ml，经腹腔灌注，一天2次，2.5%腹膜透析液2 000 ml，一天2次，夜间不留腹，腹膜透析全天超滤400～600 ml，尿量0ml。因"左侧肢体乏力1天，加重伴口角歪斜7小时"入院。一天前患者家属发现患者左侧肢体乏力，左手拿物不稳，伴头痛，无恶心、呕吐，未予重视，7小时前患者感左侧肢体乏力加重伴口角歪斜，吐词不清，饮水呛咳，无咳嗽、咳痰，无胸痛、胸闷，无气紧等。到医院就诊后给予降压、止血、透析、降钾等治疗。

### （二）入院查体

患者体温37℃，脉搏129次/分，呼吸19次/分，血压173/114 mmHg，慢性病容，贫血貌，神志嗜睡，对答部分切题，双侧瞳孔等大等圆直径约3 mm，对光反射均灵敏，伸舌居中，嘴角左侧歪斜，四肢肌力5级，右手第四指夹板固定，右侧膝关节触痛，颈软，脑膜刺激征阴性，双侧病理征阴性。右下腹腹透管固定稳妥，导管出口未见渗血渗液，全腹软，无压痛、反跳痛及肌紧张，肝脾肋下未及，肝肾区无叩痛，双下肢轻度水肿。

### （三）辅助检查

血红蛋白106 g/L，白细胞计数4.01×10⁹/L，血小板计数95×10⁹/L，血生化：总蛋白46.2 g/L，白蛋白25.6 g/L，肌酐1499 μmol/L，估算肾小球滤过率2.87 ml/（min·1.73 m²），葡萄糖4.17 mmol/L，甘油三酯0.51 mmol/L，钾5.32 mmol/L，钙2.12 mmol/L，无机磷2.45 mmol/L，总胆红素4.7 umol/L，直接胆红素1.7 umol/L，间接胆红素3.0 umol/L，肌红蛋白357.60 ng/ml，肌钙蛋白-T 70.4 ng/L，B型钠尿肽前体＞35 000 ng/L，凝血常规：凝血酶原时间10.4秒，国际标准化比值0.93，活化部分凝血活酶时间27.4秒，凝血酶时间16.4秒，纤维蛋白原4.16 g/L。床旁血气分析：钠 133.4 mmol/L，阴离子间隙10.5 mmol/L，血红蛋白总浓度 119.6 g/L，红细胞压积计算值35.9%，还原血红蛋白0.6%，钙离子1.090 mmol/L，氧合血红蛋白浓度

97.6%，氧饱和度99.4%，氧分压130.4 mmHg，胆红素 ＜51.270 umol/L。

CT头部普通扫描：右侧额顶枕颞部头皮软组织肿胀，相应颅骨内板下硬膜下/外血肿形成，最厚约1.5 cm，故诊断创伤硬膜下出血，住院期间头部CT检查结果变化如下（见表7-7-1）：

表 7-7-1 头部普通 CT 检查情况

| 检查日期 | 头部普通CT检查情况 |
|---|---|
| 2022年2年6月 | 右侧额顶枕颞部头皮软组织肿胀，相应颅骨内板下硬膜下/外血肿形成，最厚约1.5 cm，邻近脑实质稍肿胀，右侧侧脑室稍受压变扁，颅内少许蛛血待排，中线结构未见偏移 |
| 2022年2月8日 | 右侧额顶枕颞部头皮软组织肿胀稍减轻，相应颅骨内板下硬膜下/外血肿稍缩小，最厚约1.2 cm |
| 2022年2月10日 | 右侧额顶枕颞部头皮软组织肿胀稍减轻，相应颅骨内板下硬膜下/外血肿可疑增多，最厚约1.4 cm |
| 2022年2月11日 | 右侧额顶枕颞部头皮软组织肿胀稍减轻，相应颅骨内板下硬膜下/外血肿稍增大，最厚约1.3 cm |
| 2022年2月14日 | 右侧额顶枕颞部头皮软组织肿胀稍减轻，相应颅骨内板下硬膜下/外血肿稍增大，最厚约1.3 cm |

### （四）治疗方法及转归

入院后完善相关检查，予以心电监护仪。在治疗期间，患者营养差，血压波动在167～198/96～123 mmHg，血钾5.71 mmol/L，肌酐1 514.00 μmol/L，B型钠尿肽前体出现危机值＞35 000 ng/L，予以补液、营养支持、盐酸乌拉地尔注射液降压、降钾、透析等对症处理。在入院第三天患者间断抽搐，血氧饱和度进行性下降，予以面罩吸氧及德巴金镇静治疗，保持呼吸道通畅，患者好转。复查CT，对患者的出血部位、出血量及水肿情况进行观察，治疗方式采取保守治疗为主，密切观察患者的病情变化。

目前考虑患者创伤性硬膜下出血，出现嗜睡状态，四肢肌力5级，右手第四指夹板固定，无法行CAPD，综合血透插管、CRRT相关风险及费用贵等问题，遵医嘱予改为APD治疗。治疗方案：青山1.5%腹膜透析液4 000 ml+青山2.5%腹膜透析液6 000 ml，采用CCPD，共治疗5个循环，每次循环剂量1 500 ml，每次循环120分钟，最末留腹1 800 ml，留腹4~6小时引流出来，平均每日超滤量800~1 000 ml，持续床旁APD治疗顺利。

数天后患者生命体征平稳，意识清醒，未见呕吐、四肢抽搐症状。复查CT结果未见明显差异，颅内外征象未见明显变化，病情平稳，予以出院，院外继续规律透析及康复治疗。

## 二、护理思考

问题1：如何高效预防尿毒症透析患者发生脑出血？

问题2：透析患者发生脑出血后如何护理？

问题3：透析患者发生脑出血后是否应该选择手术以及采用哪种手术方式？

问题4：透析患者发生脑出血后的透析方式如何选择？

## 三、护理要点

### （一）预防腹膜透析患者发生脑出血的护理

1.控制血压

高血压是目前预防脑出血最重要的可干预因素。控制高血压的有效方法是调整生活方式、调整饮食结构、养成良好的作息时间、进行适量运动、按时服药、定期监测血压。如果出现头痛、头晕等情况，要及时进行治疗。

### 2.预防便秘

大便干燥，排便用力致使腹压和颅内压上升，容易使脆弱的小血管破裂而引发脑溢血。预防便秘，宜多吃一些富含纤维素的食物，如青菜、芹菜及水果；适当地运动，促进肠蠕动，晨起可以做腹部按摩或用一些帮助排便的药物，可有效防治便秘。

### 3.生活方式

在生活中避免摔伤、预防跌倒，适当做一些力所能及的劳动，但不能过于劳累。保持乐观情绪，避免激动，注意天气变化，注意保暖，使身体适应气候变化，根据自己的健康状况进行一些适应的体育锻炼，促进血液循环，经常动动左手，减轻大脑负担，锻炼大脑的协调能力，密切关注自己身体的变化。

### 4.充分透析

透析患者保证每次完成设定的透析时间及每周的透析计划，注意饮食方面的调控，控制透析期间容量的增长，定期对心血管、贫血、钙磷和骨代谢等尿毒症合并症进行评估；针对相关危险因素，应加以重视、管理和调控，以便提前做好有目的预防，后期有效改善预后状况。

## （二）脑出血的常规护理

### 1.常规监测

严密观察患者的生命体征，准确记录24小时出入量（小便、超滤、输液量），观察患者进行药物后的效果，了解患者的瞳孔变化和意识状态。

### 2.体位与休息

绝对卧床休息，避免移动患者的头部，避免突然用力或情绪激动对患者产生不利影响，安置气垫床，预防压疮，保证患者的口腔卫生，保持室内空气流通，条件允许安排患者于单人房间，保证充足的休息。

### 3.抽搐发作时的护理

当患者出现全身强直，牙关紧闭时，应立即将头偏向一侧，保证呼吸道通畅，清除口、鼻、咽喉分泌物与呕吐物，将患者周围物体清空，床档处放置软枕，防止患者在剧烈抽搐时与周围硬物碰撞致伤，在抽搐时切记不能喂药、食物及水，避免误吸。

4.特殊药物治疗的护理

患者使用降压药时，应观察血压、心率的变化；使用镇静药物的时候，观察呼吸的变化；使用甘露醇时应在短时间内输注完毕，观察尿量及超滤量，同时监测电解质，有异常及时报告医生进行处理。

## （三）透析患者发生脑出血后的治疗方式

### 1.保守治疗

脑出血的治疗可以根据患者病情而定，如果出血量不是很大，出血位置不是很严重，可以选择保守治疗。尿毒症患者凝血功能差，手术治疗会影响脑出血治疗的效果。根据相关文献、经验发现，手术过程中渗血多，止血相对困难，术后容易发生脑肿胀，会增加术后再出血的风险，应根据病情进行评估采取保守治疗，制定个体化的治疗方案，在医生的指导下进行药物和透析治疗。

### 2.手术治疗

手术作为脑出血治疗的主要手段，手术治疗方式包括立体定向血肿穿刺引流、侧脑室外引流以及开颅血肿清除，但关于尿毒症透析脑出血手术治疗方式少见，且病例少，尚不能明确哪种方式治疗效果更好。因此，治疗时应该严格控制手术指征，如病情允许，尽量选择微创手术。

目前，尿毒症透析脑出血患者是否应该选择手术治疗以及使用何种手术方式仍有很大的争议。大部分研究中脑出血手术治疗后病死率、致残率与非手术治疗患者类似。

## （四）透析方式的比较

### 1.APD

脑出血后患者病情相对危重，应尽量减少搬动，常需要在床边接受治疗。临床常用床边腹膜透析治疗和CRRT治疗，当患者出现神经病变、意识障碍无换液操作条件时，APD治疗优势尤为突出，APD有设备简单、减少医护人力成本、无须抗凝等优点，其治疗费用低廉，安全性高，治疗方案随时可以调整，能连续缓慢地清除毒素及炎性介质，减轻全身的炎性反应，避免诱发和加重脑水肿，对抢救危重患者有独特的优势。该方法全程自动化，能保障患者顺利进行透析治疗。

### 2.CRRT

透析是尿毒症患者的救命治疗，透析过程中需使用抗凝剂，会增加出血的风险，导致脑血流速度和氧饱和度降低。CRRT透析为了避免增加出血的风险，多采用无肝素治疗方法，但在治疗过程中需加上止血药物，往往出现滤器管路严重凝血，频繁更换滤器管路又增加治疗费用，给患者带来了严重的经济负担。

在两种方式治疗疗效及预后无差别的情况下，需要关注的是两者治疗的费用问题。印度学者George J等研究报道，比较CRRT与连续性APD治疗患者死亡率、溶质和溶液清除率和成本效益，结果显示，两种治疗模式疗效相当，预后差别微小，但连续性腹膜透析治疗成本明显更低。

## 四、小结

脑血管疾病为透析患者第三位死亡主要原因，其中尿毒症合并脑出血病死率最高，在生活中应正确预防脑出血发生的风险，以延长腹膜透析患者的生存期。一旦发生脑出血应立即对症治疗，手术是脑出血的主要治疗手段，而手术治疗术后可能发生严重的并发症，在临床上治疗困难，预后差，治疗上应该控制手术指针或选择合理的手术方式。透析对改善患者预后至关重要，在透析方式上，APD优势明显，可以节约治疗费用，而且技术设备相对简单，可灵活调整治疗处方，以改善超滤量和清除尿毒症毒素，是一种安全有效的治疗方法，值得临床上推广运用。

（何学勤　马登艳）

第八章

# 自动化腹膜透析在血友病患者中的应用

　　血友病（hemophilia）是一种发病率为万分之一的X—性连锁的先天性出血性疾病，是由于凝血因子基因突变而导致相关的凝血因子Ⅷ（FVⅢ）（血友病A）或者因子Ⅸ（FIX）（血友病B）缺乏而引起的。近年研究显示，血友病患者肾脏疾病的发生率有上升趋势，急性肾病和慢性肾病的发生率分别为3.4‰和4.7‰，但发展为肾衰竭尿毒症期的患者仍较为少见。高血压、糖尿病、老年、HIV或HCV感染、肾毒性药物使用和肾出血是血友病引起肾损害的主要原因和危险因素。目前腹膜透析和HD是治疗尿毒症的两大主要治疗方式，血液透析可能会显著增加已经有出血风险的血友病患者的进一步出血风险，在没有凝血障碍的普通患者中，插入腹膜导管很少有出血并发症。随着腹膜透析技术的发展，APD机替代人工透析，能在睡眠中完成治疗。自动化腹膜透析全程自动化，减少了人工操作的时间，能保障患者顺利进行日间的正常生活及工作，更好地回归社会。

## 一、案例分享

### （一）病例资料

患者，男，62岁，因"发现肾功能异常5年余，恶心、呕吐1月"入院。5年前患者在当地医院检查发现血肌酐约300 μmol/L，具体诊治不详，1月前患者出现恶心、呕吐，至外院就诊。查血肌酐升至700 μmol/l，遂行股静脉管临时置管，行无肝素透析1次，因1小时内三次堵管遂下机停透，并出现四肢抽搐、双眼上翻、咬舌症状，遂来笔者所在医院急诊。急诊予枸橼酸抗凝行血液透析2次后收入病房。诊断"慢性肾功能不全、CKD5期、肾性贫血、C型血友病（XI因子缺乏）"。

### （二）入院查体

患者体温36.5℃，脉搏81次/分，呼吸20次/分，血压106/72 mmHg，神志清楚，贫血貌，全身皮肤黏膜无明显出血点，心肺查体未见明显异常，双下肢轻度凹陷性水肿，右侧股静脉置管导管固定稳妥，未见渗血渗液。

### （三）实验室检查

白细胞$6.7 \times 10^9$/L，红细胞$3.1 \times 10^{12}$/L，血红蛋白98 g/L，血小板$284 \times 10^9$/L，活化部分凝血活酶时间68秒，纤维蛋白原4.69 g/L，凝血因子Ⅷ活性测定219.00%；凝血因子Ⅸ活性测定177.00%；血浆凝血因子Ⅺ活性测定12.00%。腹部普通彩超：双肾缩小、实质损害声像图；左肾囊肿。常规超声心动图：左房稍大二尖瓣反流（轻度）左室收缩功能测值正常。颈动脉彩超：双侧颈动脉粥样硬化斑。CT冠状动脉钙化积分普通扫描平扫：左前降支、左旋支见钙化灶，左主干、右冠状动脉未见确切钙化灶。CT胸部普通扫描：双肺散在小肺大泡，主动脉及左冠状动脉钙化，扫及腹腔积液。

## （四）既往史

5年前患者在当地医院被诊断为"血友病"，具体不详。2年前因"胃溃疡，消化道出血"在外院行"胃大部分切除"手术，术后愈合好，无上腹痛。有"肾结石"病史，具体不详。

## （五）治疗方法及转归

患者入院后为血友病，建议行腹膜透析，给予输注新鲜冰冻血浆，并在多科联合会诊后于2018年11月27日行腹腔镜下腹膜透析置管术，术前术后共输注血浆1 150 ml，术中及术后无明显出血，过程顺利，好转出院，出院后长期居家行APD治疗。治疗方案：青山利康1.5%腹膜透析液6 000 ml，采用TPD，共治疗4个循环，首次剂量1 200 ml，余下每次1 000 ml，每次循环120分钟，最末留腹1 000 ml，留腹4小时引流出来，平均每日超滤量200～300 ml。患者规律随访，透析至今未发生腹膜透析相关性出血。

## 二、护理思考

问题1：血友病患者肾脏替代治疗方式如何选择？
问题2：如何高效护理腹膜透析置管的血友病患者？
问题3：血友病患者选择APD的优势有哪些？
问题4：血友病患者行APD治疗的关注要点有哪些？

## 三、护理要点

## （一）血友病患者透析方式的选择

血友病合并尿毒症需要肾脏替代治疗是比较罕见的。尿毒症本身引起的凝血障碍会增加血友病患者的出血风险。目前已有文献报道了腹膜透析、血液透析和肾移植的成功案例，三种治疗方式各有优缺点：

Bajo MA等认为腹膜透析是血友病合并尿毒症患者首选的治疗方式，因为腹膜透析出血风险低且治疗后不需要常规输注凝血因子，相对安全，并且治疗可以在家里进行，随着腹膜透析技术的发展，用APD机替代人工，全程自动化治疗，减少了手工操作的时间及感染的风险，逐渐被人青睐。但对于特殊的伴有肝硬化、腹水的患者可能会出现感染、腹腔出血等，需要根据个体情况综合评估。

既往已有血友病患者进行HD治疗的报道，但血液透析考虑动静脉造瘘、反复血管穿刺增加出血风险，并且每次治疗后需补充凝血因子，增加严重的经济负担，其优势在于治疗在医院内进行，方便管理。

肾移植是尿毒症患者恢复健康的最好的替代治疗方法，但是肾源的限制及术后面临的内脏出血，特别是膀胱大出血，易造成术后严重的并发症，存在一定的高风险。

对于血友病合并尿毒症的患者，关于替代治疗方式的选择仍存在争议，要选择安全的肾脏替代治疗方式，并且严格控制血压，防止脑出血等严重并发症。

## （二）腹膜透析置管围手术期护理

1.术前护理

血友病患者因长期患病，对血友病病情已有一定了解，但对合并的肾功能衰竭疾病及替代治疗方式了解甚少，对选择的腹膜透析治疗产生紧张、焦虑、恐惧等心理。医护人员应对其进行沟通和心理疏导，通过视频、现场讲解、资料发放等多种形式向其讲解腹膜透析置管术的过程、术前注意事项、术后的处理等，加深其对血友病、慢性肾衰竭及治疗方案的认识，使患者树立信心，消除悲观消极心理，减轻对手术的恐惧，积极配合治疗。

2.术后护理

因血友病疾病特殊的原因，虽然腹膜透析置管术属于小型手术，但在置管后还是要警惕腹腔内出血，术后需严密观察伤口情况，予以无菌敷料覆盖隧道出口处及手术切口，如伤口有渗血，给予及时更换敷料，必要时予以加压止血，妥善固定导管，避免牵拉，保持大便通畅，避免床上屈膝、深蹲等动作，适当延长卧床时间，下床后嘱患者避免剧烈运动。注意咳嗽、打喷嚏、用力排便的时候，用手按压住伤口，避免腹压增大，引起出血。血友病患者需要比普通人群更加注意伤口、透析管的日常护理，避免感染，以减少出血风险。

近年来有研究认为，血友病患者行腹膜透析治疗前应进行凝血因子Ⅷ预防治疗，以减少出血可能，术后建议2周后开始腹膜透析治疗，以利于手术伤口愈合。开始间断腹膜透析治疗时，予以1.5%腹膜透析液小剂量、低速放入腹腔。嘱患者多卧床，少活动，同时注意将腹膜透析液的温度控制在37℃左右，避免过高或过低影响透析效果。腹膜透析液与患者腹腔的高度控制在60~80cm，以免高度差太大，腹腔压力过高，引起出血。透析过程中注意观察引流出的透析液颜色，在初期引流出少量粉红色透析液，根据情况继续观察，如为深红血性液体，应立即制动，绝对卧床休息，并使用较冷透析液即进即出冲洗腹腔，直至透出液颜色变淡至消失，并结合静脉用止血药与凝血因子替代治疗。本案例的血友病患者在透析初期引流出少量血色透出液，在补充凝血因子治疗后未再出现。

## （三）血友病患者选择 APD 的优势

（1）血友病患者因血液疾病长期忍受身体上的痛苦，长期腹膜透析又需要自己人工频繁操作，无菌观念难免不是很严格，导致腹膜炎的发生。血友病合并腹腔感染无疑是对患者双重打击，同时增加了治疗难度，加重疾病进展。首先，APD属于比较先进的一种透析模式，通过APD机来完成腹膜透析的全过程，通过透析机进行操作，这样就会减少手工操作的次数和频率，降低腹膜炎的发生风险，也减少了其他并发症的发生；其次APD机可以在晚上进行工作，这样就大大增加了患者白天活动的时间，让患者不再受操作时间的限制，能够较好地改善患者的生活质量。

（2）APD都是在夜间进行，患者卧位时腹腔内压力最小，更适用于因腹内压增高而产生不良影响的患者，如疝气、透析液渗漏等。疝气是腹膜透析患者最常见的并发症之一，疝气多推荐手术治疗。《血友病诊断与治疗中国专家共识（2017年版）》指出，血友病患者应尽量避免各种手术。因此APD治疗可以避免疝气的发生，同时减少血友病患者的手术率。

（3）APD容量控制和溶质清除能力强。与CAPD相比，APD治疗主要在夜间进行，夜间卧位腹内压低于坐位、立位，患者可以耐受更大的腹腔内液体容积，纳入更大容量透析液，更频繁地交换透析液，以提高水分清除，增加溶质清除率，提高患者透析充分性，而且APD治疗无需抗凝，血流动力学比较稳定，尤其适用于肾功能衰竭合并凝血功能障碍的患者。

（四）血友病患者行 APD 治疗的注意事项

（1）ANG等和Yu等认为，有组织、严谨的培训是腹膜透析家庭治疗成功的关键因素，因此，需严格要求患者掌握腹膜透析培训内容及熟练掌握APD机的上机步骤，避免出现故障以及报警和不规范操作造成感染等问题；同时在治疗过程中观察有无腹痛，以及腹透液颜色、性状、流速等，若患者出现发热、腹痛、透出液浑浊、置管周围出血等异常情况，应及时就诊复查，并遵医嘱接受相应的治疗。

（2）由于腹膜透析治疗的特殊性，腹膜透析患者营养不良是普遍存在的，并且容易出现低钾现象，这是因为在透析过程中，与CAPD相比，APD治疗时因超滤过多水分，蛋白质、钾离子的流失要多一些。蛋白丢失过多易造成腹膜炎，建议补充一些蛋白质，提高血浆蛋白，适当摄入水果、蔬菜等含钾的食物，维持血钾正常水平。

（3）APD夜间治疗时间一般为8～10小时，长时间的卧床治疗且体力活动水平降低，使患者胃肠蠕动减慢，容易导致便秘的发生，便秘易引起肛周疾病如直肠炎、肛裂等，长时间便秘易导致腹压增加，诱发腹腔出血，对于血友病患者来说可能还会引起一些心血管疾病。建议患者白天的时候多运动，多食一些粗纤维和比较消化的食物，保持大便通畅，避免便秘带来一系列的严重危害。

（4）血友病最严重的并发症为颅内出血，必须更加严格地控制血压及容量。在APD过程中，出现容量负荷过重或血压升高的时候，需要根据容量负荷的调整原则，及时调整APD处方，以满足患者的身体需求，防止脑出血等严重并发症。

## 四、小结

血友病合并慢性肾功能衰竭的病例较为少见，在肾功能替代治疗方式上选择也存在争议。相关文献报道腹膜透析是血友病合并尿毒症患者首选的治疗方式。血友病为遗传性出血性疾病，在腹膜透析治疗过程中和护理管理上增加了一定难度，在护理的各个环节中，通过多科联合协助下，为患者制定了有效的护理管理方案，以预防腹膜透析置管术及透析过程中的出血问题，让患者最终顺利完成透析治疗。在透析方式上，APD治疗方式优于CAPD治疗方式，该治疗方式在减少腹膜炎的发生、提高透析充分性、减少相关并发症、改善患者生存质量等方面都有重要的作用和意义。

（何学勤　胡晓坤）

第八篇

# 自动化腹膜透析健康管理相关资源

20世纪90年代APD机出现之后，APD技术因其具有的明显优势逐步应用于终末期肾脏病患者的临床治疗中，并得到非常快速的发展。APD的优势包括操作方便、安全，白天可不受任何约束地安排日常活动或参加力所能及的工作，使患者能够重返社会；具有远程监测功能；清除小分子溶质能力强，能提高透析效能；减少人工换液频率，降低感染风险；容易调整透析剂量，减少人工成本，节约医疗费用等。尤其是在新型冠状病毒感染疫情期间，腹膜透析体现出低感染风险的特别优势，促使我们重新思考居家治疗的特殊意义，而APD技术为居家治疗提供了远程监控的手段和方法，使居家透析更加安全和有效。

2021年12月，成都市医疗保障局关于四川省医疗保障局公布四川省第二批新增和修订"'互联网+'医疗服务价格项目试行价格和医保支付政策的通知"。根据《支持我市"'互联网+'医疗健康"发展的实施意见》（成医保办发〔2019〕34号）文件精神，提出如下贯彻意见。

（1）医疗机构应依法依规开展"互联网+"医疗服务，符合条件执行项目试行价格和医保支付政策的医疗机构，应提前向市医疗保障事务中心报备。

（2）"互联网+"医疗服务乙类项目，住院项目费用个人首先自付20%后，纳入基本医疗保险支付范围进行支付；门诊项目费用，城乡居民参保人员可由城乡居民基本医疗保险门诊统筹报销，城镇职工参保人员可使用个人账户支付。

为贯彻落实《国家医疗保障局关于完善"互联网+"医疗服务价格和医保支付政策的指导意见》（医保发〔2019〕47号）精神，进一步优化医疗资源配置，促进四川省"互联网+"医疗服务健康发展，根据《四川省医疗保障局关于完善我省"互联网+"医疗服务价格和医保支付政策的实施意见》（川医保规〔2019〕5号）、《四川省发展和改革

委员会 四川省卫生和计划生育委员会 四川省中医药管理局关于我省新增医疗服务价格项目管理有关问题的通知》（川发改价格〔2016〕136号）和《四川省劳动和社会保障厅 四川省财政厅 四川省卫生厅 四川省物价局 四川省中医药管理局关于印发〈四川省城镇职工基本医疗保险诊疗项目和医疗服务设施管理暂行办法〉的通知》（川劳社发〔2000〕11号）规定，经开展相关立项、定价程序和纳入基本医疗保险论证程序，现予公布四川省第二批新增和修订"互联网+"医疗服务价格项目（以下简称新增和修订项目）的试行价格和医保支付类别，见表8-1-1，并就相关事项通知如下：

（1）公布的5项新增和修订项目为全省公立医疗机构执行标准。

（2）患者接受"互联网+"医疗服务，按服务受邀方执行的项目价格付费，涉及邀请方、受邀方及技术支持方等多个主体或涉及同一主体不同部门的，各方自行协商确定分配关系。

（3）公立医疗机构应以患者知情同意为前提，严格执行价格公示和明码标价制度，接受社会监督。

（4）附件所列医疗服务价格项目试行期间，出现未达到预期效果、投诉纠纷较多等情况，各地医保局应及时向我局报告，我局将按规定予以调整或撤销。

（5）本通知自2021年12月30日起施行，有效期两年，该期间为附件所列医疗服务价格项目试行期，试行期满前3个月，由原申报医疗机构报送项目试行期执行情况、运行成本等资料，经我局审核评估后正式发布。

（6）凡以前规定与本通知不一致的，按本通知规定执行。执行期间如国家和我省有新规定，从其规定。

项目编号：311000041

项目名称：家庭自动腹膜透析远程监测

项目内涵：对在院外自行使用自动腹膜透析机的患者，通过远程腹膜透析数据传输系统，远程监测、收集患者灌入量、流出量、超滤量、灌注时间、留置时间及引流时间等各项数据，标注或提示异常数据，医疗机构专业医师根据不少于一周的监测数据出具分析报告、调整治疗方案。

表 8-1-1　四川省第二批新增"互联网 +"医疗服务价格项目
试行价格和医保支付类别表

| 计价单位 | 全省公立医疗机构 | | | | 说明 | 医保支付类别 |
|---|---|---|---|---|---|---|
| | 试行价格（元） | | | | | |
| | 三甲 | 三乙 | 二甲 | 二乙 | | |
| 次 | 74 | 68 | 62 | 56 | 限1周不超过1次 | 乙类 |

医务工作者应当在推广APD应用的同时，开展透析模式可及性、有效性和卫生经济学研究，为政府调整医保支付方式和医疗服务价格提供数据支持。随着医保政策的不断完善，APD应当成为肾脏替代治疗的优选方案。

腹透患者根据自身经济状况，选择不同的途径进行APD的使用。经济条件较宽裕的腹透患者可以自行购买APD机居家使用；部分经济条件较差的腹透患者，也可以通过租用的方式租用APD机居家使用。

（刘　敏　温　月）

# 第九篇

# 自动化腹膜透析患者常用评估量表

目前国内外针对腹膜透析患者的量表多种多样，本章节将列举其中简便易操作、信效度较高的量表供读者参考。

第一章

# 肾脏疾病生活质量（KDQOL-SF）量表

　　健康相关生命质量是指在疾病、意外损伤及医疗干预的影响下，测定与个人生活事件相联系的主观健康状态和个体满意度。健康状态和主观满意度是其主要内容，常用的指标是主观指标，是用于评估慢性病治疗有效性、预测疾病结局、患者生存质量和住院率的常用指标。肾脏疾病生活质量（kidney disease quality of  life short Form，KDQOL-SF）量表是一项专门针对慢性肾脏病患者的透析和健康相关生命质量评估表，该量表信效度良好，折半信度及Cronbach's α系数分别为0.744 5和0.919 8，效度0.70。KDQOL-SF™量表涉及面广，包括了针对患者的症状、疾病对生活的影响、给生活带来的负担、患者的工作、认知、社交、性功能、睡眠、社会支持、满意度及医患之间的联系多个评估角度，原始分数被线性转换到0~100的范围内（部分项目反向计分），评估结果得分越高，表示患者生活质量越好。下面是KDQOL-SF生存质量评估量表的各个条目及评分方法。

## 一、量表具体内容

### KDQOL-SF 生存质量评估量表

1.你认为你的总体健康状况如何：（只选择一个最能反映你健康状态的选项）

| 极好 | 很好 | 好 | 一般 | 差 |
|------|------|-----|------|-----|
| 1 | 2 | 3 | 4 | 5 |

2.和一年前相比较，你认为你目前总体的健康状况怎么样？

| 好很多 | 好一些 | 差不多 | 差一些 | 差很多 |
|--------|--------|--------|--------|--------|
| 1 | 2 | 3 | 4 | 5 |

3.以你目前的健康状况，你在进行以下这些你平时有可能进行的活动时，有没有受到限制?如果受限的话，程度如何？（每行只勾选一个）

|  | 有很大限制 | 有一点限制 | 完全没有限制 |
|---|------|------|------|
| a.高强度的活动，如可以跑步，提重物，或参加剧烈的体育活动 | 1 | 2 | 3 |
| b.中等强度的活动，如可以搬桌子，使用吸尘器清洁地面，玩保龄球或打太极拳 | 1 | 2 | 3 |
| c.提起或携带蔬菜、食品或杂货 | 1 | 2 | 3 |
| d.上几层楼梯 | 1 | 2 | 3 |
| e.上一层楼梯 | 1 | 2 | 3 |
| f.跪下，弯腰，或俯身 | 1 | 2 | 3 |
| g.步行十条街以上（1 000米） | 1 | 2 | 3 |
| h.步行几条街（几百米） | 1 | 2 | 3 |
| i.步行一条街（100米） | 1 | 2 | 3 |
| j.自己洗澡或穿衣服 | 1 | 2 | 3 |

4.在过去的四周时间里，你在日常生活活动或工作时，有没有因为身体健康因素而面临下列问题

|  | 会 | 不会 |
|---|---|---|
| a.减少了日常生活活动时间或工作时间 | 1 | 2 |
| b.实际做完的少于预期想做的 | 1 | 2 |
| c.日常生活活动种类或工作种类受到限制 | 1 | 2 |
| d.进行日常生活活动或工作时感觉困难 | 1 | 2 |

（比如觉得更为吃力）

5.在过去的四周时间里，你在日常生活活动或工作时，会由于情绪问题因素（比如感到沮丧或焦虑），而面临下列的问题吗？

|  | 会 | 不会 |
|---|---|---|
| a.减少了日常生活活动时间或工作时间 | 1 | 2 |
| b.实际做完的少于预期想做的 | 1 | 2 |
| c.进行日常生活活动或工作时，不如往常细心了 | 1 | 2 |

6.在过去四个星期里，你的身体健康问题或者情绪问题是否妨碍你与家人、朋友、邻居或社团进行日常社交活动?如果有妨碍，程度多大?

| 毫无妨碍 | 有一些妨碍 | 有较大妨碍 | 有极大妨碍 |
|---|---|---|---|
| 1 | 2 | 3 | 4 |

7.在过去的四周时间里，你的身体会不会感觉到疼痛?如果感觉疼痛的话，疼痛到什么程度?

| 完全没有 | 很轻 | 微轻 | 微有一些 | 剧烈 | 非常剧烈 |
|---|---|---|---|---|---|
| 1 | 2 | 3 | 4 | 5 | 6 |

8.在过去的四周时间里，在进行工作和家务劳动时，你身体上的疼痛影响程度有多大?

毫无影响　有很少影响　有一些影响　有较大影响　有极大影响

　　1　　　　　2　　　　　　3　　　　　　4　　　　　　5

　　9.针对下列有关你的感觉和其他情况的问题，回想在过去的四周时间里，有多少时间……（请选择一个最符合你真实状态的选项）

|  | 常常<br>如此 | 大部分<br>时间 | 相当多<br>时间 | 有时 | 偶尔 | 从来<br>没有 |
|---|---|---|---|---|---|---|
| a.你觉得充满活力？ | 1 | 2 | 3 | 4 | 5 | 6 |
| b.你觉得精神非常紧张？ | 1 | 2 | 3 | 4 | 5 | 6 |
| c.你觉得情绪低落，以至于<br>　没有任何事能使你高兴起来？ | 1 | 2 | 3 | 4 | 5 | 6 |
| d.你感到心平气和？ | 1 | 2 | 3 | 4 | 5 | 6 |
| e.你感到精力充足？ | 1 | 2 | 3 | 4 | 5 | 6 |
| f.你觉得心情不好，闷闷不乐？ | 1 | 2 | 3 | 4 | 5 | 6 |
| g.你感到筋疲力尽？ | 1 | 2 | 3 | 4 | 5 | 6 |
| h.你是个快乐的人？ | 1 | 2 | 3 | 4 | 5 | 6 |
| i.你觉得疲倦？ | 1 | 2 | 3 | 4 | 5 | 6 |

　　10.在过去四周时间里，由于你的身体健康或情绪问题妨碍你的社交活动（比如探亲、访友等）的时间有多长？

| 常常有<br>妨碍 | 大部分时间<br>有妨碍 | 有时有<br>妨碍 | 偶尔有<br>妨碍 | 完全没有<br>妨碍 |
|---|---|---|---|---|
| 1 | 2 | 3 | 4 | 5 |

　　11.如果用下列的句子来形容你，你认为最能反映你状态的是哪个程度选项？

|  | 肯定<br>对 | 大致<br>对 | 不知<br>道 | 大致<br>不对 | 肯定<br>不对 |
|---|---|---|---|---|---|
| a.你好像比别人更容易生气 | 1 | 2 | 3 | 4 | 5 |

| | | | | | |
|---|---|---|---|---|---|
| b.你像其他人一样健康 | 1 | 2 | 3 | 4 | 5 |
| c.你觉得自己的身体状况<br>会越来越坏 | 1 | 2 | 3 | 4 | 5 |
| d.你的健康状况是极好的 | 1 | 2 | 3 | 4 | 5 |

12.在下列选项中，选择一个最能正确地反映你自身状况的答案。

| | 肯定<br>对 | 大致<br>对 | 不知<br>道 | 大致<br>不对 | 肯定<br>不对 |
|---|---|---|---|---|---|
| a.肾脏病对我生活的影响极 | 1 | 2 | 3 | 4 | 5 |
| b.我需要用大部分的时间来<br>处理肾脏病 | 1 | 2 | 3 | 4 | 5 |
| c.应付肾病使我感到沮丧 | 1 | 2 | 3 | 4 | 5 |
| d.我觉得自己是家人的负担 | 1 | 2 | 3 | 4 | 5 |

13.针对下列有关你的感觉和其他情况的问题，回想在过去的四周时间里，有多少时间……（请选择一个最符合你真实状态的选项）

| | 从未<br>如此 | 偶尔<br>如此 | 有时<br>如此 | 相当多<br>时间 | 大部分<br>时间 | 常常<br>如此 |
|---|---|---|---|---|---|---|
| a.与周围的人疏远 | 1 | 2 | 3 | 4 | 5 | 6 |
| b.对他人讲的话，或者所<br>发生的事反应迟缓？ | 1 | 2 | 3 | 4 | 5 | 6 |
| c.性格急躁，向周围的人<br>发脾气？ | 1 | 2 | 3 | 4 | 5 | 6 |
| d.难以集中注意力，或者思考问题？ | 1 | 2 | 3 | 4 | 5 | 6 |
| e.与人相处愉快吗？ | 1 | 2 | 3 | 4 | 5 | 6 |
| f.感到混乱及迷惘吗？ | 1 | 2 | 3 | 4 | 5 | 6 |

14.在过去四个星期，以下情况对你有大程度的困扰？

| | 毫无困扰 | 轻微困扰 | 中度困扰 | 极度困扰 | 严重困扰 |
|---|---|---|---|---|---|
| a.肌肉痛？ | 1 | 2 | 3 | 4 | 5 |
| b.胸口痛？ | 1 | 2 | 3 | 4 | 5 |
| c.抽筋？ | 1 | 2 | 3 | 4 | 5 |
| d.皮肤痕痒 | 1 | 2 | 3 | 4 | 5 |
| e.皮肤干燥？ | 1 | 2 | 3 | 4 | 5 |
| f.气促？ | 1 | 2 | 3 | 4 | 5 |
| g.头昏眼花？ | 1 | 2 | 3 | 4 | 5 |
| h.无胃口？ | 1 | 2 | 3 | 4 | 5 |
| i.非常疲倦？ | 1 | 2 | 3 | 4 | 5 |
| j.手脚麻痹？ | 1 | 2 | 3 | 4 | 5 |
| k.作呕或胃部不适？ | 1 | 2 | 3 | 4 | 5 |
| l.导管出口发生问题？ | 1 | 2 | 3 | 4 | 5 |

15.由于患有肾脏疾病，有些患者的日常生活因而受困扰，而有些患者则不受影响，肾脏病对你的生活有多大影响呢？

| | 毫无困扰 | 轻微困扰 | 中度困扰 | 极度困扰 | 严重困扰 |
|---|---|---|---|---|---|
| a.限制饮水？ | 1 | 2 | 3 | 4 | 5 |
| b.进食限制？ | 1 | 2 | 3 | 4 | 5 |
| c.家务劳动能力？ | 1 | 2 | 3 | 4 | 5 |
| d.旅行能力？ | 1 | 2 | 3 | 4 | 5 |
| e.依赖医疗人员？ | 1 | 2 | 3 | 4 | 5 |
| f.因肾病而感到精神 压力及忧虑？ | 1 | 2 | 3 | 4 | 5 |
| g.性生活？ | 1 | 2 | 3 | 4 | 5 |
| h.外表？ | 1 | 2 | 3 | 4 | 5 |

16.这个问题涉及隐私，是关于你性生活的，但是你所提供的真实数据，可以帮助我们更进一步了解肾脏疾病对你正常生活的影响。

过去的四周时间里，你有过性行为吗?（请选择一个数字）

1无→请跳到17题

| 2有→ | 毫无困扰 | 轻微困扰 | 中度困扰 | 极多困扰 | 严重困扰 |
|---|---|---|---|---|---|
| a.享受性生活? | 1 | 2 | 3 | 4 | 5 |
| b.引起性欲? | 1 | 2 | 3 | 4 | 5 |

17.以下是睡眠分级评估，由0~10分分级，即由"差"到"好"分级。

请用这0到10分的分级程度来表示你整体的睡眠质量。（只选择一个）

| 非常差 | | | | | | | | | | 非常好 |
|---|---|---|---|---|---|---|---|---|---|---|
| 0 | 1 | 2 | 3 | 4 | 5 | 6 | 7 | 8 | 9 | 10 |

18.在过去的四周时间里有多少时间

| | 从未如此 | 偶尔如此 | 有时如此 | 相当多时间 | 大部分时间 | 常常如此 |
|---|---|---|---|---|---|---|
| a.半夜醒后，难以入睡? | 1 | 2 | 3 | 4 | 5 | 6 |
| b.有充足睡眠? | 1 | 2 | 3 | 4 | 5 | 6 |
| c.日间昏昏欲睡? | 1 | 2 | 3 | 4 | 5 | 6 |

19.关于你的家人和朋友，你是否满意

| | 非常不满意 | 不太满意 | 满意 | 非常满意 |
|---|---|---|---|---|
| a.你有足够时间与家人和朋友相处? | 1 | 2 | 3 | 4 |
| b.家人和朋友给予你的支持? | 1 | 2 | 3 | 4 |

20.在过去的四周时间里，你是否进行了带有薪资的工作?

| | 是 | 否 |
|---|---|---|
| | 1 | 2 |

21.你的健康状况，是否妨碍你继续进行带有薪资的工作？

　　是　　否

　　　1　　2

22.整体来说，你如何评估自己的健康？

极差（和死差不多或　　　　　　不好　　　　　　　　　　绝对

比死更差）　　　　　　　　　　不坏　　　　　　　　　　健康

　0　　1　　2　　3　　4　　5　　6　　7　　8　　9　　10

23.请回忆你在接受肾脏疾病相关治疗的过程中。你是否满意医护人员对的态度和关心？

　　　　很差　　差　　一般　　好　　很好　　极好　　最好

　　　　 1　　　2　　　3　　　4　　　5　　　6　　　7

24.请在下列各项中，选择一个最贴近你自身状态的答案。

|  | 肯定对 | 大致对 | 不知道 | 大致不对 | 肯定不对 |
|---|---|---|---|---|---|
| a.医生和护士鼓励我尽量独立 | 1 | 2 | 3 | 4 | 5 |
| b.医生和护士支持我面对肾病 | 1 | 2 | 3 | 4 | 5 |

## 二、KDQOL-SF计算方法

注：第17题和第22题将答案的编号乘以10，即为所得的转换分值。第23题的答案范围为1~7，将100除以6，为每个分值之间的差值，1转换为0分，7转换为100分，其余5个数值按照100除以6的差值递增作为转换分值。第16题答案如为无，那么此题的分值按缺失值处理。

| 问题 | 编号 | 选项附分 |
|---|---|---|
| 4a-d，5a-c，21 | 1 | 0 |
|  | 2 | 100 |

| 3a–j | 1 | 0 |
| :-- | :-: | :-: |
| | 2 | 50 |
| | 3 | 100 |
| 19a–b | 1 | 0 |
| | 2 | 33.33 |
| | 3 | 66.66 |
| | 4 | 100 |
| 10，11a、c，12a–d | 1 | 0 |
| | 2 | 25 |
| | 3 | 50 |
| | 4 | 75 |
| | 5 | 100 |
| 9b、c、f、g、i，13e，18b | 1 | 0 |
| | 2 | 20 |
| | 3 | 40 |
| | 4 | 60 |
| | 5 | 80 |
| | 6 | 100 |
| 20 | 1 | 100 |
| | 2 | 0 |
| 1.2，6.8.11b、d，14a–1，15a–h，16a–b，24a–b | 1 | 100 |
| | 2 | 75 |
| | 3 | 50 |
| | 4 | 25 |
| | 5 | 0 |

7，9a、d、e、h，
13a–d、f，18a、c

| 1 | 100 |
| 2 | 80 |
| 3 | 60 |
| 4 | 40 |
| 5 | 20 |
| 6 | 0 |

# 汉密尔顿焦虑抑郁量表

7项广泛性焦虑障碍量表（GeneralizedAnxiexyDisorde-7，GAD-7）由Spizer等编制。该量表为自评量表，信效度良好，灵敏度83.8%，特异度93.4%，题量少，语言通俗，所需时间短，易于操作。量表共7个条目，每条目0~3分，总分<5分为正常，5~9分表示被评估者可能有轻度焦虑，10~14分表示可能有中度焦虑，≥15分表示可能有重度焦虑。在用KDQOL-SF对患者进行初步评估后，针对有焦虑倾向的患者再使用GAD-7进行进一步的评估确认。下面是GAD-7量表。

## 7 项广泛性焦虑障碍量表

指导语：请选择最符合您2周内的情绪的答案。

| 项目 | 完全不会 | 几天 | 一半以上的日子 | 几乎每天 |
|---|---|---|---|---|
| 1.感觉紧张，焦虑或急切 | 0 | 1 | 2 | 3 |
| 2.不能够停止或控制担忧 | 0 | 1 | 2 | 3 |
| 3.对各种各样的事情担忧过多 | 0 | 1 | 2 | 3 |

| | | | |
|---|---|---|---|
| 4.很难放松下来 | 0 | 1 | 2 | 3 |
| 5.由于不安而无法静坐 | 0 | 1 | 2 | 3 |
| 6.变得容易烦恼或急躁 | 0 | 1 | 2 | 3 |
| 7.感到似乎将有可怕的事情发生而害怕 | 0 | 1 | 2 | 3 |

第三章
# 慢病自我效能量表

　　自我效能是指个体对自己是否有能力去实施某一行为的期望，是人们对自我能力的认知与评价。该量表由美国斯坦福大学慢性疾病教育研究中心研制，共6个条目，症状管理和疾病共性自我管理2个维度。每个条目均采用1～10级评分法，1分表示完全没有信心，10分表示完全有信心。自我效能得分为各条目平均分，分值越高，表明自我效能水平越高。具有较好的信度和效度，Cronbach's α 系数为0.91。研究显示，自我效能越高的慢性肾脏病患者，转归得越好，自我效能与患者知识、信念、行为关系密切。下面是慢病自我效能量表。

慢性病自我效能量表

　　1.由于您的疾病所引起的疲劳会妨碍您做自己想做的事，您对控制这种疲劳的信心有多大？

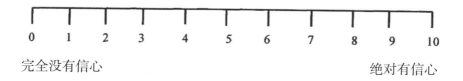

完全没有信心　　　　　　　　　　　　　　　　　　绝对有信心

2.由于您的疾病所引起的身体不适或疼痛会妨碍您做自己想做的事，您对控制这种身体不适或疼痛的信心有多大？

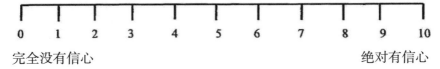

完全没有信心                                        绝对有信心

3.由于您的疾病所引起的情绪压抑会妨碍您做自己想做的事，您对控制这种情绪压抑的信心有多大？

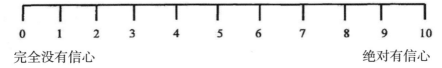

完全没有信心                                        绝对有信心

4.您的任何症状或健康问题会妨碍您做自己想做的事，您对控制这些症状或健康问题的信心有多大？

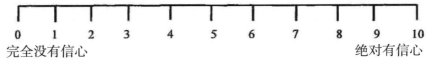

完全没有信心                                        绝对有信心

5.为了减少去看医生的次数可以采取一定的自我保健行为，您对采取这些自我保健行为的信心有多大？

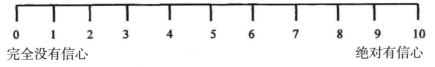

完全没有信心                                        绝对有信心

6.为了减轻疾病给您日常生活所带来的影响，除了使用药物治疗外还可以做一些其他的事，您对此有多大的信心？

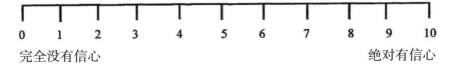

完全没有信心                                        绝对有信心

# 第四章

# Herth希望水平量表

　　在评估患者的过程中，我们常常关注了患者的焦虑状态、抑郁状态等，而不注重患者积极的心理状态，Herth希望水平量表则是一个评估患者积极心理状态的工具。该量表由Herth等人编制，是简易的自评量表。该量表共12个题目，3个维度：对现实和未来的积极态度、采取积极的行动、与他人保持亲密关系，每个条目1~4分，分数越高表示被评估对象的希望水平越好。该量表信效度良好，Cronbach α 系数为0.85。研究显示希望水平直接影响患者自我效能和自我管理，希望水平越高，自我效能越高，自我管理水平越高。下面是Herth希望水平量表。

Herth 希望水平量表

下面是一些您可能有的想法，请根据您一个月内的具体情况，在最符合实际情况的描述下中打"√"。

| | 几乎没有<br>或少有<br>1分 | 少有<br><br>2分 | 常有<br><br>3分 | 几乎<br>一直有<br>4分 |
|---|---|---|---|---|
| 1.我对生活有积极的期望 | | | | |
| 2.我自己规划了长期目标，或/和<br>　制定了短期目标 | | | | |
| 3.我觉得自己是孤独的 | | | | |
| 4.在困难中我能看到希望 | | | | |
| 5.我有信心找到使我自己舒服的办法 | | | | |
| 6.我对未来感到害怕 | | | | |
| 7.我常常会回忆以往的快乐时光 | | | | |
| 8.我感到有一股内在力量在支撑着我 | | | | |
| 9.我能够关爱他人，也愿意接受他人善意的爱 | | | | |
| 10.我的人生是有方向的 | | | | |
| 11.我相信每一天都是有潜力可供我挖掘的 | | | | |
| 12.我觉得我的生命是有价值的 | | | | |

第五章
# 匹兹堡睡眠指数量表

匹兹堡睡眠指数量表由Buysse等人编制。该量表适用于睡眠障碍患者、精神障碍患者评价睡眠质量，同时也适用于一般人睡眠质量的评估。Cronbach's α系数为0.82～0.83，共有18个计分条目，分为7个项目：主观睡眠质量、睡眠潜伏期、睡眠时间、习惯睡眠效率、睡眠紊乱叠加问题、睡眠药物使用、日间功能紊乱。每个项目0～3分，总分为0～21分，得分越高表示被评估者睡眠质量越差。通常＞7表示被评估者存在睡眠障碍，≤7分表示睡眠正常。下面是匹兹堡睡眠指数量表。

### 匹兹堡睡眠指数（PSQI）量表

| 项目 | 评分 | | | |
|---|---|---|---|---|
| | 0分 | 1分 | 2分 | 3分 |
| 近1个月，晚上上床睡觉通常在_____点钟 | | | | |
| 近1个月，从上床到入睡通常需要____分钟 | ≤15分钟 | 6～30分钟 | 31～60分钟 | ≥60分钟 |
| 近1个月，通常早上____点起床 | | | | |
| 近1个月，每夜通常实际睡眠____小时（不等于卧床时间） | | | | |

近1个月，因下列情况影响睡眠而烦恼

a.入睡困难（30分钟内　　无　　<1次/周　　1~2次/周　　≥3次/周
　　不能入睡）

b.夜间易醒或早醒　　　　无　　<1次/周　　1~2次/周　　≥3次/周

c.夜间去厕所　　　　　　无　　<1次/周　　1~2次/周　　≥3次/周

d.呼吸不畅　　　　　　　无　　<1次/周　　1~2次/周　　≥3次/周

e.咳嗽或鼾声高　　　　　无　　<1次/周　　1~2次/周　　≥3次/周

f.感觉冷　　　　　　　　无　　<1次/周　　1~2次/周　　≥3次/周

g. 感觉热　　　　　　　　无　　<1次/周　　1~2次/周　　≥3次/周

h. 做噩梦　　　　　　　　无　　<1次/周　　1~2次/周　　≥3次/周

i.疼痛不适　　　　　　　无　　<1次/周　　1~2次/周　　≥3次/周

j.其他影响睡眠的事情

如有，请说明：＿＿＿＿＿＿＿＿＿＿＿＿＿＿

近1个月，总的来说，您

认为您的睡眠质量：　　　　很好　　较好　　较差　　　　很差

近1个月，您用药物催眠

的情况：　　　　　　　　无　　<1次/周　　1~2次/周　　≥3次/周

近1个月，您常感到

困倦吗？　　　　　　　　无　　<1次/周　　1~2次/周　　≥3次/周

近1个月您做事情的精

力不足吗？　　　　　　　无　　<1次/周　　1~2次/周　　≥3次/周

（吴海燕　段棣飞）

# 第十篇

# 自动化腹膜透析展望

　　APD是终末期肾脏病治疗方式之一，其具有使用方便、易调整透析剂量，是未来PD发展的方向和趋势。从全球范围看，APD在发达国家的应用比例超过了50%，发展中国家为14.6%。我国内地APD才刚刚起步，使用率不足1%。随着我国经济的快速发展和医疗水平的迅速提高，患者对生活质量提出了更高的要求，APD的应用恰好可提供终末期肾病患者更个性化的治疗处方和更灵活自主的生活方式，APD在不久的将来应具有广阔的应用前景。

## 一、APD远程管理

　　传统的APD实现了治疗模式与目标剂量的智能化，但是在治疗过程中尚不能实时反馈透析关键变量，无法动态评估透析疗效，及时发现潜在风险。阻碍APD发展的最大障碍是价格与陈旧的随访体系，近年来，随着网络医疗的应用，对居家PD患者进行远程管理是未来健康管理发展趋势和方向。互联网远程医疗信息技术平台可通过网络通信将患者的治疗数据、设备运行信息远程传输至服务器进行同步处理并保存，实现在终端设备的实时显示和远程协助功能。国际先进的具有双向远程数据传输功能的 APD 治疗机器在临床上使用，弥补了单向远程监测功能的使用局限，新设备不仅将患者治疗数据通过互联网远程医疗信息技术平台发送至医护端，实现早发现、早干预，医护亦可通过与患者沟通，及时通过技术平台将治疗方案发送至患者家中APD 设备，更加准确、及时、方便。通过远程医疗模式，实现居家PD的安全，提高APD治疗的总体质量和水平。但目前缺乏国家对APD远程智能化管理的相关政策支持，有待于政府多部门协同解决远程医疗服务收费及医保报销问题。作为医务工作者，应当在推广APD应用的同时，开展透析模式可及性、有效性和卫生经济学研究，为政府调整医保支付方式和医疗服务价格提供数据支持。

## 二、科技创新促进APD技术发展

值得特别提出的是在新冠病毒疫情防控期间，PD患者的低感染风险促使我们重新思考居家治疗的特殊意义。APD技术为居家治疗提供远程监控的手段和方法，使居家透析更加安全有效。随着医保政策的不断完善，APD应当成为肾脏替代治疗的优选方案。为了提高我国的APD应用率，今后的APD技术发展应突出以临床需求为导向，建立以用为核心、研为关键、产为重点、学为基础的产学研用多方面联动机制，实现创新研发全周期合作，促进核心技术和产品质量不断提升。未来的APD技术应当着力解决目前PD存在的一些共性问题。一方面主要解决知识产权问题，通过引进吸收、优化工艺、试制评价、反馈提高，逐步实现技术和产品本土化和国产化；另一方面要常态化创新研发，APD的发展离不开现代循环仪的技术改进。未来有望取得更进一步的发展，如硬件可以更小型化以尝试可穿戴设备APD，开发新的生物传感器，以实现完全集成的远程机器和患者监测，提供有关腹膜内压力的信息，并操作有关流入和引流动力学的反馈。这不仅将优化交换量以及溶质和水的运输，而且还将避免短期和长期的并发症。此外，生物传感器还可用于提供流出物的比浊测量，避免腹膜炎诊断的意外延误。未来，应为终末期肾病诊疗提供更多有效手段，从供给侧解决基层和边远地区救治问题；以优良的技术和产品不断满足终末期肾病患者对基本救治和生活质量提升的迫切要求。

### 三、有效融合大数据及人工智能等技术

近年来，医疗人工智能（artificial intelligence，AI）技术的快速发展使得医疗数据的汇聚和标注越来越凸显其重要性与必要性。当前人工智能（AI）技术正在更多应用于医疗设备，通过自动数据获取以及神经网络和深度学习，使APD内部算法不断优化，能够综合PD患者各项治疗数据，提供全方位治疗信息，及时监测和预警，智能化判断高风险患者，协助医护设定处方，帮助提高PD治疗。此外，运用大数据分析技术，结合人工智能，就优化PD患者的管理提出建议，以促进临床诊疗规范化。未来，可以通过多中心大数据为循证医学提供支持，持续推进国内PD治疗发展。远程APD融合大数据，可根据中国的特点和现状进行多中心、大样本、前瞻性的高质量研究工作，探索和寻求符合中国人特点的个体化透析方案。同时，基于真实世界数据分析，可以更容易地发现患者普遍存在的治疗问题或不依从原因，真正做到让数据说话，让数据变成证据，从而提高循证医学的质量，让相关数据变得更有说服力，将有助于我国PD治疗水平的发展。总的来说，我们要抓住我国AI+5G先行的优势、市场资源的优势、制度的优势，使PD迈向信息化、数字化、人性化、智能化的新时代。

综上所述，只有不断思考、不断创新、不断质量改进，APD才能发展得更好。未来还有很长的路要走，要以人民生命健康为中心，面向健康中国、数字中国、制造强国的国家战略，面向民生和社会保障，从卫生健康层面实现高质量发展，助力实现我国社会主义现代化两个一百年的远景目标。

（颜钰、马登艳）

# 参考文献

［1］Weissheimer R, Bucharles-Sergio GElias, Truyts-Cesar AM, et al.High prevalence of biochemical disturbances of chronic kidney disease-mineral and bone disor ders (CKD-MBD) in a nation-wide peritoneal dialysis cohort: are guideline goals too hard to achieve?[J]. J Bras Nefrol, 2021, 43(2):173-181.

［2］陈香美, 蔡广研, 曹雪莹, 等 . 自动化腹膜透析中国专家共识 [J]. 中华医学杂志, 2021, 101(6):388-399.

［3］中华医学会血液学分会, 中国血友病协作组 . 血友病诊断与治疗中国专家共识 (2017 年版 ) [J]. 中华血液学杂志, 2017, 38(5):364-370.

［4］Starling EH, Tubby AH. On Absorption from and Secretion into the Serous Cavities[J]. J Physiol. 1894 Mar 22;16(1-2):140-155.

［5］李志坚, 郑勋华 . 腹膜透析的原理、适应证和禁忌证 [J]. 新医学, 2000(7).

［6］谌贻璞 . 肾脏内科诊疗常规 [M]. 北京: 中国医药科技出版社, 2020.

［7］Hales S. A Method of Conveying Liquors into the Abdomen during the Operation of Tapping; Proposed by the Reverend Stephen Hales, DD and FRS on Occasion of the Preceding Paper; Communicated in a Letter to Cromwell Mortimer, MD Secr. RS[J]. Philosophical Transactions of the Royal Society of London Series I, 1744, 43:20-21.

［8］Wegner G. Surgical considerations regarding the peritoneal cavity with special attention to ovariotomy [in German][J].Langenbecks Arch Chir, 1877, 20:51-53.

［9］Clark AJ. Absorption from the peritoneal cavity[J]. J Pharmacol Exp Ther, 1921, 16:415-433.

［10］Ganter G. On the elimination of toxic substances from the blood by dialysis [in German][J]. Munch Med Wochenschr, 1923, 70: 1478-1488.

［11］Putnam T. The living peritoneum as a dialyzing membrane[J].Am J Physiol, 1922-1923, 63:548-565.

［12］Heusser H, Werder H. Investigations on peritoneal dialysis [in German][J]. Bruns Beitr Klin Chir, 1927, 141:38-40.

［13］Wear JB, Sisk IR, Trinkle AJ: Peritoneal lavage in the treatment of uremia[J]. J Urol, 1938, 39:53-62.

［14］Fine J, Frank HA, Seligman AM. The treatment of acute renal failure by peritoneal irrigation[J].Ann Surg, 1946, 124:857–878.

［15］Rhoads JE. Peritoneal lavage in the treatment of renal insufficiency[J]. Am J Med Sci, 1938, 196:642–644.

［16］Frank HA, Seligman AM, Fine J. Treatment of uremia after acute renal failure by peritoneal irrigation[J].JAMA, 1946, 130:703–706.

［17］Doolan PD, Murphy WP, Wiggins RA, et al. An evaluation of intermittent peritoneal lavage[J].Am J Med, 1959, 26:831–844.

［18］Maxwell MH, Rockney RE, Kleeman CR, et al. Peritoneal dialysis[J]. JAMA, 1959, 170:917–920.

［19］曹艳佩, 邢小红, 黄晓敏. 实用腹膜透析护理 [M]. 上海: 复旦大学出版社, 2019.

［20］张静平, 冯梅. 内科护理学 [M]. 第 2 版. 长沙: 湖南科技出版社, 2012.

［21］杨晓. 腹膜透析的解剖基础和原理 [J]. 临床内科杂志, 2013, 30(2):77–79.

［22］王静, 刘红. 腹膜透析护理指引 [M]. 上海: 第二军医大学出版社, 2017.

［23］康健. 系统解剖学 [M]. 北京: 科学出版社, 2009.

［24］尤黎明, 吴瑛. 内科护理学 [M]. 6 版. 北京: 人民卫生出版社, 2017.

［25］赵洪雯, 吴雄飞, 彭罗民. 利用腹腔引流管做腹膜透析抢救产后大出血致多器官功能障碍 1 例 [J]. 重庆医学, 2001, 30(4):349–349.

［26］孙建国, 史玉香, 于智泉. 腹膜透析应用的临床探讨及并发症的处理 [J]. 中国现代医生, 2008, 46(21):80–81.

［27］陈楠. 肾脏病诊治精要 [M]. 上海: 上海科学技术出版社, 2022.

［28］陈强, 丁腊春, 王译, 等. 慢病自我管理服务云平台研究与设计 [J]. 医学信息学杂志, 2020, 41(8):4.

［29］Hales S. A method of conveying liquors into the abdomen during the operation of tapping[J]. Philos Trans R Soc Lond, 1744–1745, 43:48.

［30］Mattocks AM, el-Bassiouni EA. Peritoneal dialysis: a review[J]. J Pharm Sci, 1971 , 60(12):1767–1782.

［31］Tenckhoff H, Schechter H. A bacteriologically safe peritoneal access device[J]. Trans Am Soc Artif Intern Organs, 1968, 14:181–187.

［32］Twardowski ZJ. History and development of the access for peritoneal dialysis[J]. Contrib Nephrol, 2004, 142:387–401.

［33］Bi SH, Chen W, Wu JS, et al. The history of peritoneal dialysis in China: past, present and future trends[J]. Ren Fail, 2021, 43(1):1601–1608.

[34] 倪兆慧, 金海姣. 中国腹膜透析发展 70 年 [J]. 中国血液净化, 2019, 18(10):661–663.

[35] 钟慧. 腹膜透析相关并发症及处理 [M]. 成都: 四川科学技术出版社, 2021.

[36] Jain A.K, Blake P, Cordy P, et al. Global Trends in Rates of Peritoneal Dialysis[J]. Journal of the American Society of Nephrology, 2012.23(3):533‑544.

[37] Blake PG, Bargman JM, Brimble KS, et al. Clinical practice guidelines and recommendations on peritoneal dialysis adequacy 2011[J]. Perit Dial Int, 2011, 31(2) :218–239.

[38] Fischbach M, Zaloszyc A, Schaefer B, et al. Adapted automated peritoneal dialysis[J]. Adv Perit Dial, 2014, 30:94–97.

[39] Oberg CM, Rippe B.Is Adapted APD theoretically more efficient than conventional APD?[J]. Perit Dial Int, 2017, 37(2):212–217.

[40] Uchiyama K, Washida N, Yube N, et al. The impact of aremotemonitoring system of healtheare resource con–sumption in patients dn automated peritoneal dialysis (APD) :a simulation gihdy[J]. Clin Nephrol, 2018, 90(5): 334–340.

[41] 王颖, 陈丽萌. 自动化腹膜透析的历史与应用现状 [J]. 临床肾脏病杂志, 2017, 17(10):580–583.

[42] Milan Manani S, Rosner MH, Virzi GM, et al. Longitudinal experience with remote monitoring for automated peritoneal dialysis patients[J].Nephron, 2019, 142(1):1–9.

[43] 于长青, 程现昆. 腹膜透析技术的发展 [J]. 医学与哲学 ( 临床决策论坛版 )2009, 30(6):79–80.

[44] 国家卫生健康委员会 .2018 年国家医疗服务与质量安全报告 [M]. 北京 : 科学技术文献出版社, 2019.

[45] Sun CY, Lee CC, Lin YY, et al. In younger dialysis patients, automated peritoneal dialysis is associated with better long–term patient and technique survival than is continuous ambulatory peritoneal dialysis[J]. Perit Dial Int,2011, 31(3): 301–307.

[46] Jain AK, Blake P, Cordy P, et al. Global trends in rates of peritoneal dialysis[J]. J Am Soc Nephrol, 2012, 23(3): 533–544.

[47] Mendelssohn DC, Mul Janey SR, Jung B, et al.What do American nephrologists think about dialysis modality selection?[J]. Am J kidney Dis, 2001, 37(1): 22–29.

［48］中华医学会肾脏病学分会专家组.终末期糖尿病肾脏病肾替代治疗的中国指南［J］.中华肾脏病杂志，2022, 38(1):62-75.

［49］Wong CKH, Chen J, Fung SKS, et al.Direct and indirect costs of end-stage renal disease patients in the first and second years after initiation of nocturnal home haemodialysis, hospital haemodialysis and peritoneal dialysis[J].Nephrology Dialysis Transplantation, 2019, 34(9):1565-1576.

［50］崔俊丹，周子琛，田庆丰，等.河南省终末期肾病透析患者疾病经济负担研究［J］.医药论坛杂志，2017, 38(10):7-9.

［51］Domenici A, Giuliani A, Sivo F, et al. Cross-Over Efficiency Comparison of Different Tidal Automated Peritoneal Dialysis Schedules[J]. Blood Purif, 2016, 42(4):287-293.

［52］陈元，孙玉梅，甘红兵，等.再培训对患者腹膜透析操作技术的影响［J］.中国血液净化，2011, 10(2):111-113.

［53］陈香美.腹膜透析标准操作规程［M］.北京：人民军医出版社，2010.

［54］郑红光，霍平.居家腹膜透析患者指导手册［M］.沈阳:辽宁科学技术出版社，2014.

［55］李诗，王萍.腹膜透析设备的分类及检验难点解析［J］.中国医疗器械信息，2017, 23(11):69-70+80.

［56］Figueiredo AE, De Mattos C, Saraiva C, et al. Comparison between types of dressing following catheter insertion and early exit- site infection in peritoneal dialysis [J]. J Clin Nurs, 2017, 26(21-22): 3658-3663.

［57］Mushahar L, Mei LW, Yusuf WS, et al. Exit- Site Dressing and Infection in Peritoneal Dialysis: A Randomized Controlled Pilot Trial[J]. Perit Dial Int, 2016, 36(2): 135-139.

［58］中国腹膜透析置管指南［J］.中华肾脏病杂志，2016, 32(11):867-871.

［59］吉俊，滕杰，刘中华，等.腹膜透析导管植入手术专家共识［J］.上海医学，2018, 41(1):1-4.

［60］潘明明，涂岩，汤日宁，等.彩色多普勒超声引导下经皮穿刺腹膜透析置管术临床应用效果评估［J］.临床肾脏病杂志，2020, 20(9):745-747.

［61］王加芳，戚忠，万胜，等.超声引导下腹直肌鞘阻滞联合肋缘下腹横肌平面阻滞用于腹膜透析置管术的临床研究［J］.中国医师进修杂志，2020, 43(8):707-712.

［62］刘伏友，彭佑铭.腹膜透析［M］.第2版.北京:人民卫生出版社.2011.

［63］邱潇, 杨立川, 李孜. 不同腹膜透析置管方式在发生导管功能障碍比较的网状 Meta 分析 [J]. 中国循证医学杂志, 2019, 19(6):680–686.

［64］Durand PY. APD schedules and clinical results[J]. Contrib Nephrol, 2006, 150: 285–290.

［65］Fernando SK, Finkelstein FO. Tidal PD: its role in the current practice of peritoneal dialysis[J]. Kidney Int Suppl, 2006, 70: S91–S95.

［66］Fischbach M, Schmitt CP, Shroff R, et al. Increasing sodium removal on peritoneal dialysis: applying dialysis mechanics to the peritoneal dialysis prescription[J]. Kidney Int, 2016, 89(4):761–766.

［67］Negoi D, Nolph KD. Automated peritoneal dialysis–indications and management[J]. Contrib Nephrol, 2006, 150:278–284.

［68］Roumeliotis A, Roumeliotis S, Leivaditis K, et al. APD or CAPD: one glove does not fit all[J]. International Urology and Nephrology, 2021, 53: 1149–1160.

［69］Vychytil A, Hörl WH. The role of tidal peritoneal dialysis in modern practice: A European perspective[J]. Kidney Int Suppl, 2006, (103):S96–S103.

［70］Singhal R, Hux JE, Alibhai SM, et al. Inadequate predialysis care and mortality after initiation of renal replacement therapy[J]. Kidney Int, 2014, 86(2):399–406.

［71］李微, 刘师辰, 谢舜昀, 等. 自动化腹膜透析在紧急起始腹膜透析中的应用 [J]. 中国血液净化, 2020, 19(7):437–439.

［72］Zang Z, Qiu X, Yang L, et al. Different techniques for peritoneal dialysis catheter implantation: A systematic review and network meta–analysis[J]. Perit Dial Int, 2021, 41(6):522–532.

［73］Xieyi G, Xiaohong T, Xiaofang W, et al.Urgent–start peritoneal dialysis in chronic kidney disease patients: a systematic review and meta–analysis compared with planned peritoneal dialysis and with urgent–start hemodialysis[J]. Perit Dial Int, 2021, 41(2):179–193.

［74］Hassan R, Akbari A, Brown PA,  et al. Risk Factors for Unplanned Dialysis Initiation: A Systematic Review of the Literature[J]. Can J Kidney Health Dis, 2019, 6:1–14.

［75］杜渊, 蒋宏伟, 李春庆, 等. 不同腹膜透析置管相关技术对患者预后影响 Meta 分析 [J]. 中国组织工程研究, 2021, 25(28):4567–4572.

［76］Javaid MM, Lee E, Khan BA, et al. Description of an Urgent–Start Peritoneal Dialysis Program in Singapore[J].Perit Dial Int, 2017, 37(5):500–502.

[77] Banli O, Altun H, Oztemel A. Early start of CAPD with the Seldinger technique[J]. Perit Dial Int, 2005, 25(6):556–559.

[78] Liu Y, Zhang L, Lin A, et al. Impact of break–in period on the short–termoutcomes of patients started on peritoneal dialysis[J]. Perit Dial Int, 2014, 34(1):49–56.

[79] Pai MF, Yang JY, Chen HY, et al. Comparing long–term outcomes betweenearly and delayed initiation of peritoneal dialysis following catheter mplantation[J]. Ren Fail, 2016, 38(6):875–881.

[80] See EJ, Cho Y, Hawley CM, et al. Early and late patient outcomes in urgent–start peritoneal dialysis[J]. Perit Dial Int, 2017, 37(4):414–419.

[81] Vlasak J. Are we worried about early complications in urgent–start peritoneal dialysis[J]? Kidney Week 2017 of the ASN, Abstract: SA–PO734.

[82] Li WY, Wang YC, Hwang SJ, et al. Comparison of outcomes between emergent–start and planned–start peritoneal dialysis in incident ESRD patients:aprospective observational study[J]. BMC Nephrology, 2017, 18(1):359–367.

[83] Liu FX, Ghaffari A, Dhatt H, et al. Economic evaluation of urgent–start peritoneal dialysis versus urgent–start hemodialysis in the United States[J]. Medicine, 2014, 93(28):e293.

[84] Lobbedez T, Lecouf A, Ficheux M, et al. Is rapid initiation of peritoneal dialysis feasible in unplanned dialysis patients? A single–centre experience[J]. Nephrol Dial Transplant, 2008, 23(10):3290–3294.

[85] Liu SM, Zhuang XH, Zhang M, et al. Application of automated peritonealdialysis in urgent–start peritoneal dialysis patients during the break–in period[J].Int Urol Nephrol, 2018; 50:541–549.

[86] Wang C, Fu X, Yang Y, et al. A Comparison between Intermittent Peritoneal Dialysis and Automatic Peritoneal Dialysis on Urgent Peritoneal Dialysis[J]. Am J Nephrol, 2017, 45(6):540–548.

[87] 王颖, 王海云, 李阳. 自动化腹膜透析在紧急透析中的应用 [J]. 中国血液净化, 2019, 18(2):83–89.

[88] 杨刘阳, 杨芳, 裴华颖. 自动化腹膜透析在紧急起始的腹膜透析患者中的应用观察 [J]. 中国血液净化, 2019, 18(6):397–401.

[89] Alkatheeri AM, Blake PG, Gray D, et al. Success of urgent–start peritoneal dialysis in a large Canadian renal program[J]. Perit Dial Int, 2016, 36:171–176.

[90] Povlsen JV, Ivarsen P. How to start the late referred ESRD patient urgently on chronic APD[J]. Nephrol Dial Transplant, 2006, 21(Suppl2):ii56－ii59.

[91] Silva BC, Adelina E, Pereira BJ, et al. Early start peritoneal dialysis:technique survival in long-term follow-up[J]. Kidney Blood Press Res, 2018, 43:1699–1705.

[92] Jo YI, Shin SK, Lee JH, et al. Immediate initiation of CAPD following percutaneous catheter placement without break-in procedure[J]. Perit Dial Int, 2007, 27:179–83.

[93] Naljayan MV, Yazdi F, Reisin E. Using manual exchanges for an urgent-start peritoneal dialysis program[J]. Clin Kidney J, 2018, 11:720–723.

[94] Yang YF, Wang HJ, Yeh CC, et al. Early initiation of continuous ambulatory peritoneal dialysis in patients surgical implantation of Tenckhoff catheters[J]. Perit Dial Int, 2011, 31(5):551–557.

[95] Ye HJ, Yang X, Yi CY, et al. Urgent-start peritoneal dialysis for patients with end stage renal disease: a 10-year retrospective study[J]. BMC Nephrol, 2019, 20:238.

[96] Cullis B, Al-Hwiesh A, Kilonzo K, et al. ISPD guidelines for peritoneal dialysis in acute kidney injury: 2020 update (adults)[J]. Perit Dial Int, 2021, 41(1):15–31.

[97] Gaião S, Finkelstein FO, de Cal M, et al. Acute kidney injury: are we biased against peritoneal dialysis[J]? Perit Dial Int, 2012, 32(3):351–355.

[98] George J, Varma S, Kumar S, et al. Comparing continuous venovenous hemodiafiltration and peritoneal dialysis in critically ill patients with acute kidney injury:a pilot study[J]. Perit Dial Int, 2011, 31(4): 422－429.

[99] Abdelrahman A, El-Fakhrany N, Nasr El-Din M, et al. Acute kidney injury in critically ill patients: a prospective randomized study of tidal peritoneal dialysis versus continuous renal replacement therapy[J]. Ther Apher Dial, 2018, 22(4):371－379.

[100] Cullis B, Abdelraheem M, Abrahams G, et al.ISPD guidelines: peritoneal dialysis for acute kidney injury[J]. Perit Dial Int, 2014, 34(5): 494－517.

[101] Atlani MK, Pilania RK, Bhatt GC. Outcomes following peritoneal dialysis for COVID-19-induced AKI: A literature review[J]. Perit Dial Int, 2022, 42(6):554–561.

[102] Crabtree JH, Burchette RJ.Effective use of laparoscopy for long-term peritoneal dialysis access[J]. Am J Surg, 2009, 198(1):135－141.

［103］俞雨生. 残余肾功能状态是选择腹膜透析的关键 [J]. 肾脏病与透析肾移植杂志, 2011, 20(3): 255-256.

［104］倪兆慧, 陈雅. 残余肾功能在腹膜透析中的重要性及保护策略 [J]. 肾脏病与透析肾移植杂志, 2011, 20(3): 253-254.

［105］Stompor T, Zdzienicka A, Motyka M, et al. Selected growth factors in peritoneal dialysis: their relationship to markers of inflammation, dialysis adequacy, residual renal function, and peritoneal membrane transport[J]. Perit Dial Int, 2002, 22(6): 670—676.

［106］张琪琦, 安惠霞, 姜国涛, 等. 高血脂对腹膜透析患者的残余肾功能影响 [J]. 中国中西医结合肾病杂志, 2007, 8(8): 466-468

［107］李俊英. 简化的腹膜平衡试验在腹膜透析患者中的应用 [J]. 护理实践与研究, 2016, 13(06):49-50.

［108］吴炜飞. 基线腹膜转运特性及其变化对维持性腹膜透析患者预后的影响 [D]. 杭州: 浙江大学, 2017.

［109］邓丽娟. 持续腹膜溶质高转运对腹膜透析患者预后的影响 [D]. 江西: 南昌大学, 2019.

［110］国家卫生健康委员会. 2018 年国家医疗服务与质量安全报告 [M]. 北京: 科学技术文献出版社, 2019.

［111］倪兆慧, 金海姣. 自动化腹膜透析的新应用 [J]. 中华肾病研究电子杂志, 2015, 4(1):10-13.

［112］Yang C, Liu J, Gong N, et al. Automated peritoneal dialysis could rapidly improve left heart failure by increasing peritoneal dialysis ultrafiltration: asingle-center observational clinical study [J]. Clin Nephrol, 2018, 89(6):422-430.

［113］Jin H, Fang W, Zhu M, et al. Urgent-start peritoneal dialysis and hemodialysis in ESRD patients: complications and outcomes[J]. PLoS One. 2017, 11(11):e0166181.

［114］Michels WM, Verduijn M, Boeschoten EW, et al. Similar survival on automated peritoneal dialysis and continuous ambulatory peritoneal dialysis in a large prospective cohort[J]. Clin J Am Soc Nephrol, 2009, 4(5):943-949.

［115］Xie J, Wang H, Li S, et al. Low-volume tidal peritoneal dialysis is a preferable mode in patients initiating urgent-start automated peritoneal dialysis: a randomized, open-label, prospective control study[J]. TherApher Dial, 2019, 23(5):409-417.

[116] 刘耿荣, 周钰静. 规范化居家健康宣教在腹膜透析患者中的应用 [J]. 北方药学.2012(9):90–91.

[117] 赵欣, 李红仙. 规范化培训及考核在腹膜透析出院患者中的应用 [J]. 中西医结合护理.2019(7):134–136.

[118] 桑恒, 张贺珍, 徐亚芬. 健康教育在腹膜透析患者中的应用效果评价 [J]. 中国卫生产业.2016(3):92–94.

[119] 梁轶岚, 何德娇, 蔡忠香. 腹膜透析患者培训与随访的研究进展 [J]. 中国血液净化, 2021, 20(4):269–272.

[120] Schaepe C, Bergjan M. Educational interventions inperitoneal dialysis :a narrative review of the literature[J]. Int J Nurs Stud, 2015, 52(4):882–898.

[121] Bernardini J. Training and retraining:impact on peritonitis[J]. Perit Dial Int, 2010, 30(4): 434–436.

[122] 马登艳, 刘敏. 慢性肾脏病随访管理实用手册 [M]. 成都: 四川科学技术出版社, 2022.

[123] Szeto CC, Li KT, Johnson DW, et al. ISPD Catheter–related infection recomendations: 2017 Update[J]. Perit Dial Int, 2017, 37(2):141–154.

[124] 汪海燕, 曹艳佩, 郭志勇, 等. 国际腹膜透析协会腹膜透析相关指南对腹膜透析护理工作的启示 [J]. 中国血液净化, 2021, 20(6):398–400+404.

[125] 罗纪聪, 梁莉. 基于 VARK 学习风格的腹膜透析患者培训模式的设计与实现 [J]. 中国血液净化, 2019, 18(2):137–141.

[126] 李小梅, 杨素琼, 谢雪锋, 等. 居家腹膜透析患者理论及操作培训体会 [J]. 全科护理, 2015, 13(17):1633–1635.

[127] 李岩. 腹膜透析规范化培训对患者生活质量的影响 [J]. 临床内科杂志, 2013, 30(4):268–269.

[128] 吴丹, 薛聪平, 蔡珂丹. 居家自动化腹膜透析患者的护理 [J]. 现代实用医学, 2013, 25(6):705–706.

[129] 钟慧, 马登艳. 腹膜透析的自我管理 [M]. 成都: 四川科学技术出版社, 2019.

[130] 余学清. 腹膜透析治疗学 [M]. 北京: 科学技术文献出版社, 2008.

[131] Tong Y, Wang H, Cao XY, et al. Research hotspots and emerging trends of automated peritoneal dialysis: A bibliometric analysis from 2000 to 2020[J]. Seminars in dialysis, 2022.

[132] 苏新玛, 刘苗, 俞赞喆, 等. 临床常用指标在腹膜透析患者容量状态评估中的价值 [J]. 上海交通大学学报 ( 医学版 ), 2018, 38(8):911–916+910.

[133] 梅长林, 方炜. 自动化腹膜透析标准操作规程 [M]. 北京: 人民卫生出版社, 2018.

[134] Garofalo C, Borrelli S, De Stefano T, et al. Incremental dialysis in ESRD: systematic review and meta–analysis[J]. J Nephrol, 2019 Oct, 32(5):823–836.

[135] Uchiyama K, Morimoto K, Washida N, et al. Effects of a remote patient monitoring system for patients on automated peritoneal dialysis: a randomized crossover controlled trial.[J]. International urology and nephrology, 2022, 54(10).

[136] 徐耀文, 高琛妮, 徐天, 等. 多频生物电阻抗分析法评估腹膜透析患者左心室肥厚容量负荷状态及其相关因素 [J]. 上海医学, 2016, 39(5):296–300.

[137] 王质刚. 血液净化学 [M]. 北京: 北京科学技术出版社, 2016.

[138] Wang IK, Lu CY, Muo CH, et al. Analysis of technique and patientsurvival over time in patients undergoing peritoneal dialysis[J].Int Urol Nephrol, 2016 Jul, 48(7):1177–1185.

[139] Beduschi Gde C, Figueiredo AE, Olandoski M, et al. Correction: Automated Peritoneal Dialysis Is Associated with Better Survival Rates Compared to Continuous Ambulatory Peritoneal Dialysis: A Propensity Score Matching Analysis[J]. Plos one, 2015, 10(9):e0138382.

[140] 黎伟, 潘玲, 王照, 等. 腹膜透析患者血清脑钠肽前体与容量状态及心功能指标的相关性分析 [J]. 中国全科医学, 2015, 18(2):166–171.

[141] 方伟. 腹膜透析患者抑郁与社会家庭支持关系的调查 [J]. 解放军护理杂志, 2010, 27(13):981–982.

[142] Yoshida H, Tsuruya K. Difference in perception of advantages and disadvantages of automated peritoneal dialysis for patients undergoing peritoneal dialysis: a conjoint analysis[J]. Renal Replacement Therapy, 2021, 7(1).

[143] 杨枫, 艾世辉, 王明哲, 等. 维持性腹膜透析患者应用自动腹膜透析模式对于残余肾功能影响的研究 [J]. 中国医药指南, 2018, 16(14):18–19.

[144] 王照. 腹膜透析患者血清 NT–proBNP 与容量状态及心功能指标的相关分析 [D]. 南宁: 广西医科大学, 2014.

[145] Van Biesen W, Verger C, Heaf J, et al. Evolution Over Time of Volume Status and PD–Related Practice Patterns in an Incident Peritoneal Dialysis Cohort[J].Clin J Am Soc Nephrol, 2019 Jun 7, 14(6):882–893.

[146] Jegatheswaran J, Warren J, Zimmerman D. Reducing intra–abdominal pressure

in peritoneal dialysis patients to avoid transient hemodialysis. Semin Dial, 2018 May, 31(3):209–212.

［147］Ng JK, Kwan BC, Chow KM, et al. Asymptomatic fluid overload predicts survival and cardiovascular event in incident Chinese peritoneal dialysis patients[J]. Plos one, 2018, 13(8):e0202203.

［148］颜彬, 李双庆 . 艾考糊精透析液的研究进展及展望 [J]. 兰州大学学报 ( 医学版 ), 2017, 43(3):62–68.

［149］Sikaneta T, Wu G, Abdolell M, et al. The Trio Trial–A Randomized Controlled Clinical Trial Evaluating the Effect of a Biocompatible Peritoneal Dialysis Solution on Residual Renal Function[J]. Perit Dial Int, 2016, 9–10, 36(5):526–532.

［150］陈崴, 余学清 . 慢性肾脏病透析患者高磷血症管理的挑战与进展 [J]. 中华肾脏病杂志, 2018, 34(11):867–871.

［151］陈崴, 余学清 . 中国腹膜透析置管指南 [J]. 中华肾脏病杂志, 2016, 32(11):867–871.

［152］Kalantar–Zadeh K, Kleiner M, Dunne E, et al.A modified quantitativesubjective global assessment of nutrition for dialysis patients[J]. Nephrol Dial Transplant, 1999, 14(7):1732–1738.

［153］吴国豪 . 临床营养治疗理论与实践 [M]. 上海 : 上海科学技术出社, 2015.

［154］胡雯, 马向华 . 临床营养学 [M]. 北京 : 科学出版社, 2021.

［155］刘岩 . 肾病营养治疗手册 [M].7 版 ( 翻译版 ). 北京: 人民卫生出版社,

［156］中国慢性肾脏病营养治疗临床实践指南 (2021 版 )[J]. 中华医学杂志, 2021, 101(08):539–559.

［157］程改平, 秦伟, 刘婧, 等.《KDOQI 慢性肾脏病营养临床实践指南 2020 更新版》解读 [J]. 中国全科医学, 2021, 24(11):1325–1332+1307.

［158］焦广宇 . 临床营养学 [M]. 北京: 人民卫生出版社, 2017.

［159］胡雯 . 营养与医疗膳食学 [M]. 北京: 人民卫生出版社, 2022.

［160］Eriksson D, Goldsmith D, Teitsson S, et al.Cross–sectional survey in CKD patients across Europe describing the association between quality of life and anaemia[J].BMC Nephrol, 2016, 17(1):97.

［161］Hoshino J, Muenz D, Zee J, et al.Associations of hemoglobin levels with health–related quality of life, physical activity, and clinical outcomes in persons with stage 3–5 nondialysis CKD[J].J Ren Nutr, 2020, 30(5):404–414.

[162] Hayashi T, Joki N, Tanaka Y, et al. Anaemia and early phase cardiovascular events on haemodialysis[J].Nephrology (Carlton), 2015, 20(Suppl 4):1–6.

[163] Thorp ML, Johnson ES, Yang X, et al. Effect of anaemia on mortality, cardiovascular hospitalizations and end–stage renal disease among patients with chronic kidney disease[J].Nephrology (Carlton), 2009, 14(2): 240–246.

[164] Zoppini G, Targher G, Chonchol M, et al. Anaemia, independent of chronic kidney disease, predicts all–cause and cardiovascular mortality in type 2 diabetic patients[J].Atherosclerosis, 2010, 210(2):575–580.

[165] 李丹, 赵学智. 肾性贫血与促红细胞生成素 [J]. 国际泌尿系统杂志, 2007(2):277–281.

[166] Kurata Y, Tanaka T, Nangaku M. Hypoxia–inducible factor prolyl hydroxylase inhibitor in the treatment of anemia in chronic kidney disease[J]. Curr Opin Nephrol Hypertens, 2020, 29(4):414–422.

[167] 中国医师协会肾脏内科医师分会肾性贫血指南工作组. 中国肾性贫血诊治临床实践指南 [J]. 中华医学杂志, 2021(20):1463–1502.

[168] Macginley R, Walker R, Irving M. KHA–CARI Guideline: Use of iron in chronic kidney disease patients[J]. .Nephrology, 2013, 18(12): 747–749.

[169] Stancu S, Stanciu A, Zugravu A, et al. Bone Marrow Iron, Iron Indices, and the Response to Intravenous Iron in Patients With Non–Dialysis–Dependent CKD[J]. .American Journal of Kidney Diseases, 2010, 55(4): 639–647.

[170] 中华医学会血液学分会红细胞疾病 ( 贫血 ) 学组. 铁缺乏症和缺铁性贫血诊治和预防的多学科专家共识 (2022 年版 )[J]. 中华医学杂志, 2022, 102(41):3246–3256.

[171] 王祎星, 马红珍. 肾性贫血的发生机制与治疗研究进展 [J]. 浙江医学 .2018, 40(5): 537–540.

[172] 汪燕, 郑锦锋, 黄家玲. 慢性肾衰非透析治疗患者膳食调查及营养评价 [J]. 现代康复, 2000(2): 208–209.

[173] Jauréguy M, Choukroun G. [Factors affecting the response to erythropoiesis–stimulating agents][J]. Nephrol Ther, 2006 Sep, 2 Suppl 4:S274–282.

[174] 徐海平, 马晓迎, 胡静, 等. 左卡尼丁对维持性血液透析患者肉碱缺乏症的疗效观察 [J]. 健康之路, 2016, 15(12):76–77.

[175] 黄勇翔, 关红英, 杨伟云. 左卡尼丁联合促红细胞生成素治疗维持性血液透析患者肾性贫血的效果观察 [J]. 当代医学, 2019, 25(32):146–148.

［176］Chutia H, Ruram A A, Bhattacharyya H, et al.Association of secondary hyperparathyroidism with hemoglobin level in patients with chronic kidney disease[J].J Lab Physicians, 2013, 5(1): 51–54.

［177］徐丽霞, 梁馨苓, 李志莲, 等 . 血液透析患者贫血相关因素分析 [J]. 中国血液净化, 2014, 13(01):5–7.

［178］Chen L, Ling Y S, Lin C H, et al. High Dose ESAs Are Associated with High iPTH Levels in Hemodialysis Patients with End–Stage Kidney Disease: A Retrospective Analysis[J]. Front Public Health, 2015, 3:258.

［179］孙海勇, 王田田, 李洪跃, 等 . 慢性肾功能衰竭患者继发性甲状旁腺功能亢进的外科治疗 [J]. 肾脏病与透析肾移植杂志, 2015, 24(4):337–341.

［180］李萍, 陈晓农 . 铁调素在维持性血液透析患者中的应用价值 [J]. 中国血液净化, 2016, 15(3):139–142.

［181］Schomig M, Eisenhardt A, Ritz E. The microinflammatory state of uremia[J]. Blood Purif, 2000, 18(4): 327–332.

［182］赵璐, 刘虹 . 慢性肾脏病患者的炎症状态及其对肾性贫血治疗的影响 [J]. 中国血液净化, 2020, 19(03):149–152.

［183］Hom J, Dulmovits B M, Mohandas N, et al. The erythroblastic island as an emerging paradigm in the anemia of inflammation[J]. Immunologic Research, 2015, 63(1–3):75–89.

［184］Dinkla S, Van Eijk L T, Fuchs B, et al. Inflammation–associated changes in lipid composition and the organization of the erythrocyte membrane[J]. BBA Clin, 2016, 5:186–192.

［185］Lin C J, Chen H H, Pan C F, et al. p–Cresylsulfate and indoxyl sulfate level at different stages of chronic kidney disease[J]. J Clin Lab Anal, 2011, 25(3): 191–197.

［186］Hamza E, Metzinger L, Metzinger–Le Meuth V. Uremic Toxins Affect Erythropoiesis during the Course of Chronic Kidney Disease: A Review[J]. Cells, 2020, 9(9).

［187］Yoshida K, Yoneda T, Kimura S, et al. Polyamines as an inhibitor on erythropoiesis of hemodialysis patients by in vitro bioassay using the fetal mouse liverassay[J]. Ther Apher Dial, 2006, 10(3): 267–272.

［188］Perez G, Pregi N, Vittori D, et al. Aluminum exposure affects transferrin dependent and –independent iron uptake by K562 cells[J]. Biochim Biophys

Acta, 2005, 1745(1):124–130.

[189] Vittori D, Pregi N, Perez G, et al. The distinct erythropoietin functions that promote cell survival and proliferation are affected by aluminum exposure through mechanisms involving erythropoietin receptor[J]. Biochim Biophys Acta, 2005, 1743(1–2):29–36.

[190] LiuCT, Lin YC, Lin YC, et al. Roles of Serum Calcium, Phosphorus, PTH and ALP on Mortality in Peritoneal Dialysis Patients:A Nationwide[J].Population-based Longitudinal Study Using TWRDS2005–2012.Sci Rep, 2017, 7(1):33.

[191] 范美荣, 陈璐, 王芸等. 基于最佳证据的腹膜透析患者运动指导流程图的制作 [J]. 中华护理杂志, 2022, 57(11):1377–1383.

[192] Moorthi RN, Moe SM. Recent advances in the noninvasive diagnosis of renal osteodystrophy[J]. Kidney Int, 2013, 84(5):886–894.

[193] Saxena A, Gupta A, Kapoor V. Dietary Phosphorus Restriction in Early Stages of Chronic Kidney Disease Improves Renal Function, and Controls CKD–MBD and Cardiovascular Risk Factors[J]. American Journal of Kidney Diseases, 2022, 7979(4):S89–S89.

[194] Haarhaus M, Monier–Faugere MC, Magnusson P, et al. Bone alkaline phosphatase isoforms in hemodialysis patients with low versus non– low bone turnover:a diagnostic test study[J]. Am J Kidney Dis, 2015, 66(1):99–105.

[195] Sprague SM, Bellorin–Font E, Jorgetti V, et al. Diagnostic accuracy of bone turnover markers and bone histology in patients with CKD treated by dialysis[J]. Am J Kidney Dis, 2016, 67(4):559–566.

[196] 马军杰. 全甲状腺切除术血液中甲状腺旁腺素、血钙水平及其临床意义探究 [J]. 浙江创伤外科, 2017, 22(5):952–953.

[197] 马婷, 陈清财. 基于开放医疗大数据的人工智能研究 [J]. 医学与哲学, 2022, 43(1):1–4.

[198] Khouzam NM, Wesseling–Perry K, Salusky IB. The role of bone in CKD-mediated mineral and vascular disease[J].Pediatr Nephrol, 2015, 30(9):1379–1388.

[199] Bover J, Ureña P, Ruiz–García C, et al. Clinical and Practical Use of Calcimimetics in Dialysis Patients With Secondary Hyperparathyroidism[J]. Clin JAm Soc Nephrol, 2016, 11(1):161–174.

[200] Ketteler M, Elder GJ, Evenepoel P, et al. Revisiting KDIGO clinical practice

guideline on chronic kidney disease−mineral and bone disorder:a comentary from a Kidney Disease:Improving Global Outcomes controversies conference[J]. Kidney Int, 2015, 87(3):502−528.

[201] 张帆, 廖婧, 黄柳燕, 等.《腹膜透析患者的体力活动 / 运动》临床实践指南解读 [J]. 护理研究, 2022, 36(12):2074−2077.

[202] 美国运动医学学会 .2014.ACSM 运动测试与运动处方指南 ( 第 9 版 )[M]. 王正珍等译 . 北京: 北京体育大学出版社, 2015.

[203] 王慧, 沈麒云, 张卫红等 . 腹膜透析患者的运动功能研究进展 [J]. 护理研究, 2020, 34(05):867−870.

[204] 陈瑾, 陈秀玲, 高辉 , 等 . 腹膜透析患者 1172 次住院原因及趋势分析 [J]. 中国中西医结合肾病杂志, 2019, 20(5):392−395.

[205] 中国医师协会康复医师分会肾康复专业委员会 . 我国成人慢性肾脏病患者运动康复的专家共识 [J]. 中华肾脏病杂志, 2019, 35 (7): 537−543.

[206] 杜理平, 单岩, 李艳艳, 等 . 中青年腹膜透析患者居家运动现况及影响因素分析 [J]. 护理研究, 2019, 33(19):3427−3431.

[207] Wilkinson TJ, McAdams−DeMarco M, Bennett PN, et al. Advances in exercise therapy in predialysis chronic kidney disease, hemodialysis, peritoneal dialysis, and kidney transplantation[J]. Curr Opin Nephrol Hypertens, 2020, 29(5):471−479.

[208] Isnard−Rouchon M, West M, Bennett PN. Exercise and physical activity for people receiving peritoneal dialysis: Why not[J]? Semin Dial, 2019, 32(4):303−307.

[209] Uchiyama K, Washida N, Morimoto K, et al. Effects of exercise on residual renal function in patients undergoing peritoneal dialysis: A post−hocanalysis of a randomized controlled trial[J]. Ther Apher Dial, 2020 , 24(6):668−676.

[210] Bennett PN, Bohm C, Harasemiw O, et al. Physical activity and exercise inperitoneal dialysis: International Society for Peritoneal Dialysis and the Global Renal Exercise Network practice recommendations[J]. Perit Dial Int, 2022, 42(1):8−24.

[211] Uchiyama K, Washida N, Morimoto K, et al. Home−based Aerobic Exercise and Resistance Training in Peritoneal Dialysis Patients: A Randomized ControlledTrial[J]. Sci Rep, 2019 , 22;9(1):2632.

[212] Li J, Guo Q, Ye X, et al. Prevalence and risk factors of sleep disturbance in

continuous ambulatory peritoneal dialysis patients in Guangzhou, Southern China[J].Int Urol Nephrol, 2012, 44 (3) :919–927.

[213] Maia Neves Menezes JI, Lopes Pereira LA.Physical exercise and peritoneal dialysis: An area yet to be explored[J]. Nefrologia (Engl Ed), 2022, 42(3):265–272.

[214] Guney I, Solak Y, Atalay H, et al. Comparison of effects of automated peritoneal dialysis and continuous ambulatory peritoneal dialysis on health–related quality of life, sleep quality, and depression[J]. HemodialInt, 2010, 14(4):515–522.

[215] 耿妍, 杨萍, 路潜, 等 . 持续非卧床腹膜透析患者睡眠质量及其相关因素分析 [J]. 护理管理杂志, 2010, 10(1):29–31.

[216] 赖学莉, 李 娟, 徐海燕, 等 . 单中心老年腹膜透析患者睡眠质量调查 [J]. 中国老年学杂志, 2011, 31(23):4655–4656.

[217] De Santo R M, Bilancio G, Santoro D, et al. A Longitudinal Study of Sleep Disorders in Early –stage Chronic Kidney Disease[J].J Ren Nutr, 2010, 20(5 Suppl):59–63.

[218] Wolkove N, Elkholy O, Baltzan M, et al.Sleep and Aging:1. Sleep Disorders Commonly Found in Older People [J].CMAJ, 2007, 176(9):1299–1304.

[219] Bilgic A, Akgul A, Sezer S, et al. Nutritional Status and Depression, Sleep Disorder, and Quality of Life in Hemodialysis Patients[J].J Ren Nutr, 2007, 17(6):381–388.

[220] 史文杰, 俞雨生, 腹膜透析患者睡眠障碍影响因素及评估工具的研究进展 [J]. 护理学报, 2015, 22(20):25–28.

[221] Al–Jahdali H. A Comparison of Sleep Disturbances and Sleep Apnea in Patients on Hemodialysis and Chronic Peritoneal Dialysis[J]. Saudi J Kidney Dis Transpl, 2011, 22(5):922–930.

[222] Tang S C, Lai K N. Sleep Disturbances and Sleep Apnea in Patients on Chronic Peritoneal Dialysis[J].J Nephrol, 2009, 22(3):318–325.

[223] Walters A S, Frauscher B, Allen R, et al.Review of Diagnostic Instruments for the Restless Legs Syndrome /WillisEkbom Disease (RLS/WED): Critique and Recommendations[J].J Clin Sleep Med, 2014, 10(12):1343–1349.

[224] 张伟, 邱昌建 . 行为与健康 [M]. 成都: 四川大学出版社, 2021.

[225] De Ridder D, Geenen R, Kuijer R, et al.Psychological adjustment to chronic disease[J].Lancet, 2008, 372(9634):246–255.

［226］Taddeo Pda S, Gomes KW, Caprara A, et al.Access, educational practice and empowerment of patients with chronic diseases[J].Cien Saude Colet, 2012, 17(11):2923–2930.

［227］LIN J X, GUO QY, YE XQ.The effect of social support and coping style ondepression in patients with conti nuous ambulato ry peritoneal dialysis in southern China[J].Int Urol Nephrol, 2013, 45(2):527–535 .

［228］Hee–Yeon Jung, Hye Min Jang, Yang Wook Kim, et al.Depressive Symptoms, Patient Satisfaction, and Quality of Life Over Time in Automated and ContinuousAmbulatory Peritoneal Dialysis Patients.[J]. Medicine, 2016, 21(95):1–10.

［229］鲍运霞, 魏鑫, 尚玉等 . 腹膜透析患者营养状态与心理状况相关性研究 [J]. 中国中西医结合肾病杂志, 2020, 21(11):1010–1012.

［230］Murtagh FE, Addington–Hall J, Higginson IJ.The prevalence of symptoms in end–stage renal disease:a systematic review[J].Adv Chronic Kidney Dis, 2007, 14(1):82–99.

［231］邓志兰, 郑洁芳, 梁天水, 等 . 腹膜透析患者健康知识认知现状及需求调查与研究 [J]. 齐齐哈尔医学院学报, 2011, 32(2):195–196.

［232］方盼 . 正念减压疗法对慢性肾功能衰竭透析患者心理状态的影响 [D]. 长沙:湖南师范大学, 2019.

［233］靳引红, 李昭, 杨亚丽, 等 . 腹膜透析患者社会支持状况及相关因素分析 [J]. 西安交通大学学报 ( 医学版 ), 2020, 41(2): 188–191.

［234］林建雄, 黎渐英, 易春燕, 等 . 腹膜透析患者应对方式与生存质量状况及其相关性分析 [J]. 现代临床护理, 2012, 11(3):4–7.

［235］叶晓青, 林建雄, 王绕萍, 等 . 腹膜透析患者应对方式与焦虑抑郁情绪的关系 [J]. 中国中西医结合肾病杂志, 2007, 8(10):586–588.

［236］姚静静 . 癌症患者适应水平的横断面调查及其预测因素分析 [D]. 上海: 第二军医大, 2013.

［237］凌河, 王小琴 . 慢性肾脏病合并抑郁状态的研究进展［J］. 临床肾脏病杂志, 2016, 16(6): 379–382.

［238］黄柳, 黄燕林, 邹宝林, 等 . 中青年腹膜透析患者认知行为干预的效果观察［J］. 护理学报, 2016.10, 23(19), 54–58.

［239］吴冬春, 胡雁, 周文琴, 等 . 中青年腹膜透析患者社会参与状况及影响因素分析［J］, 中华现代护理杂志 2016, 22(10):1357–1361.

[240] 李娟, 叶俊生, 张建林, 等. 腹膜透析患者主要家庭照顾者的抑郁状况与其社会支持及患者日常生活能力的相关性[J]. 广东医学 2015, 36(1):123-126.

[241] 王蓓玉, 蔡体平. 接受与实现疗法对早期腹膜透析患者疾病适应能力和自我感受负担的影响[J]. 中国实用护理杂志, 2022, (14), 1080-1085.

[242] 杨薇. 腹膜透析患者生活质量与应对方式和社会支持的相关性研究[D]. 辽宁: 大连医科大学, 2014.

[243] 孟宪东, 谢伟. 精神心理疾病调护与治疗指南[M]. 成都: 四川科学技术出版社, 2020.

[244] 王青尔, 孙慧敏, 周婷婷, 等. 腹膜透析患者社会功能及影响因素研究[J]. 中华护理杂志, 2016, 51(6): 707-711.

[245] 申红霞. 单中心农村腹膜透析患者社会功能现状及影响因素分析[D]. 郑州: 郑州大学, 2017.

[246] 高秀志, 施婉玉, 黄婉玉, 等. 心理干预对腹膜透析患者焦虑状况及生存质量的影响[J]. 现代医药卫生, 2011, 27(18): 2835-2836.

[247] 范中有, 赵峥, 于超. 终末期肾衰竭患者透析期间血压变异性与CKD-MBD的相关性研究[J]. 实验与检验医学, 2021, 39(04):990-993.

[248] 高怡青, 陈晓磊, 徐云, 等. 腹膜透析患者同伴支持模式与创伤后成长、健康状况及焦虑抑郁情况的关系研究[J]. 临床精神医学杂志, 2021, 31(2):155.

[249] 胡君梅. 正念减压自学全书[M]. 北京: 中国轻工业出版社, 2019.

[250] 李心天, 岳文浩. 医学心理学[M]. 北京: 人民军医出版社, 2009.

[251] 廖兵, 梁叶. 腹膜透析导管复位技术的研究进展[J]. 中外医疗, 2021, 40(31):190-194.

[252] 徐焱, 张苗, 蒋春明, 等. 自动化腹膜透析在住院终末期肾脏病患者中的适用性探讨[J]. 东南大学学报(医学版), 2018, 37(4):716-720.

[253] 邵凌杰, 李东奇, 韩向军, 等. 腹膜透析管漂管复位中DSA引导的价值[J]. 介入放射学杂志, 2021, 30(11):1137-1139.

[254] 徐青. 腹膜透析置管术患者导管移位的影响因素分析[J]. 国际医药卫生导报, 2021, 27(6):912-915.

[255] 王涛, 司亚卿, 袁甲翔, 等. 大网膜部分切除在腹腔镜腹膜透析管置入术的应用价值[J]. 河南外科学杂志, 2021, 27(1):33-35.

[256] 米志华, 陈小述, 黄鹤, 等. 腹腔内注射左旋布比卡因对腹腔镜胆囊切除术后镇痛的研究[J]. 临床麻醉学杂志, 2005, 21(9):637-637.

[257] 王建东, 陈友岱, 邓磊, 等. 自发性气腹3例诊治体会[J]. 西部医学, 2010

(6): 1174—1174.

[258] 刘吉盛, 吴国刚. 非外科性气腹的原因和诊治 [J]. 中国冶金工业医学杂志, 2008, 25(6): 662—663.

[259] Yoho KS, Paeehiana PD, Crawford MA. What is your diagno-sis? Pneumoperit Oneum [J]. J Am Vet Med Assoe, 2003, 222 (5): 585—586.

[260] 谢小均, 李新. 腹膜透析气腹的产生原因及诊断现状 [J]. 中外医疗, 2015, 34(3):191–192.

[261] 赵静壁, 胡蔚青. 腹膜透析并发气腹的原因及护理 [J]. 护理与康复, 2009, 8(2):119–119.

[262] Li PK, Chow KM, Cho Y, et al.ISPD peritonitis guideline recommendations:2022 update on prevention and treatment[J]. Perit Dial Int, 2022, 42(2): 110–153.

[263] Ma TK, Chow KM, Kwan BC, et al. Peritonitis before peritoneal dialysis training: analysis of causative organisms, clinical outcomes, risk factors, and long–term consequences[J]. Clin J Am Soc Nephrol, 2016, 11(7): 1219–122.

[264] Balzer MS, Claus R, Haller H, et al. Are ISPD guidelines on peritonitis diagnosis too narrow? A 15–year retrospective single–center cohort study on PD–associated peritonitis accounting for untrained patients[J]. Perit Dial Int, 2019, 39(3): 220–228.

[265] Li PK, Szeto CC, Piraino B, et al. ISPD peritonitis recommendations: 2016update on prevention and treatment[J]. Perit Dial Int, 2016, 36(5): 481–508.

[266] Ye H, Zhou Q, Fan L, et al. The impact of peritoneal dialysis–related peritonitis on mortality in peritoneal dialysis patients[J].BMC Nephrol, 2017, 18(1):186.

[267] Tian Y, Xie X, Xiang S, et al.Risk factors and outcomes of high peritonitisrate in continuous ambulatory peritoneal dialysis patients: a retrospectivestudy[J]. Medicine (Baltimore), 2016, 95(49): e5569.

[268] Wu HH, Li IJ, Weng CH, et al.Prophylactic antibiotics for endoscopy–associated peritonitis in peritoneal dialysis patients[J]. PLoS One, 2013, 8(8):e71532.

[269] Gweon TG, Jung SH, Kim SW, et al. Risk factors for peritonitis in patientson continuous ambulatory peritoneal dialysis who undergo colonoscopy:aretrospective multicentre study[J]. BMC Gastroenterol, 2019, 19(1):175.

[270] Al–Hwiesh AK, Abdul–Rahman IS, Hussameldeen MA, et al. Colonoscopy

inautomated peritoneal dialysis patients: value of prophylactic antibiotics: a prospective study on a single antibiotic[J]. Int J Artif Organs, 2017, 40(10):550–557.

[271] Chan GC, Wong SH, Ng JK, et al.Risk of peritonitis after gastroscopy in peritoneal dialysis patients[J]. Perit Dial Int, 2022, 42(2):162–170.

[272] Bernardini J, Price V, Figueiredo A. Peritoneal dialysis patient training, 2006[J]. Perit Dial Int, 2006, 26(6): 625–632.

[273] Figueiredo AE, Bernardini J, Bowes E, et al. A syllabus for teaching peritoneal dialysis to patients and caregivers[J]. Perit Dial Int, 2016, 36(6): 592–605.

[274] Cheetham MS, Zhao J, McCullough K, et al. International peritoneal dialysis training practices and the risk of peritonitis[J]. Nephrol Dial Transplant, 2022, 37(5): 937–949.

[275] Hu Y, Xu L, Wang X, et al. Changes before and after COVID–19 pandemicon the personal hygiene behaviors and incidence of peritonitis in peritoneal–dialysis patients:a multi–center retrospective study[J]. Int Urol Nephrol, 2022, 54(2): 411–419.

[276] Xu Y, Zhang Y, Yang B, et al. Prevention of peritoneal dialysis–related peritonitis by regular patient retraining via technique inspection or oral education: a randomized controlled trial[J]. Nephrol Dial Transplant, 2020, 35(4): 676–686.

[277] Davies SJ, Zhao J, Morgenstern H, et al. Low serum potassium levels and clinical outcomes in peritoneal dialysis–International results from PDOPPS[J]. Kidney Int Rep, 2021, 6(2): 313–324.

[278] Chuang YW, Shu KH, Yu TM, et al. Hypokalaemia: an independent risk factor of Enterobacteriaceae peritonitis in CAPD patients[J]. Nephrol Dial Transplant, 2009, 24(5):1603–1608.

[279] Ribeiro SC, Figueiredo AE, Barretti P, et al. Low serum potassium levels increase the infectious–caused mortality in peritoneal dialysis patients: a propensity–matched score study[J]. PLoS One, 2015, 10(6): e0127453.

[280] Liu D, Lin Y, Gong N, et al. Degree and duration of hypokalemia associated with peritonitis in patients undergoing peritoneal dialysis[J]. Int J Clin Pract, 2021, 75(8): e14188.

[281] Pérez-Fontan M, Machado Lopes D, García Enríquez A, et al. Inhibition of

gastric acid secretion by H2 receptor antagonists associates a definite risk of enteric peritonitis and infectious mortality in patients treated with peritoneal dialysis[J]. PLoS One, 2016, 11(2): e0148806.

[282] Zhong HJ, Lin D, Lu ZY, et al. Use of gastric-acid suppressants may be a risk factor for enteric peritonitis in patients undergoing peritoneal dialysis: a meta-analysis[J]. J Clin Pharm Ther, 2019, 44(2): 209-215.

[283] Lin J, Ye H, Li J, et al. Prevalence and risk factors of exit-site infection inincident peritoneal dialysis patients[J]. Perit Dial Int, 2020, 40(2): 164-170.

[284] Kitrungphaiboon T, Puapatanakul P, Chuengsaman P, et al. Intraperitoneal cefepime monotherapy versus combination therapy of cefazolin plus ceftazidime for empirical treatment of CAPD-associated peritonitis: a multicenter, open-label, noninferiority, randomized, controlled trial[J].Am J Kidney Dis, 2019, 74(5):601-609.

[285] Tokgoz B, Ucar C, Kocyigit I, et al. Protective effect of N-acetylcysteine from drug-induced ototoxicity in uraemic patients with CAPD peritonitis[J]. Nephrol Dial Transplant, 2011, 26(12):4073-4078.

[286] Kocyigit I, Vural A, Unal A, et al. Preventing amikacin related ototoxicity with N-acetylcysteine in patients undergoing peritoneal dialysis[J]. Eur ArchOtorhinolaryngol, 2015, 272(10):2611-2620.

[287] Vural A, Koçyiğit İ, Şan F, et al. Long-term protective effect of N-acetylcysteine against amikacin-induced ototoxicity in end-stage renal disease: a randomized trial[J]. Perit Dial Int, 2018, 38(1):57-62.

[288] Falbo Dos Reis P, Barretti P, Marinho L, et al. Pharmacokinetics of intraperitoneal vancomycin and amikacin in automated peritoneal dialysis patients with peritonitis[J]. Front Pharmacol, 2021, 12:658014.

[289] Fish R, Nipah R, Jones C, et al. Intraperitoneal vancomycin concentrations during peritoneal dialysis-associated peritonitis: correlation with serum levels[J]. Perit Dial Int, 2012, 32(3): 332-338.

[290] Tantiyavarong P, Traitanon O, Chuengsaman P, et al. Dialysate white blood cell change after initial antibiotic treatment represented the patterns of response in peritoneal dialysis-related peritonitis[J]. Int J Nephrol, 2016, 2016:6217135.

[291] Ates K, Nergizoglu G, Keven K, et al. Karatan O ErtugAE.Effect of fluid and sodium removal on mortality in peritoneal dialysis patients[J]. Kidney Int,2001,

60(2):767–776.

[292] DevuystO, Margetts PJ, TopleyN. The pathophysiology of the peritoneal membrane[J]. J Am Soc Nephrol.2010, 21(7):1077–1085.

[293] Liu ZH. Nephrology in china[J]. Nat Rev Nephrol, 2013, 9(9):523–528.

[294] 金一鸣, 沈伟钢, 朱声宏, 等. 自动化腹膜透析在终末期糖尿病肾病患者中的适用性研究 [J]. 中国现代医生, 2017, 55(9):23–27.

[295] 杨刘阳, 杨芳, 裴华颖. 自动化腹膜透析在紧急起始的腹膜透析患者中的应用观察 [J]. 中国血液净化, 2019, 18(6):397–401.

[296] 曹芳, 李岚绯, 林钦玉. 尿毒症患者院内自动化腹膜透析报警原因分析及护理对策 [J]. 中外医疗, 2020, 39(17):157–159.

[297] 李春娇. 自动化腹膜透析机常见问题及解决对策 [J]. 中国医疗器械信, 2021, 27(14):177–178.

[298] 周珊珊, 于淑军, 刘帅. 自动化腹膜透析机使用中常见问题及解决方案 [J]. 中国医疗器械信息, 2020, 26(2):182–183.

[299] Jager R, Robles A, Wah P. Feedback on the benefits of remote patient control in Automated Peritoneal Dialysis in a French peritoneal dialysis center[J].2021.

[300] Guillout S.Peritoneal dialysis and center effect[J]. Registre de Dialyse Peritoneale de Langue Francaise (RDPLF), 2020(4).

[301] Dong X, Wu H, Ye H, et al.Incidence and Risk Factors Associated with Technique Failure in the First Year of Peritoneal Dialysis: A Single Center Retrospective Cohort Study in Southern China[J].BMC Nephrology, 2022, 23(1):1–10.

[302] Biebuyck G, Neradova A, Fijter C D, et al. Impact of telehealth interventions added to peritoneal dialysis–care: a systematic review[J]. BMC Nephrology, 2022, 23(1):1–18.

[303] Cartwright E J, Goh Z Z, Foo M, et al. eHealth interventions to support patients in delivering and managing peritoneal dialysis at home: A systematic review:[J]. Peritoneal Dialysis International, 2021, 41(1):32–41.

[304] 韩庆烽. 北京地区腹膜透析中心管理水平评价体系建设与实施 [J]. 中国血液净化, 2020, 19(9):4.

[305] Lew S Q, Sikka N. Telehealth awareness in a US urban peritoneal dialysis clinic: From 2018 to 2019:[J].Peritoneal Dialysis International, 2020, 40(2):227–229.

［306］Michel L M , Barroux N , Frimat L , et al. Telenephrology and on-site nephrology: Comparable adequate dialysis care to patients living in remote Pacific Islands[J]. Journal of Telemedicine and Telecare, 2020:1357633X1989668.

［307］Corzo L , Wilkie M , Vesga J I , et al. Technique failure in remote patient monitoring program in patients undergoing automated peritoneal dialysis: A retrospective cohort study:[J]. Peritoneal Dialysis International, 2022, 42(3):288–296.

［308］陈望升, 袁立, 杨晓莉, 等. 居家腹膜透析患者网络访视及护理干预的效果评价 [J]. 上海护理, 2020, 20(7):4.

［309］苏逸飞, 王颖, 殷伟东, 等. 基于大数据的区域慢病综合管理平台的设计与应用实践 [J]. 网络空间安全, 2020, 11(1):6.

［310］Romanovs A , Sultanovs E, Buss E , et al. Challenges and Solutions for Resilient Telemedicine Services[C]// 2020 IEEE 8th Workshop on Advances in Information, Electronic and Electrical Engineering (AIEEE). IEEE, 2021.

［311］Wang J, Li Y, Chia Y , et al. Telemedicine in the management ofhypertension: Evolving technological platforms for blood pressure telemonitoring[J]. Journal of Clinical Hypertension, 2021(3).

［312］曾燕燕, 谢萍. 自动化腹膜透析在紧急起始腹膜透析患者的治疗效果 [J]. 实用妇科内分泌电子杂志, 2020, 7(35):194–195.

［313］吕诗凡, 金海姣, 倪兆慧. 紧急起始腹膜透析研究新进展 [J]. 中国血液净化, 2020, 19(7):433–436.

［314］杨莉丽, 刘珍华, 邹敏. 自动化腹膜透析在新置管腹膜透析终末期肾衰竭患者中的应用观察 [J]. 中国老年保健医学, 2022, 20(2):146–147+150.

［315］温胏, 崔文鹏, 胡晓晴, 等. 紧急起始腹膜透析起始时间的研究进展 [J]. 中国中西医结合肾病杂志, 2020, 21(12):1116–1118.

［316］张晓辉. 紧急起始腹膜透析临床应用的体会 [J]. 肾脏病与透析肾移植杂志, 2020, 29(02):146–147.

［317］刘璐璐. 腹膜透析作为紧急开始肾脏替代治疗选择的进展 [J]. 临床与病理杂志, 2021, 41(09):2207–2210.

［318］Htay H, Johnson DW, Craig JC, et al. Urgent-start peritoneal dialysis versus haemodialysis for people with chronic kidney disease[J]. Cochrane Database Syst Rev. 2021 Jan 27;1.

［319］Htay H, Johnson DW, Craig JC, Tet al. . Urgent–start peritoneal dialysis versus conventional–start peritoneal dialysis for people with chronic kidney disease[J]. Cochrane Database Syst Rev, 2020 Dec 15, 12:CD012913.

［320］Zang X, Du X, Li L, et al. Complications and outcomes of urgent–start peritoneal dialysis in elderly patients with end–stage renal disease in China: a retrospective cohort study[J]. BMJ Open, 2020 Mar 23, 10(3):e032849.

［321］Bittencourt Dias D, Mendes ML, Alves CA, et al. Peritoneal Dialysis as anUrgent–Start Option for Incident Patients on Chronic Renal Replacement Therapy:World Experience and Review of Literature[J]. Blood Purif, 2020, 49(6):652–657.

［322］Boyer A, Bonnamy C, Lanot A, Guillouet S, Béchade C, Recorbet M. How to manage abdominal hernia on peritoneal dialysis[J]?Nephrol Ther, 2020 May, 16(3):164–170.

［323］Nayak KS, Subhramanyam SV, Pavankumar N, et al. Emergent Start Peritoneal Dialysis for End–Stage Renal Disease: Outcomes and Advantages[J]. Blood Purif, 2018, 45(4):313–319.

［324］金海姣, 方炜, 卞正乾, 等 . 自动化腹膜透析在腹膜透析患者腹壁疝修补术后过渡期透析中的应用 [J]. 中国血液净化, 2015, 14(9):521–524.

［325］Santos Alonso C, Cabrita da Silva A, Ossorio González M, et al. Morgagni hernia in incremental peritoneal dialysis: Is it possible to continue with the technique?[J]. Nefrologia, 2020, 40 (6), 685–686.

［326］Thomas JD, Fafaj A, Zolin SJ, et al. Watchful waiting is an appropriate option for peritoneal dialysis candidates with an asymptomatic ventral hernia[J]. Hernia, 2021 Jun, 25(3):709–715.

［327］Gianetta E, Civalleri D, Serventi A, et al.Anterior tension–free repair under local anesthesia of abdominal wall hernias in continuous ambulatory peritoneal dialysis patients[J]. Hernia, 2004 , 8(4):354–357.

［328］Choi HS, Kim CS, Bae EH. Double hernia in continuous ambulatory peritoneal dialysis patient[J]. Clin Exp Nephrol, 2021, 25(7):802–803.

［329］Horvath P, Königsrainer A, Mühlbacher T, et al. Hernia repair and simultaneous continuous ambulatory peritoneal dialysis (CAPD) catheter implantation: feasibility and outcome[J]. Hernia. 2020, 24(4):867–872.

［330］Luk Y, Li JYY, Law TT, et al.Tension–free mesh repair of inguinal hernia in patients on continuous ambulatory peritoneal dialysis[J].Perit Dial Int, 2020, 40(1):62–66.

［331］Chi Q, Shi Z, Zhang Z, et al. Inguinal hernias in patients on continuous ambulatory peritoneal dialysis: is tension–free mesh repair feasible[J]? BMC Surg, 2020 , 20(1):310.

［332］Theodorou DJ, Theodorou SJ, Mantzoukis F, et al.Value of magnetic resonance/computed tomography peritoneography technique in the evaluation of dialysate leakage and hernia following peritoneal dialysis[J]. Int J Artif Organs, 2020, 43(2):94–98.

［333］唐丽婷, 杨定平 . 腹膜透析相关并发症及防治研究进展 [J]. 疑难病杂志, 2021, 20(12):1292–1296.

［334］刘雪 .1 例腹透置管术合并腹股沟疝修补术后患者的护理体会 [J]. 中外医学研究, 2010, 8(30):113.

［335］19 例腹膜透析患者腹股沟疝修补术前术后护理 [J]. 护理学报, 2013(15):43–44.

［336］闵宝妹, 吴恋, 杨小娟, 等 . 腹透患者中腹壁疝的发病及治疗 [J]. 医药前沿, 2015, (16):84–84, 85.

［337］乔青, 卢国元, 徐德宇, 等 . 两种腹膜透析置管术的疗效比较 [J]. 江苏医药, 2012, 38(23):2812–2814.

［338］翟征英 . 综合护理干预在疝气手术护理中的应用效果观察 [J]. 中国冶金工业医学杂志, 2020, 37(06):723.

［339］Gracia TM, Borràs SM, Gabarrell A, et al. Risk factors for abdominal hernias in patients undergoing peritoneal dialysis[J]. Nefrologia: publicacion oficial dela Sociedad Espanola Nefrologia, 2011, 31(2):218.

［340］田素革, 张静, 郭文杰, 等 . 远程监控对居家自动化腹膜透析患者容量管理的影响 [J]. 护理学杂志, 2022, 37(6):95–98.

［341］孙娟, 范立卓, 王海玲, 等 . 自动化腹膜透析在紧急起始腹膜透析患者中的护理 [J]. 中国血液净化, 2020, 19(5):342–345.

［342］罗佩婷, 张禹, 李忻阳, 等 . 自动化腹膜透析在维持性腹膜透析患者容量管理中的应用 [J]. 中国血液净化, 2020, 19(2):124–126+137.

［343］Yao Q, Duddington M. Peritoneal dialysis in China[J].Perit Dial Int, 2014, 34(Suppl 2):S29–30.

［344］张天英, 胡宏, 余堂宏, 等 . 自动化腹膜透析在终末期肾病患者并发急性左心

衰及高钾血症中的应用 [J]. 中西医结合心血管病电子杂志, 2017, 5(33):38–39+42.

［345］王红艳. 自动化腹膜透析在终末期肾病替代治疗中的优势 [J]. 基层医学论坛, 2019, 23(06):870–872.

［346］徐焱, 陈连华, 赵金文, 等. 自动化腹膜透析在住院强化透析患者中的适用性探讨 [J]. 中国血液净化, 2020, 19(6):389–392.

［347］史春夏, 李妍, 史亚男, 等. 自动化腹膜透析治疗持续不卧床腹膜透析并发心力衰竭患者的临床观察 [J]. 中国血液净化, 2020, 19(2):99–102.

［348］罗桢蓝, 胡三莲, 朱凌燕, 等. 慢性心力衰竭患者自我容量管理的最佳证据总结 [J]. 中华护理杂志, 2022, 57(7):880–886.

［349］张雨薇, 杨雪. 透析患者容量负荷状态的监测与评估 [J]. 中国临床医学, 2022, 29(2):282–287.

［350］徐妙娟, 黄浩杰, 曾静, 等. 移植肾功能延迟恢复期行自动化腹膜透析患者的护理 [J]. 护理与康复, 2019, 18(6):54–56.

［351］Law Man Ching, Kwan Bonnie Ching–Ha, Fung Janny Suk–Fun, et al. The efficacy of managing fluid overload in chronic peritoneal dialysis patients by a structured nurse–led intervention protocol.[J].BMC nephrology, 2019, 20(1).

［352］Fan S, Davenport A. The importance of overhydration in determining peritoneal dialysis technique failure and patient survival in anuric patients[J].Int J ArtifOrgans, 2015, 38(11):575–579.

［353］Fang W, Qian J, Lin A, et al. Comparison of peritoneal dialysis practice patterns and outcomes between a Canadian and a Chinese centre[J]. NephrolDial Transplant, 2008, 23(12): 4021–4028.

［354］刘赛赛, 单岩, 徐飒, 等. 腹膜透析患者容量管理的研究进展 [J]. 中华护理教育, 2016, 13(11):877–880.

［355］刘伏友. 腹膜透析患者的容量负荷问题 [J]. 中国血液净化, 2009, 8(5):238–240.

［356］赵彩萍, 杨春芳, 王丽, 等. 腹膜透析患者容量超负荷的危险因素及风险评估模型的研究 [J]. 中国血液净化, 2020, 19(11):738–741.

［357］余巧琴, 潘琳琳, 严振芳, 等. 容量超负荷患者的自动化腹膜透析护理 [J]. 天津护理, 2020, 28(03):339–340.

［358］Szeto C C, Chow K M, Kwan B C, et al. Hypokalemia in Chinese peritoneal dialysis patients: prevalence and prognostic implication[J]. Am J Kidney Dis, 2005, 46(1):128–135.

［359］Shingarev R, Allon M. A Physiologic−Based Approach to the Treatment of AcuteHyperkalemia[J]. American Journal of Kidney Diseases the Official Journal of the National Kidney Foundation, 2010, 56(3):578−584.

［360］Segura J, Ruilope L M. Hyperkalemia Risk and Treatment of Heart Failure[J]. Heart Failure Clinics, 2008, 4(4):455−464.

［361］王炳德 . 内科学 [M]. 北京: 北京大学医学出版社, 2012.

［362］Sterns R H, Rojas M, Bernstein P, et al. Ion−exchange resins for the treatment ofhyperkalemia: are they safe and effective?[J]. Journal of the American Society of Nephrology Jasn, 2010, 21(5):733.

［363］陈灏珠, 林果为 . 实用内科学 [M]. 北京: 人民卫生出版社 .2009.

［364］Musso C G, Schreck C, Greloni G, et al. Refractory hyperkalemia in peritoneal dialysis[J]. International Urology&Nephrology, 2003.

［365］张红霞, 王艳, 王永春, 等 . 自动化腹膜透析在危重症腹膜透析患者应用中的护理体会 [J]. 中国中西医结合肾病杂志, 2018, 19(8):720−721.

［366］Bushinsky D A, Williams G H, Pitt B, et al. Patiromer induces rapid and sustained potassium lowering in patients with chronic kidney disease and hyperkalemia[J]. Kidney Int, 2015, 88(6):1427−1433.

［367］Vu BN, De Castro AM, Shottland D, et al. Patiromer: The First Potassium Binder Approved in Over 50 Years[J]. Cardiol Rev, 2016, 24(6):316−323.

［368］Stavros F, Yang A, Leon A, et al. Characterization of structure and functionof ZS−9, a K+ selective ion trap[J]. PLoS One, 2014, 9(12):e114686.

［369］崔莉, 来晓英, 郝小磊, 等 . 维持性血液透析患者季节性高钾血症的饮食干预 [J]. 护理学杂志, 2014, 29(19):21−22.

［370］张天英, 胡宏, 余堂宏, 等 . 自动化腹膜透析在终末期肾病患者并发急性左心衰及高钾血症中的应用 [J]. 中西医结合心血管病电子杂志, 2017, 5(33):38−39, 42.

［371］陈芳, 董骏武, 李红波, 等 . 不同置管方法对于腹膜透析患者渗漏并发症的影响探讨 [J]. 中华临床医师杂志: 2011, 5(7):2085−2087.

［372］何佩佩, 王薇, 张晓辉, 等 . 居家腹膜透析并发胸腹漏 12 例的护理体会 [J]. 护理与康复, 2014, 13(2):130−131.

［373］Yang C, Liu J, Gong N, et al. Automated peritoneal dialysis could rapidly improve left heart failure by increasing peritoneal dialysis ultrafiltration: a single−center observational clinical study[J]. Clin Nephrol. 2018, 89(6):422−430.

［374］包佩玲, 谢赛, 李涛, 等 . 放射性核素显像在诊断腹膜透析患者胸腹瘘中的

应用 [J]. 临床肾脏病杂志, 2020, 20(7):591–593.

[375] Li X, Xu H, Chen, N, et al. The Effect of Automated Versus Continuous Ambulatory Peritoneal Dialysis on Mortality Risk In China. [J]. Perit Dial Int, 2018, 12(38):S25 — S35.

[376] Lee J , Yang J, Choi S, et al. Utility of indocyanine green for diagnosing peritoneal dialysis–related hydrothorax[J]. Kidney Res Clin Pract. 2019Mar; 38(1): 130.

[377] Lee JY, Yang JW, Choi SO, et al. Utility of indocyanine green for diagnosing eritoneal dialysis–related hydrothorax[J]. Kidney research and clinical practice, 2018, 37(4), 423.

[378] 白娇, 刘荣波, 钟慧 .CT 腹膜腔造影在诊断持续非卧床腹膜透析合并胸腔积液中的价值 [J]. 中国血液净化, 2017, 16(2):117–120.

[379] Andrikos E, Tseke P, Balafa O, et al. Epidemiology of acute renal failure in ICUs: a Multi–center prospective study[J]. Blood Purif, 2009, 28(3):239–244.

[380] 蒋静, 于洋, 钟慧, 等 . 经皮穿刺腹膜透析置管技术的研究进展 [J]. 中国中西医结合肾病杂志, 2019, 20(3):268–270.

[381] Gabriel DP, Caramori JT, Martim LC, et al. High volume peritoneal dialysis vs daily hemodialysis: a randomized, controlled trial in patients with acute kidney injury[J]. Kidney Int Suppl, 2008, 73(108): S87–S93.

[382] Ponce D, Berbel MN, Abrão JM, et al. A randomized clinical trial of high volume peritoneal dialysis versus extended daily hemodialysis for acute kidney injury patients[J]. Int Urol Nephrol, 2013, 45(3):869–878.

[383] Almeida CP, Ponce D, de Marchi AC, et al. Effect of peritoneal dialysis on respiratory mechanics in acute kidney injury patients [J]. Perit Dial Int, 2014, 34(5): 544–549.

[384] Vieira JM Jr, Castro I, Curvello–Neto A, et al. Effect of acute kidney injuryon weaning from mechanical ventilation in critically ill patients[J]. CritCare Med, 2007, 35(1): 184–191.

[385] Al –Hwiesh AK, Abdul–Rahman IS, Al–Audah N, et al. Tidal peritoneal dialysis versus ultrafiltration in type 1 cardiorenal syndrome: a prospective randomized study[J]. Int J Artif Organs, 2019, 42(12): 684–694.

[386] Juergensen PH, Murphy AL, Pherson KA, et al. Tidal peritoneal dialysis to achieve comfort in chronic peritoneal dialysis patients [J]. Adv Perit Dial, 1999,

15:125–126.

［387］Jiang L, Zeng R, Yang K, et al. Tidal versus other forms of peritonealdialysis for acute kidney injury[J].Cochrane Database Syst Rev, 2012, 6(6):CD007016.

［388］Pawlaczyk K, Kuzlan-Pawlaczyk M, Anderstam B, et al. Effects of intraperitoneal heparin on peritoneal transport in a chronic animal model of peritoneal dialysis[J]. Nephrol Dial Transplant, 2001, 16(3):669–671.

［389］Ponce D, Berbel MN, Regina de Goes C, et al. High- volume peritoneal dialysis in acute kidney injury: indications and limitations[J]. Clin J Am Soc Nephrol, 2012, 7(6): 887–894.

［390］Del Peso G, Bajo MA, Fontán MP, et al. Effect of self-administered intraperitoneal bemiparin on peritoneal transport and ultrafiltration capacity in peritoneal dialysis patients with membrane dysfunction. A randomized, multi-centre open clinical trial[J]. Nephrol Dial Transplant, 2012, 27(5):2051–2058.

［391］Bai ZG, Yang K, Tian J, et al. Bicarbonate versus lactate solutions for acute peritoneal dialysis[J].Cochrane Database Syst Rev, 2010, (9): CD007034.

［392］Al-Hwiesh A, Abdul-Rahman I, Finkelstein F, et al. Acute kidney injury in critically Ill patients: a prospective randomized study of tidal peritoneal dialysis versus continuous renal replacement therapy[J]. Ther Apher Dial, 2018, 22(4): 371–379.

［393］Wu CY, Wu MS, Kuo KN, et al. Long-term peptic ulcer rebleeding risk estimation in patients undergoing haemodialysis: a 10-year nationwide cohort study[J]. Gut. 2011 Aug;60(8):1038–1042. [J]. Gut, 2011, 60: 1038–1042.

［394］Li L, Fisher M, Lau WL, et al. Cerebral microbleeds and cognitive decline in a hemodialysis patient: Case report and review of literature[J]. Hemodial Int. 2015 Jul;19(3):E1–E7.

［395］房莉莉, 赵红文, 洪敏, 等 . 腹膜透析患者容量负荷影响因素及其与残余肾功能及尿素清除指数的关系 [C]. 2016:1–1.

［396］高芳, 王少清, 罗阳燕 . 自动化腹膜透析治疗尿毒症脑病 1 例 [J]. 西南国防医药, 2019, 29(11):1182–1183.

［397］王君玉, 张丹枫, 王春晖, 等 . 尿毒症透析患者脑出血的手术治疗 [J]. 第二军医大学学报, 2018, 39(4):460–462

［398］赵黎, 吴华伟, 陈华茜, 等 . 腹膜透析成功救治尿毒症合并脑出血 1 例 [J]. 湖北医药学院学报, 2011, 30(4):422.

［399］谢林, 任万军 . 不同透析方式对脑出血患者预后的影响 [J]. 中国医药指南,

2015, 13(8):126-127.

［400］秦丽丽, 张东成 .APD 治疗复方感冒制剂引起药物性脑病的临床分析 [J]. 中国医疗器械信息, 2021, 27(18):84-85+159.

［401］郑苗苗, 詹宏量, 吴腾等 . 不同血液净化方法治疗脑出血后急性肾损伤的效果分析 [J]. 医学理论与实践, 2021, 34(10):1668-1670.

［402］薛少清, 廖秋菊, 邓声京 . 脑出血并急性肾功能衰竭的腹膜透析治疗 [J]. 临床医学, 2011, 31(10):9-10.

［403］Ranta S, Valta H, Viljakainen H.Hypercalciuria and kidney function in children with haemophilia[J]. Haemophilia, 2013 Mar, 19(2):200-205.

［404］Srivastava A, Brewer AK, Mauser-Bunschoten EP, et a1.Guidelines for themanagement of hemophilia[J]. Haemophilia, 2013 Jan, 19(1):e1-47.

［405］张薇 . 血友病患者行腹膜透析置管术的联合护理 [J]. 中国医科大学学报, 2018, 47(5):470-472.

［406］林海雁, 朱丹, 刘洪萍 . 尿毒症合并血友病 A 行腹膜透析治疗 1 例 [J]. 中国血液净化, 2015(8): 511-511.

［407］Bajo MA, del Peso G, Jiménez V, et a1. Peritoneal dialysis is the therapy of choice for end-stage renal disease patients with hereditary clotting disorders[J]. Adv Perit Dial, 2000, 16:170-173.

［408］ESPOSITO P, RAMPINO T, GREGORINI M, et a1.Renal diseases in haemophilic patients:pathogenesis and clinical management[J].Eur J Haematol, 2013, 9l(4):287—294.

［409］Solak Y, Turkm en K , Atalay H, et a1.Succe ssfu lperito-neal dialysis in ahemophilia A pat lent with factor Ⅷ inhibitor [J].Perit Dials Int, 2010, 30 (1):114-l16.

［410］Kato N, Chin—Kanasaki M, Tanaka Y, et a1. Successfulrenal Replacement therapy for a Patient wIth severe he mophilia after surgical treatment of intracranialhemorrhage and hydmcephalus[J]. Case Rep Nephml, 2011, 0ll:824709.

［411］EHROTRA R, NOLPH KD. Peritoneal dialvsis should be the first choice of initial renal replacement therapy for more patients with end-stage renal disease [J] .ASAIO J, 200l, 47(4):309-311.

［412］Fang W, Ni Z, Qian J.Key factors for a high—quality peritoneal dialysis program-the role of the PD team and continuous quality im-provement[J]. erit

Dial Int, 2014, 34(Suppl 2):S35–S42.

［413］Yu X, Mehrotra R, Yang X. Components of A Successful Peritoneal Dialysis Program[J].Semin Nephrol, 2017 Jan, 37(1):10–16.

［414］赵悦, 万启军, 何永成. 血友病合并终末期肾脏病患者的肾脏替代治疗方式选择 [J]. 中国血液净化, 2017(3): 192–194.

［415］Hays R D, Kallich J D, Mapes D L, et al. Development of the kidney disease quality of life (KDQOL) instrument[J]. Qual Life Res, 1994, 3(5):329–338.

［416］Tao X, Chow S K, Wong F K. Determining the validity and reliability of the Chinese version of the Kidney Disease Quality of Life Questionnaire (KDQOL–36)[J]. BMC Nephrol, 2014, 15:115.

［417］程卓琼, 王琳, 黄璐. 营养指导护理干预对慢性肾脏病患者自我管理及健康状况的影响 [J]. 齐鲁护理杂志, 2019, 25(19):67–69.

［418］Herth K. Abbreviated instrument to measure hope: development and psychometric evaluation[J]. J Adv Nurs, 1992, 17(10):1251–1259.

［419］赵海平, 王健. 血液透析患者的社会支持和希望 [J]. 中华护理杂志, 2000, (5):49–51.

［420］刘彤, 陈丹虹, 贾群妹, 等. 慢性肾脏病 1 ~ 3 期患者希望水平对自我效能及自我管理的影响效应 [J]. 中国医学科学院学报, 2019, 41(3):367–372.

［421］Hita–Contreras F, Martinez–Lopez E, Latorre–Roman P A, et al. Reliability and validity ofthe Spanish version of the Pittsburgh Sleep Quality Index (PSQI) in patients with fibromyalgia[J]. Rheumatol Int, 2014, 34(7):929–936.

［422］Insana S P, Hall M, Buysse D J, et al. Validation of the Pittsburgh Sleep Quality IndexAddendum for posttraumatic stress disorder (PSQI–A) in U.S. male military veterans[J]. J Trauma Stress, 2013, 26(2):192–200.

［423］Giuliani A, Crepaldi C, Milan Manani S, et al. Evolution of Automated Peritoneal Dialysis Machines[J]. Contrib Nephrol. 2019, 197:9–16.

［424］成水芹, 张志宏, 俞雨生. 远程监控在自动化腹膜透析患者中的应用 [J]. 肾脏病与透析肾移植杂志, 2020, 29(3):275–279.

［425］王颖, 陈丽萌. 自动化腹膜透析的历史与应用现状 [J]. 临床肾脏病杂志, 2017, 17(10):580–584.